John J. Medina

Die Uhr des Lebens

Wie und warum wir älter werden

Aus dem Englischen von Dietmar Zimmer

Birkhäuser Verlag
Basel · Boston · Berlin

Die englische Originalausgabe erschien 1996 unter dem Titel «The Clock of Ages» bei Press Syndicate of the University of Cambridge, Cambridge, England.

Die Deutsche Bibliothek – CIP-Einheitsaufnahme

Medina, John J.:
Die Uhr des Lebens : wie und warum wir älter werden / John J. Medina.
Aus dem Engl. von Dietmar Zimmer. – Basel ; Boston ; Berlin : Birkhäuser, 1998
Einheitssacht.: The clock of ages <dt.>
ISBN 3-7643-5810-6

Birkhäuser Verlag, Postfach 133, CH-4010 Basel, Schweiz
Umschlaggestaltung: Atelier Jäger, D-88682 Salem
Gedruckt auf säurefreiem Papier,
hergestellt aus chlorfrei gebleichtem Zellstoff. ∞
Printed in Germany
ISBN 3-7643-5810-6

9 8 7 6 5 4 3 2 1

Für Doris Medina

(1929–1993)

Inhalt

Vorwort

Es war Zeit für die letzten Worte.

Meine Mutter lag im Sterben. Seit ich sie zum letzten Mal gesehen hatte, hatte sie sich nicht sehr verändert. Sie hatte immer noch ihr volles Haar, das sie viel jünger aussehen ließ als 64. Doch ihre Stimme verriet ihr Alter. Sie war fast eine halbe Oktave höher als die Stimme, die ich als kleiner Junge gehört hatte; im Laufe der Jahre waren ihre Stimmbänder rauher geworden. Auch ihre Gesichtszüge, geformt durch die Zeit und geprägt durch Jahrzehnte liebevollen Lachens, erzählten von ihrem Alter. Diese Spuren der Vergänglichkeit hatten sie immer gestört, obwohl sie einmal gelesen hatte, daß Faltenbildung ein natürlicher, durch nichts aufzuhaltender Vorgang sei. Bereits als junge Frau schaute sie oft in den Badezimmerspiegel, um das Entstehen der Falten zu verfolgen. «Die Uhr des Lebens» sang ich dazu auf die Melodie eines Kirchenliedes, das auch sie gerne gesungen hatte. Sie hielt einen Moment inne. «Man wird nicht jünger, leider», seufzte sie schon damals, drehte ihren Kopf zum hundertsten Mal und schaute wieder in den Spiegel.

Als ich jetzt zu ihr kam, lag sie in ihrem Bett. Der Raum war abgedunkelt, einzig erhellt durch das lautlose Geflimmer eines unbeachteten Fernsehgeräts. Ich stellte den Videorecorder ab. Sie war über einem alten Hollywoodfilm eingeschlafen.

«Sie mochten junge Gesichter, weißt du», erzählte sie mir einmal, als ich noch zur Schule ging. Damals, als sie noch keine Falten hatte, studierte meine Mutter an der Universität Michigan und war eine vielversprechende junge Schauspielerin. Außerdem tauchte sie, sang im Chor, wurde in die Gesellschaft eingeführt, kurzum: Sie war einer dieser Menschen, die jeden anderen bei der Abschlußfeier ganz blaß aussehen lassen, weil er sämtliche Preise bekommt. Was sie noch eindrucksvoller machte, war, daß sie so nett war, immer lachte, immer ein Lächeln auf den Lippen hatte, an das man sich den ganzen Tag erinnerte, das so prickelnd war wie eine frische Limonade.

Wo sie jedoch wirklich brillierte, das war in ihrem Lieblingsfach: Schauspiel. Sie war so begabt, daß sie in Produktionen mit Fernando Llamas und Ricardo Montalban auftrat. Sie führte Briefwechsel mit

Basil Rathbone, schließlich sogar mit Jane Wyman und Ronald Reagan. Beim Durchblättern ihres Nachlasses fand ich einige Briefe und einen ganzen Stapel Pressefotos, von deren Existenz ich gar nichts gewußt hatte. Sie sah so *jung* darauf aus.

«Sie sagten mir, ich solle nach Hollywood gehen, bevor ich zu alt sein würde.» Ihre Augen lachten, als sie mir das später einmal erzählte. Ich begann gerade mit dem College, und sie wollte mir daher ein paar Ratschläge fürs Leben geben. «Das hatte damit zu tun, daß es praktisch keine Rollen für Frauen über 30 gab. Ehrlich gesagt, John, es gibt immer noch keine Rollen für ältere Frauen!» Sie befolgte den Rat ihres Schauspiellehrers und einiger weniger berühmter Freunde und ging nach Hollywood, bevor die Uhr des Lebens auch von ihr ihren Tribut forderte.

Mutter hatte selbstverständlich sofort Erfolg. Ihre Bekannten besorgten ihr einen Probeauftritt für einen Kinofilm, und sie schlug alle ihre Konkurrentinnen aus dem Rennen. «Der Tag, an dem ich erfuhr, daß ich dabeisein würde, war der glücklichste Tag meines Lebens», sagte Mama, «und der traurigste zugleich». Das junge Starlet wurde in das Büro eines der Produzenten gebeten, um den Vertrag auszuhandeln. Der Produzent war in der Öffentlichkeit nicht sehr bekannt, aber er besaß großen Einfluß in dem feudalistischen Star-System der frühen 50er Jahre. Und als er begann, über die Probleme zu reden, die er und seine Frau hätten, und wie gut meine Mutter aussehe, und daß es mit dem Vertrag überhaupt keine Probleme geben würde, wenn meine Mutter nur ein wenig nett zu ihm wäre, und wie schrecklich es wäre, sollte sie nein sagen ...

«Ich wußte, was lief, John, und ich wußte auch, daß meine Karriere beendet sein würde, wenn ich nicht darauf eingehen würde. Ich war schockiert. In Michigan gab es so etwas nicht. Und schließlich bin ich in einer anderen Zeit aufgewachsen. Ich dachte kurz nach, und am Ende war es mir wichtiger, mich jeden Morgen noch im Spiegel betrachten zu können als jeden Abend auf der Mattscheibe.» Mit diesem seltsamen Gefühl im Magen, das sich immer dann einstellt, wenn man aus freien Stücken jahrelang gehegte Wünsche und Träume zu Grabe trägt, sagte sie nein.

Der Produzent meinte, sie sei verrückt, vor der Tür stünden zehn weitere Mädchen, die gerne ihre Stelle einnähmen. Mutter meinte, wie schön für ihn, und er solle die zehn anderen nur gleich anrufen, und verließ das Büro. «Mir bleiben diese Fotos und ein paar Briefe», sagte sie und gab mir einige davon, bevor ich mich auf den Weg ins College machte.

Das war lange her, und dazwischen lagen Welten. Jetzt bin ich selbst erwachsen und sehe diesen Beinahe-Filmstar und meine lebenslange Freundin in ihrem letzten Kampf gegen eine Uhr, der sie schon vor Jahren den Krieg erklärt hatte. Die Ärzte hatten uns gesagt, daß sie sterben würde, aber wir wußten es schon lange vorher. Sie redete nicht mehr viel, verlangte höchstens flüsternd nach einem Glas Wasser. Und wenn sie es bekam, sagte sie «danke» und lächelte.

Ich war jedoch nicht gekommen, um alte Erinnerungen auszutauschen. Ich wollte ein paar letzte Worte mit ihr reden und dann wieder gehen, denn ich arbeite als Professor an einer medizinischen Hochschule, und ich würde die ganze Nacht fahren müssen, um wieder in meinem Labor zu sein. Ich setzte mich an ihr Bett und betete. Ich stammelte etwas wie «Sag Jesus einen schönen Gruß» und berührte ihre Hand. «Mach' ich», flüsterte sie und verstummte. Dann sagte sie noch: «Könntest du bitte den Fernseher ausschalten?» Kurz darauf wurde sie bewußtlos. Eine Woche später starb sie.

Zu diesem Buch

Auch noch so viel theoretisches Wissen kann uns nicht wirklich auf den Tod eines geliebten Menschen vorbereiten. Wir können uns unsere Gefühle vorher ausmalen und uns mit oscarreifer Perfektion darauf vorbereiten, doch wenn der Tod dann tatsächlich kommt, dann können die meisten von uns nur noch stammeln. Das Gefühl des Verlustes ist unerträglich, und die Hilflosigkeit angesichts biologischer Vorgänge, die wir nicht kontrollieren können, macht uns angst.

Der Tod von Verwandten und Freunden übt auch noch aus einem anderen Grund einen derart starken Eindruck auf uns aus. Tief unten in unser aller Unterbewußtsein schlummert das Wissen um die eigene Sterblichkeit. Wenn jemand stirbt, der uns sehr nahe steht, dann können auch wir selber sterben. Wenn wir älter werden, treten gewisse unwiderrufliche Veränderungen in unserem Körper auf, die uns ständig an dieses unentrinnbare Ende erinnern. Dieses Gefühl der Zerbrechlichkeit gegenüber dem unerbittlichen Lauf der Zeit ist eines der tiefsten, die ich je empfunden habe. Wir spüren das Ticken der Uhr des Lebens.

Dieses Buch beschreibt eine persönliche Reise. Nicht durch ein fremdes Land oder durch ferne Gedankenwelten. Es ist eine Reise durch ein Stück Lebenszeit, durch das Innere der Uhr des Lebens, durch den Alterungsprozeß des Menschen. Es soll eine Erkundungsreise sein. Wir werden an vielen Orten auf der ganzen Welt und an vielen Stellen in unserem Körper haltmachen. Wir werden anhalten, um uns Fragen zu stellen, durch die wir den Prozeß des Alterns besser verstehen können, wie zum Beispiel: «Warum werden unterschiedliche Tierarten verschieden alt?», «Warum bekomme ich graue Haare?» und «Verliere ich wirklich mein Gedächtnis?» Weil ich Ihr Reiseführer, zugleich aber auch Wissenschaftler bin, möchte ich diese Fragestellungen aus einer reduktionistischen Perspektive betrachten. Das heißt, ich möchte mit Ihnen die unvorstellbar komplexe Welt unserer Gewebe und Zellen und sogar unserer Gene ganz aus der Nähe ansehen. Denn diese sind letztlich die Bestandteile der Uhr des Lebens. Wir werden die Uhr beim Ticken beobachten und uns Gedanken über Forschungsarbeiten machen, die uns womöglich Wege aufzeigen, wie die Funktion dieser Uhr verlängert werden kann – oder auch, in einigen Fällen, verkürzt.

Die erste Etappe unserer Reise führt zurück in die Geschichte. Wir werden versuchen, Altern und Tod in einen Zusammenhang mit der Evolution der Arten zu bringen. Warum altern Organismen überhaupt? Hat unsere Fortpflanzungsfähigkeit etwas mit unserer Lebensspanne zu tun? Gibt es unsterbliche Lebewesen? Um diese Fragen zu beantworten, müssen wir zunächst einmal zu definieren versuchen, was der Tod im allgemeinen und der menschliche Tod im besonderen eigentlich ist. Und das ist, wie wir sehen werden, keine einfache Aufgabe.

Im zweiten Teil werden wir uns mit den Bestandteilen der Uhr des Lebens beschäftigen. Wir betrachten gemeinsam, wie sich die verschiedenen Gewebe und Organe des menschlichen Körpers im Laufe der Jahre verändern. Warum bekommt unsere Haut Falten? Was passiert mit meinem Gehirn? Warum muß ich Bücher, je älter ich werde, immer weiter weg halten, um den Text zu erkennen? Indem wir diese einzelnen Organe nacheinander untersuchen, werden wir sehen, wie stark das Alter unsere Fähigkeiten beeinflußt, auf welche Änderungen wir uns im Alter einstellen müssen – und worauf wir uns freuen können.

Im letzten Teil werden wir uns damit beschäftigen, wie die einzelnen Teile zusammenwirken und die Uhr des Lebens zum Ticken bringen. Anstelle von Geweben und Organen werden wir nun einzelne Zellen und die Gene betrachten, die in ihnen enthalten sind. Gibt es Gene, die eine Zelle geplant zum Absterben bringen? Gibt es Gene, die die Lebensspanne verlängern können? Was kann ich tun, um die Alterserscheinungen in meinem Körper zum Stillstand zu bringen oder sogar umzukehren? Um diese Fragen zu beantworten, werden wir untersuchen, wie verschiedene Gene in einzelnen Zellen und Lebewesen funktionieren. Und wir werden uns ein paar Gedanken machen über einige neue Grenzen in dem Bestreben, die Uhr des Lebens zurückzudrehen.

Der reduktionistische Wissenschaftler, als der ich Sie durch dieses Buch führen möchte, ist sich voll bewußt, daß Altern und Sterben mehr Komponenten umfassen als die, die in Reagenzgläsern und Petrischalen nachweisbar sind. Altern und Sterben sind Vorgänge, die als gemeinsame Erfahrungen in vielerlei Hinsicht unsere Religionen bereichert haben und ganze Gesellschaften dazu bewegen, sich in einer bestimmten Weise zu verhalten. Der Grund dafür ist, daß jeder einzelne Mensch das Ticken der Uhr des Lebens in sich spürt. Deswegen werden Sie in diesem Buch auch Beschreibungen finden, wie historisch bekannte Persönlichkeiten das Altern und den Tod erlebt haben. Wir werden dies von Schriftstellerinnen wie Jane Austen und Malern wie Francisco de Goya, Krankenschwestern wie Florence Nightingale, Generälen wie Napoleon Bonaparte, Liebhabern wie Casanova und Verbrechern wie Billy the Kid erfahren. Sie alle haben mit uns gemeinsam, daß auch sie sich des Tickens der Uhr des Lebens bewußt waren. Im Unterschied zu uns haben sie das letzte Ticken jedoch bereits gehört.

Eine kurze Bemerkung über Ihre Vorkenntnisse

Obwohl dieser Text von Wissenschaft und Biologie handelt, sollten Sie sich davon bitte jedoch nicht einschüchtern lassen. Der Reiseleiter ist sich bewußt, daß wir zwar alle das gleiche biologische Schicksal, nicht aber die gleichen biologischen Vorkenntnisse teilen. Selbst wenn Sie in der Schule in den meisten Biologiestunden gefehlt haben sollten, können Sie trotzdem alles in diesem Buch verstehen – tatsächlich können Sie dieses Buch lesen wie Ihre Morgenzeitung. Zahlreiche Zeichnungen werden ihnen einzelne Vorgänge erläutern, und die Kapitel sind klar nach Inhalten gegliedert. Am Ende werden Sie eine genauere Vorstellung von den Vorgängen in Ihrem Körper haben, mit denen Sie teilweise bereits persönlich vertraut sind. Das Ziel dieses Buchs ist es, genau herauszufinden, was es mit diesen Veränderungen auf sich hat.

Teil 1

Wer altert?

Einleitung

Zu Anfang dieses Buches müssen wir versuchen, den Vorgang des Alterns zu definieren. Am Ende werden Sie feststellen, daß wir damit nicht weit gekommen sind. Wie Sie sehen werden, gibt es viele Gründe dafür, und einige mögen sehr überraschend erscheinen. Die Schwierigkeit besteht darin, daß man die Ursachen biologischen Reifens und Älterwerdens unter zahlreichen verschiedenen Blickwinkeln betrachten kann. Manche Forscher beleuchten zunächst den Endpunkt des Älterwerdens, das Sterben, und untersuchen die Vorgänge, die dazu führen, um diese dann als Altern zu bezeichnen. Aber sogar der Begriff Tod kann nur mit großen Schwierigkeiten so präzise definiert werden, daß er den wissenschaftlichen Kriterien der Biologie standhält. Vielleicht können wir das Problem am besten dadurch verstehen, daß wir uns an einer eigenen Definition versuchen. Wir werden daher zunächst ebenfalls den Vorgang des Sterbens betrachten und danach in einem zweiten Schritt die Prozesse untersuchen, an deren Ende der Tod steht.

Eine vorläufige Definition

Auf den ersten Blick mag es absurd erscheinen, daß es schwierig sein soll, Tod und Leben zu definieren. Wir haben keine Probleme, mit Begriffen wie Geburts- und Sterbedaten umzugehen, wie etwa denen des berühmten Dramatikers George Bernard Shaw. Wir wissen nicht nur, wann und woran er starb (er war 94 Jahre alt und hatte 42°C Fieber), sondern wir haben auch eine ungefähre Vorstellung von dem, was passierte. Er *starb*, und das Ergebnis dieses Vorgangs waren eine Leiche und eine Trauerfeier.

Für die meisten von uns ist das eine klare Sache. Der Tod erscheint als eine wohldefinierbare, unverrückbare, biologisch unwiderrufliche Eigenschaft des Lebens. Daran zu zweifeln scheint ebenso abwegig zu sein wie sinnlos. Ob es uns gefällt oder nicht, die Begriffe «Tod» und «unausweichlich» gehören für uns eng zusammen. Dieser Zusammenhang besteht auch wirklich, aber nur, wenn man nicht allzu genau hinsieht.

Bei allgemeingültigen Definitionen stößt man rasch auf Schwierigkeiten, sowohl im sprachlichen Bereich wie im Zusammenhang mit der Sache selbst. So haben zum Beispiel Autos und Erbtanten mindestens eines gemeinsam: sie altern. Aber auch Weine und Käse altern. Dennoch ist uns klar, daß es sich dabei nicht um das gleiche handelt – weder bei dem Vorgang noch bei dem Ergebnis. Die einzige Gemeinsamkeit dieser Vorgänge besteht darin, daß sich im Laufe der Zeit Veränderungen einstellen, zum Guten wie zum Schlechten.

Aufgrund dieser begrifflichen Vieldeutigkeit verknüpfen zahlreiche Forscher den Begriff des Alterns mit einem Ereignis, das, zumindest bei Lebewesen, besser definierbar erscheint. Dieses Ereignis ist der natürliche Tod. Wissenschaftler kombinieren Altern mit dem Begriff der Sterbewahrscheinlichkeit: «Älter werden» bedeutet in diesem Zusammenhang, daß die Chance, weiter zu überleben, sinkt, also die Sterbewahrscheinlichkeit zunimmt. «Tod» bedeutet, daß sich diese Wahrscheinlichkeit nicht mehr verändert.

Obwohl bei dieser Definition keinerlei Bezug auf die Möglichkeit der Fortpflanzung genommen wird, ist sie zunächst ein recht guter Ausgangspunkt. Alles, was irgendwann beginnt, wird auch ein Ende haben. Mit Glühbirnen und Keilriemen haben auch wir die begrenzte Lebensdauer gemeinsam, und dies ist so vorhersehbar, als sei es von Anfang an geplant. Wenn wir uns also auf den Tod als End- und Bezugspunkt verständigen, könnte unsere Definition des Alterns angenehm überschaubar werden. Nur: Was bedeutet Tod eigentlich genau? Der Ausdruck «Stillstand einer Wahrscheinlichkeitsveränderung» muß doch einen konkreten Sinn haben. Wenn dies ein Ereignis ist, das allen Lebewesen gemeinsam ist, dann muß es doch auch so etwas wie eine gemeinsame Todeserfahrung geben. Wir stellen uns deshalb noch eine weitere Frage: *Gibt es eine allgemeingültige, universelle Definition für den biologischen Vorgang des Sterbens?* Dies ist die Kernfrage, wenn wir das Altern von biologischen Systemen, von Lebewesen, verstehen wollen. In den Kapiteln dieses Abschnitts werden wir versuchen, eine Antwort darauf zu finden.

Um diese nicht ganz einfache Aufgabe zu lösen, wollen wir zunächst einen Blick auf das Leben und Sterben einer Reihe von Wirbeltieren und einigen anderen Lebewesen werfen, um dann zum Menschen zurückzukommen. Dann wollen wir uns damit beschäftigen, welche Vorgänge beim *Sterben* eines Menschen ablaufen, und uns einige Gedanken machen, welche biologischen, aber auch historischen Gründe hinter unserer Definition des *Todeszeitpunkts* stehen. Schließlich werden wir betrachten, was Altern und Tod für die Evolution der Arten bedeuteten. Wir werden uns fragen, ob Altern und Tod zu einem natürlichen Überlebensvorteil geführt haben, und wollen versuchen, einen biologischen Grund dafür zu finden, warum beides überhaupt existiert. Wenn wir etwas über diese Zusammenhänge wissen, wird es uns vielleicht auch gelingen, Altern und Tod an sich besser zu verstehen.

Ein paar Grundbegriffe

Bevor wir beginnen, müssen wir noch einige Begriffe klären. Für den Begriff «Altern» benutze ich gleichbedeutend auch das Fachwort «Seneszenz». Das ist nicht ganz unproblematisch, je nachdem, ob wir ein- oder vielzellige Lebewesen betrachten. Botaniker beispielsweise benutzen den Begriff «Seneszenz», wenn Laubgehölze ihre Blätter abwerfen. Damit wird jedoch nicht der «eigentliche» Alterungsvorgang des Baumes beschrieben, auf den es uns hier ankommt. Auch einige Zellen unseres Körpers unterliegen der «Seneszenz». Hierbei handelt es sich jedoch um eine einigermaßen gut bekannte Folge von biochemischen Reaktionen, die nicht unbedingt zum Tod der Zelle führen müssen und die ebenfalls nichts mit der «eigentlichen» Definition des Alterns zu tun haben. In vielzelligen Lebewesen altern ständig Zellen und sterben ab, sogar schon im Embryonalstadium, während der Organismus als Ganzes wächst und gedeiht. Es ist daher wichtig, zwischen Alterungsvorgängen zu unterscheiden, die einen ganzen Organismus betreffen, und solchen, die sich bei einzelnen Zellen abspielen. Ebenso müssen wir bei der Betrachtung von Evolutionsprozessen unterscheiden, ob äußere Einflüsse einzelne Individuen oder eine ganze Gruppe, eine Population, betreffen.

Zusätzlich zu den Begriffen «Altern» und «Seneszenz» werde ich bald die Begriffe «Zellen» und «Zellzyklus» verwenden. Obwohl ich diese Ausdrücke auf den nächsten Seiten noch genauer definieren werde, möchte ich sie bereits hier kurz erläutern. Wie Sie aus der Schule wissen, besteht unser Körper aus Zellen, mikroskopisch kleinen, mehr oder weniger kugelförmigen Strukturen (Abb. 1). Der Körper eines Erwachsenen besteht aus etwa 60 Billionen (60 Millionen Millionen) Zellen. Jede Zelle hat einen Zellkern, der als eine Art Aufbewahrungsbehälter für die «genetische Information» oder «Erbinformation» des Menschen dient. Wie Sie sich vielleicht erinnern, wird diese Information auf den sogenannten Chromosomen gespeichert. Die chemische

Aufbau einer tierischen Zelle

Eine «typische» Zelle eines Tieres oder Menschen sieht etwa aus wie ein Spiegelei.

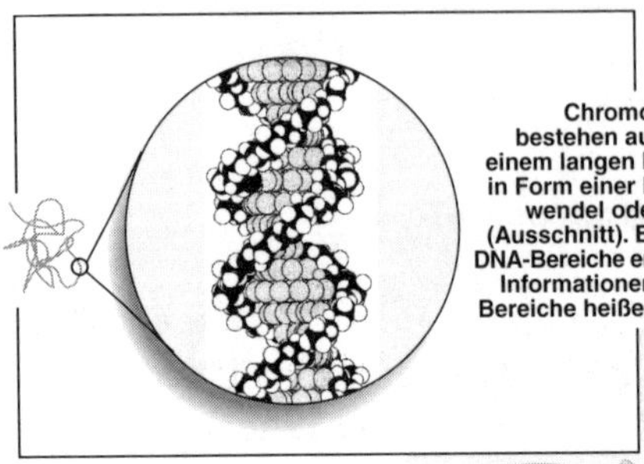

Der «Eidotter» wird als «Zellkern» bezeichnet, das «Eiweiß» als «Zytoplasma». Der Zellkern ist die Kommandozentrale der Zelle. Er enthält die genetische Information in Form von Chromosomen.

Das Zytoplasma hat sehr wenige Kontrollfunktionen. Es enthält die Maschinerie, mit der die genetische Information umgesetzt wird.

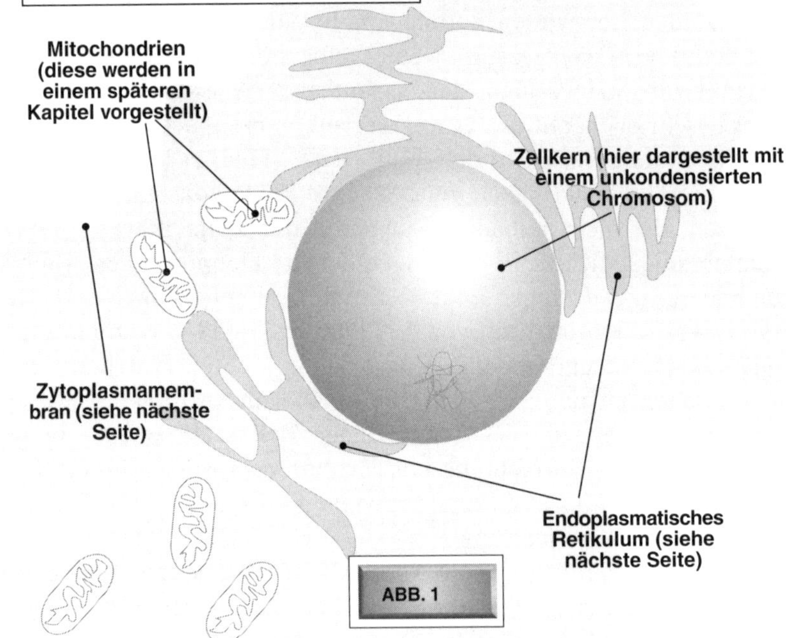

ABB. 1

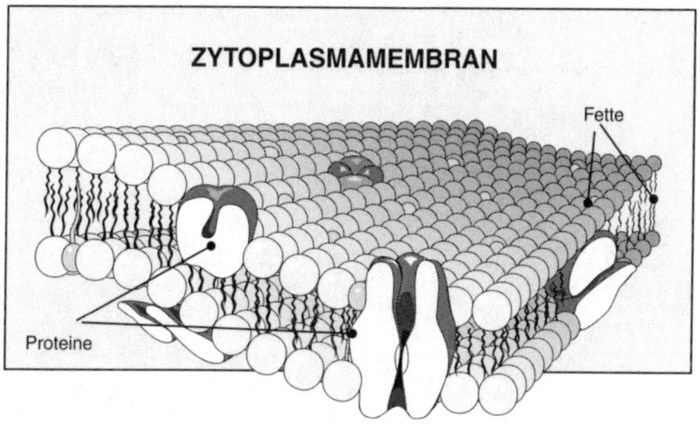

Sie besteht hauptsächlich aus Fetten. In der Membran schwimmen Proteine wie Bojen im Meer. Diese sind oft Rezeptoren, können Moleküle binden und damit «erkennen».

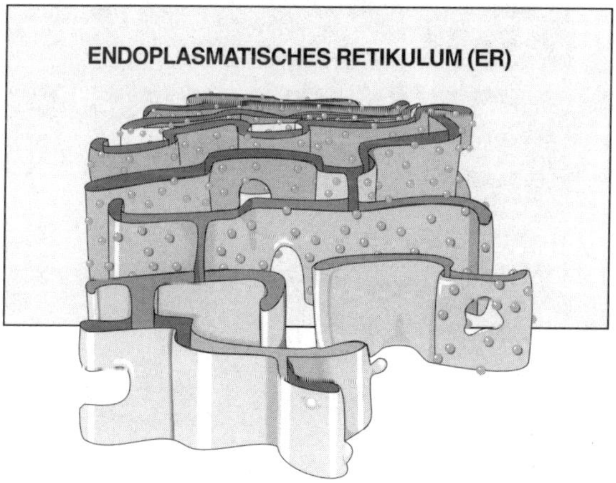

Das Rohrpostnetz der Zelle. Es besteht aus membranumschlossenen Hohlräumen, durch die Moleküle transportiert werden können.

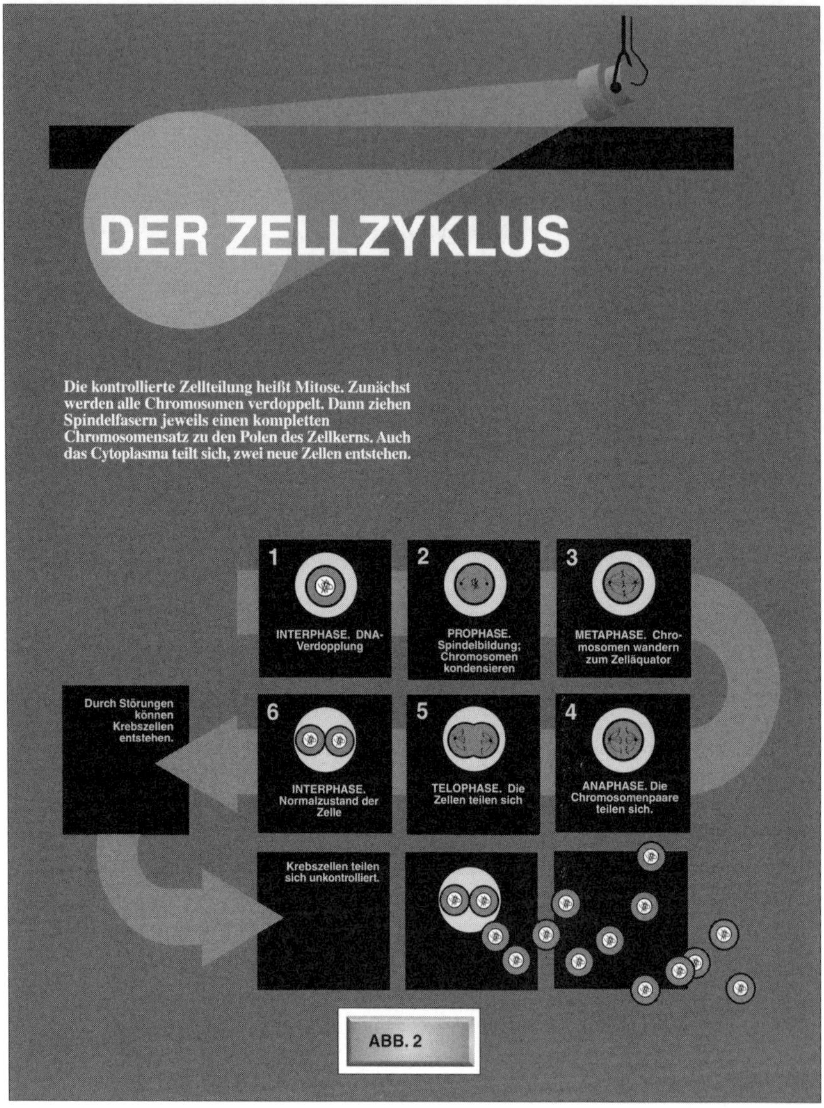
DER ZELLZYKLUS
Die kontrollierte Zellteilung heißt Mitose. Zunächst werden alle Chromosomen verdoppelt. Dann ziehen Spindelfasern jeweils einen kompletten Chromosomensatz zu den Polen des Zellkerns. Auch das Cytoplasma teilt sich, zwei neue Zellen entstehen.
1
INTERPHASE. DNA-Verdopplung
2
PROPHASE. Spindelbildung; Chromosomen kondensieren
3
METAPHASE. Chromosomen wandern zum Zelläquator
4
ANAPHASE. Die Chromosomenpaare teilen sich.
5
TELOPHASE. Die Zellen teilen sich
6
INTERPHASE. Normalzustand der Zelle
Durch Störungen können Krebszellen entstehen.
Krebszellen teilen sich unkontrolliert.
ABB. 2

Substanz, aus der die Chromosomen bestehen, heißt Desoxiribonukleinsäure oder kurz DNS (meist wird auch im Deutschen die englische Abkürzung DNA verwendet).

Damit wir gesund bleiben, müssen sich die meisten Zellen von Zeit zu Zeit verdoppeln. Dazu kopieren sie einfach die genetische Information und teilen sich in zwei Zellen auf. Dieser Vorgang wird als *Mitose* bezeichnet (Abb. 2). In Wirklichkeit handelt es sich dabei allerdings um einen außerordentlich komplizierten Prozeß, der an vielen Stellen reguliert wird. Der Sinn dieser zahlreichen Kontrollen wird dann klar, wenn eine oder mehrere davon versagen: Vermehrt sich eine Zelle unkontrolliert, kann daraus eine Tumorzelle entstehen.

Mit diesen biologischen Grundlagen gestärkt, können wir nun zum Thema unseres Kapitels zurückkehren. Wir untersuchen, welche Bedeutung das Altern für einzelne Lebewesen hat, und inwieweit es sich dabei wirklich um einen unumkehrbaren Vorgang handelt. Ein Vergleich unserer unbestreitbaren Sterblichkeit als Menschen mit der anderer Lebewesen hilft uns vielleicht, das Leben überhaupt besser einzuschätzen, unser eigenes, unausweichliches Schicksal eher zu verstehen – und zu beurteilen, ob George Bernard Shaw recht hatte, als er sich zum Spaß zusammen mit einem Freund Gedanken über seine Grabinschrift machte, die da lauten sollte: «Ich wußte, daß es irgendwann so weit kommen würde.»

1
Auf der Suche nach einer allgemeingültigen Definition

Allen Zeitzeugen zufolge war der Filmstar Rudolph Valentino der bekannteste Frauenheld der 20er Jahre. Für viele Frauen war er einfach «der Haifisch».

Intelligent, überaus gutaussehend und sich beider Eigenschaften wohl bewußt, wurde der in Italien geborene Filmstar zu einer der strahlendsten Ikonen der Stummfilmzeit. Er war auch eines der ersten männlichen Sexsymbole auf der Leinwand. Innerhalb von nur fünf Jahren hinterließ er drei Ehefrauen, zahllose Geliebte und Millionen gebrochener Herzen. Und dennoch ist das Bemerkenswerteste an dieser Karriere nicht deren Intensität, sondern ihre außerordentliche Kürze. Valentino stand mit 26 zum ersten Mal vor der Kamera; fünf Jahre später war er tot. So blieben der Nachwelt nur Bilder von Jugend und Lebenskraft dieser wahren Supernova und erzeugen auch heute noch in den Köpfen zahlreicher Kinofans ein geradezu unheimliches Gefühl von Zeitlosigkeit. Diese Relativität, die das Alter in unserer Wahrnehmung haben kann, und wie unbestimmt sogar die bloße Definition ist, bildet den Schwerpunkt dieses Kapitels.

Valentinos Tod

Die Ereignisse, die Valentino das Leben kosten sollten, nahmen in seiner Suite in einem New Yorker Hotel ihren Lauf. Wie Augenzeugen berichteten, wollte er sich an einem Augusttag des Jahres 1926 dort gerade etwas ausruhen, als er plötzlich ein ungeheuer schmerzhaftes Stechen in seiner Seite verspürte. Die Schmerzen hielten an, aber er ließ sich nicht in ein Krankenhaus bringen. Statt dessen verbrachte er die Nacht in seinem Hotelzimmer und wälzte sich im Todeskampf auf dem Fußboden hin und her. Erst als starkes Fieber einsetzte, willigte er, schon halb bewußtlos, in eine Behandlung ein.

Er wurde in ein nahe gelegenes Krankenhaus gebracht, wo die Ärzte ein durchgebrochenes Magengeschwür entdeckten. Zu ihrer Überraschung stellten sie zusätzlich noch einen Blinddarmdurchbruch fest. Die Infektion hatte sich schon über den gesamten Bauchraum ausgeweitet, und Rudolph Valentino kam sofort auf die Intensivstation. Die Entzündung war jedoch schon so weit fortgeschritten, daß die behandelnden Ärzte nur noch wenig Hoffnung hatten.

Die Einlieferung ihres Lieblingsstars ins Krankenhaus traf die amerikanische Nation wie ein Schlag. Hunderte erschütterter Fans drohten damit, sich umzubringen, falls ihr Filmheld sterben sollte. Interviews mit Ex-Ehefrauen (sowie mit Freunden, Liebhabern, Bekanntschaften und überhaupt jedem, der die Auflage steigern konnte) füllten das Sommerloch. Als sich Valentinos Zustand verschlechterte, nahm der Presserummel Ausmaße an, als liege der Präsident im Sterben, und stündlich erschienen Bulletins über seinen Gesundheitszustand. Der Star hielt noch insgesamt acht Tage durch und starb schließlich am Mittag des 23. August. Die *Daily News* brachte als Aufmacher: «Der Große Regisseur hat heute Rudolph Valentino von der Bühne des Lebens abberufen.» Nach allerhand Trauerzeremoniell, einschließlich einer Eisenbahnfahrt durch das ganze Land, wurde er schließlich in der Nähe seines Hauses in Hollywood beigesetzt.

So dramatisch sein Tod war, so denken doch Filmfans bei Rudolph Valentino wohl kaum zunächst an eine Leiche, mag der Trauerzug auch noch so spektakulär gewesen sein. Und niemand wird sich je den Star als alten Mann vorstellen, obwohl er, wäre er noch am Leben, mittlerweile 100 Jahre alt wäre. Der Grund dafür ist simpel: Valentino hatte die Zelluloidversion des Jungbrunnens gefunden. Sowohl für das staunende Publikum als auch für die Historiker, die sich mit ihm befassen, wird er niemals alt. Nur die glänzenden Augen des romantischen Italieners und das Bild des rätselhaften, jungen Scheichs in seiner Beduinentracht aus einem seiner Filme überdauern die Zeit.

Auch andere alternde Filmstars haben versucht, diese Form der Unsterblichkeit zu erlangen. Immer wieder befassen sich Ärzte damit, Prominente durch Schönheitschirurgie zu verändern. Verleger retuschieren ihre Fotos und verändern sie durch elektronische Bildbearbeitung. Die Stars beschäftigen persönliche Fitnessberater, die sich sowohl um den Sport wie auch um die Ernährung kümmern. Wenn das Unvermeidliche dann doch geschieht und das Alter sichtbar wird, läßt sich manche Berühmtheit nicht mehr in der Öffentlichkeit sehen, damit ihre Fans niemals ein älteres, nicht mehr ganz so strahlendes Gesicht zu sehen bekommen. Auf dieses Schachern um die Jahre lassen wir, das Publikum, uns gerne ein: Solange es uns gelingt, unsere romantischen Vorstellungen von der harten Realität fernzuhalten, leben wir ganz glücklich damit, daß (sichtbares) Älterwerden nicht für jeden gleichermaßen ein unausweichlicher Prozeß ist. Anders ausgedrückt, unsere Definition von Älterwerden ist relativ.

Altern und Sterben in der Wissenschaft

Die Vorstellung, daß die Definitionen von Altern und Tod relativierbar sind, ist nicht nur unter dem Kinopublikum weit verbreitet. Dennoch denken wir aber gewöhnlich etwas anders über Altern und Tod. Für die meisten von uns beinhaltet der Begriff des *individuellen* Todes etwas sehr Konkretes. Jeder hat bereits das Altern und Sterben von Tieren beobachtet, viele haben auch schon Freunde und Angehörige verloren. Altern und Tod erscheinen für alle Lebewesen unentrinnbare Entwicklungen ohne Alternativen zu sein – und doch entspricht diese Einschätzung, von einem wissenschaftlichen Standpunkt betrachtet, durchaus nicht den Tatsachen.

Betrachtet man die Natur nur etwas genauer, entdeckt man auch hier eine Flexibilität, die an Hollywood erinnert. Nur geht es hier nicht um die Glitzerwelt des Films, sondern um die Wirklichkeit. Es gibt viele Wege, wie manche Lebewesen Prozesse umgehen oder einfach ignorieren können, die für uns Menschen unausweichlich scheinen – so viele Wege, daß man sich fragen könnte, ob unsere traditionellen Definitionen überhaupt sinnvoll sind.

In diesem Kapitel wollen wir uns daher mit den Unschärfen unserer Begriffe von Leben, Altern und Tod beschäftigen. Ich möchte zu Anfang den Begriff der Lebenserwartung diskutieren und unterschiedliche Lebewesen betrachten, deren Lebenszeit von Minuten bis zu Jahrhunderten reicht. Dann soll es um die Tatsache gehen, daß Altern und Tod für viele Organismen nur eine von mehreren Möglichkeiten sind – hier sollen Lebewesen, die sterben müssen, verglichen werden mit denen, bei denen dies nicht so ist. Schließlich werden wir uns damit beschäftigen, welche Probleme es bereitet, den Tod eines komplexen, vielzelligen Organismus festzustellen, und ich werde Ihnen von den Gedanken berichten, die ich hatte, als ich bestimmte menschliche Körperzellen im Labor untersuchte – sehr lebendige Zellen, doch Zellen von Menschen, die viele Jahre vor meiner Geburt bereits gestorben waren.

Lebensspannen

Altern und Tod stellen für uns wie gesagt gewöhnlich sehr konkrete Begriffe dar. Wenn wir über das Leben nachdenken, kommt uns unvermeidlich auch der Gedanke an die Existenz einer inneren Uhr, die den Lauf des Lebens bestimmt. Beginnend mit der Geburt, tickt sie unaufhörlich und unbeirrbar weiter, und es verrinnt die Zeit, die uns auf Erden bemessen ist. Diese Vorstellung ist so tief in uns verwurzelt, daß wir die Zeit zwischen Anfang und Ende auch als «Lebensspanne» bezeichnen.

Beachten Sie, daß ich hier nicht den Begriff «Lebenserwartung» verwende, um die Zeit zwischen Geburt und Tod zu beschreiben. Die Jahresangabe, die mit dem Begriff «Lebenserwartung» verbunden ist, gibt eine Antwort auf die zutiefst menschliche Frage: «Wie lange kann jemand unter gegebenen Umwelt- und Kultureinflüssen *erwarten* zu leben?» Ein Mensch, der im Goldenen Zeitalter der griechischen Antike lebte (500 v. Chr.), konnte erwarten, etwa 38 Jahre alt zu werden. In späteren Zeiten reduzierte sich diese Zeit in manchen Jahrhunderten auf bis zu 30 Jahre.

Der Begriff «Lebenserwartung» ist nicht identisch mit dem Begriff «Lebensspanne». Unter «Lebensspanne» soll hier die längste Zeitdauer verstanden werden, die ein Mensch unter optimalen Lebensbedingungen erreichen *kann.* Dieser Begriff blendet äußere Einflüsse aus und konzentriert sich direkt auf die biochemische Uhr in unseren Zellen. Manche Forscher schätzen die menschliche Lebensspanne auf etwa 115 Jahre. Die Zahlen schwanken natürlich etwas. Die Lebensspanne ist schwierig zu ermitteln, einfach weil die äußeren Bedingungen, die die Lebens*erwartung* beeinflussen, starke Störfaktoren darstellen. So haben wir zum Beispiel keine Ahnung, ob sich die Lebensspanne des Menschen im Laufe der Jahrtausende verändert hat, während wir wissen, daß sich die Lebenserwartung deutlich ändern kann.

Mit diesen beiden Definitionen fällt es uns nun sicher etwas leichter, uns noch ein paar weitere Gedanken über unsere innere Uhr zu machen.

Keine Voraussagen

Anscheinend haben alle Lebewesen eine solche innere Uhr, und wir wissen genausowenig über ihre wie über unsere eigene. Wie jeder aus eigener Erfahrung weiß, gibt es keine Möglichkeit, die Lebensspanne eines einzelnen Individuums vorherzusagen. Dabei sind die Unterschiede der Lebensspannen verschiedener Organismen riesig. So kann der Prachtkäfer *Buprestidae aurulenta* über 40 Jahre alt werden. Dokumentiert ist der Fall einer Landschildkröte der Art *Testudo sumerii*, die im Alter von über 150 Jahren durch einen Unfall ums Leben kam. In Kalifornien gibt es Mammutbäume, die keimten, als die Ägypter ihre ersten Pyramiden bauten. Ebenfalls in Kalifornien wurde ein Kreosotbusch *(Covillea mexicana)*, dem man den Namen King Clone gegeben hat, auf fast 12 000 Jahre geschätzt.

Andererseits gibt es auch sehr kurze Lebensspannen. Der zentralafrikanische Killifisch zum Beispiel, ein eierlegender Zahnkarpfen, wird nur acht Tage alt. Es gibt Insekten, die morgens geboren werden, mittags geschlechtsreif sind und abends sterben. Manche einfachen Urtierchen (Protozoen) teilen sich alle drei Stunden und können so innerhalb eines einzigen Tages 512 Nachkommen haben. Viele Bakterien teilen sich sogar noch schneller, nämlich etwa alle 20 Minuten. Diese einzelligen Organismen weisen einige so außergewöhnliche Eigenschaften auf, die sich so sehr von unserer eigenen Lebensrealität unterscheiden, daß unsere Begriffe von «Lebensspanne» und «Altern» bei ihnen kaum noch anwendbar sind. Hierauf werden wir in Kürze zurückkommen.

Wie alt wird ein Elefant?

Auch wenn man verschiedene Lebensweisen und -umstände etwas näher betrachtet, verlieren die Angaben zu den Lebensspannen ihren Absolutheitscharakter. Werden indische Elefanten in Gefangenschaft gehalten, verkürzt dies ihre Lebenserwartung um über 50 Jahre; sie werden dann durchschnittlich nur 24 Jahre alt. Schimpansen erreichen hinter Gittern weniger als die Hälfte ihrer Lebensspanne und sterben nach durchschnittlich 15 Jahren. Äußere Einflüsse können die Lebenserwartung aber auch in einem gewissen Rahmen erhöhen. Wird ein Hund oder eine Hündin kastriert bzw. sterilisiert, kann dies das Leben um bis zu zwei Jahre verlängern. Ähnlich verhält es sich bei Katzen. Ein Mensch, der aufhört zu rauchen, erhöht seine Lebenserwartung deutlich.

Einerseits unterscheiden sich also die Lebensspannen einzelner Arten beträchtlich, andererseits können auch einzelne Individuen innerhalb einer Art außerordentlich alt werden. So wurde zum Beispiel ein Kakadu nachweislich über 80 Jahre alt. Eine Kuh namens Modoc wurde 78. Der nachprüfbare Altersrekord eines Hundes wurde in Australien von einem Tier aufgestellt, das 29 Jahre lang durch den Outback streunte. Der Weltrekord für eine Katze liegt ebenfalls bei 29 Jahren; dieses Tier starb noch nicht einmal eines natürlichen Todes, sondern es wurde eingeschläfert.

Vom seltsamen Treiben der Schleimpilze

Eine solche Variationsbreite ist auch in der Welt der Mikroorganismen zu beobachten. Hier sind Altern und Tod sogar nur eine unter mehreren Möglichkeiten, die einem Lebewesen zur Verfügung stehen. Sie haben richtig gelesen. Es gibt Organismen, *die nicht sterben*, solange nur ihre Nährstoffversorgung gewährleistet ist und die äußeren Lebensbedingungen günstig sind. Diese Laune der Natur hat schließlich auch eine wichtige Rolle beim Überleben unserer eigenen Spezies gespielt, und deshalb möchte ich in diesem Abschnitt darüber reden.

Da gibt es zum Beispiel einen Organismus mit einem so komischen Namen, daß ich, als ich ihn zum ersten Mal hörte, zunächst einmal eine Zeitlang darüber lachen mußte. Es handelt sich um einen «Schleimpilz» (sein lateinischer Name ist nur halb so originell und lautet *Dictyostelium discoideum*). Dieses Lebewesen kriecht überall auf der Erde auf dem Boden zahlreicher Wälder umher.

Wie dieses interessante Geschöpf aussieht, hängt ganz davon ab, in welcher seiner Lebensphasen man es betrachtet (Abb. 3). Da gibt es etwa das Wasserballstadium. Hier ähnelt dieser Schleimpilz einem wassergefüllten Beutel und kriecht auf der Suche nach seiner Lieblingsnahrung, winzigen Bakterien, auf dem Boden entlang. In diesem Zustand wird er als Myxamöbe bezeichnet. Er hat, einschließlich seiner Vermehrungsstrategie, sehr viele Gemeinsamkeiten mit den «echten» Amöben. Wenn Nachkommen entstehen sollen, verdoppelt der Schleimpilz einfach seine genetische Information, bildet eine Art Bruchstelle in seiner Körpermitte aus und teilt sich in zwei gleiche Hälften.

Besonders bemerkenswert an dieser Art der Mutterschaft, die als Zellteilung bezeichnet wird, ist ihre Beständigkeit. Solange der Organismus genügend Wasser und Nahrung vorfindet, wird er niemals in irgendeiner Form «altern» oder sterben. Er lebt glücklich und zufrieden bis in alle Ewigkeit auf seinem Stück Waldboden, ernährt sich von kleinen Bakterien, verdoppelt seine Größe und teilt sich, und das immer und immer wieder. Für dieses Lebewesen sind Altern und Sterben kei-

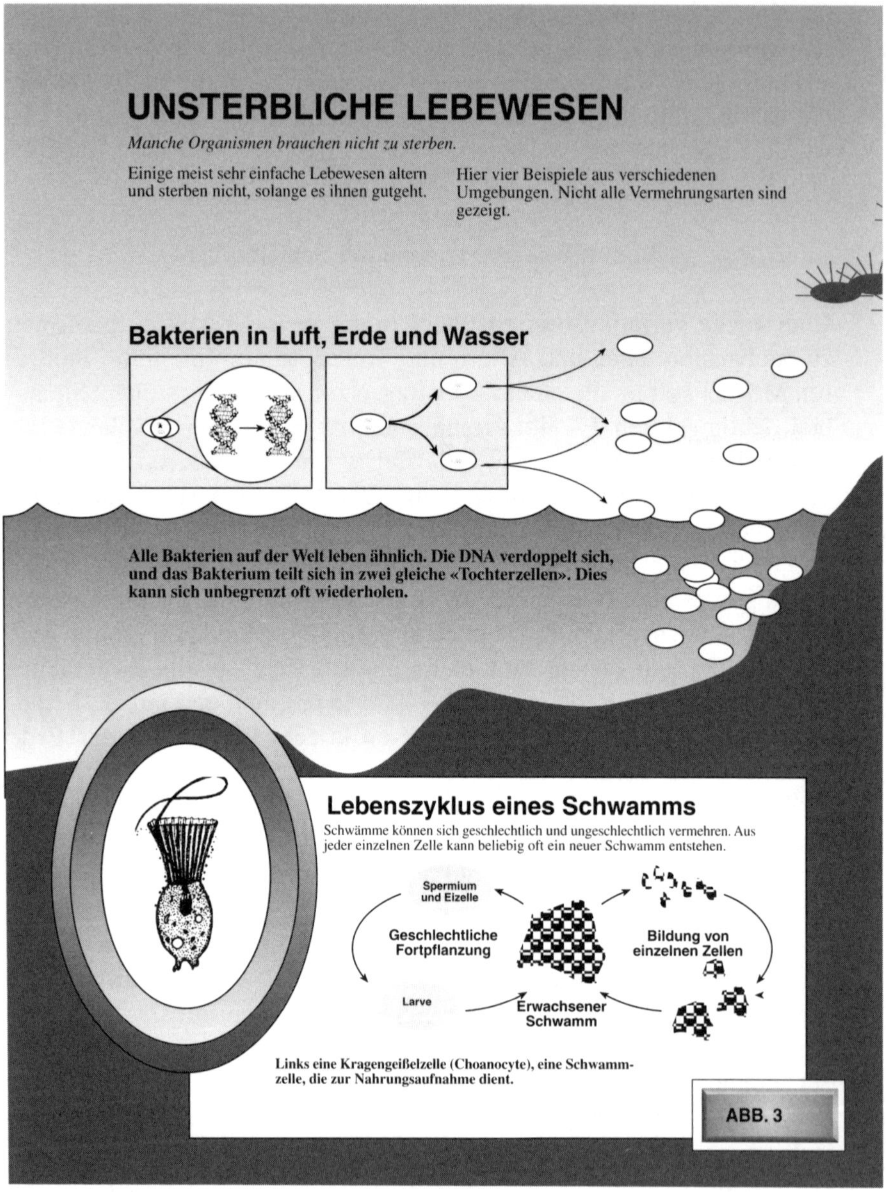
UNSTERBLICHE LEBEWESEN
Manche Organismen brauchen nicht zu sterben.
Einige meist sehr einfache Lebewesen altern und sterben nicht, solange es ihnen gutgeht.
Hier vier Beispiele aus verschiedenen Umgebungen. Nicht alle Vermehrungsarten sind gezeigt.
Bakterien in Luft, Erde und Wasser
Alle Bakterien auf der Welt leben ähnlich. Die DNA verdoppelt sich, und das Bakterium teilt sich in zwei gleiche «Tochterzellen». Dies kann sich unbegrenzt oft wiederholen.
Lebenszyklus eines Schwamms
Schwämme können sich geschlechtlich und ungeschlechtlich vermehren. Aus jeder einzelnen Zelle kann beliebig oft ein neuer Schwamm entstehen.
Spermium und Eizelle
Geschlechtliche Fortpflanzung
Larve
Erwachsener Schwamm
Bildung von einzelnen Zellen
Links eine Kragengeißelzelle (Choanocyte), eine Schwammzelle, die zur Nahrungsaufnahme dient.
ABB. 3

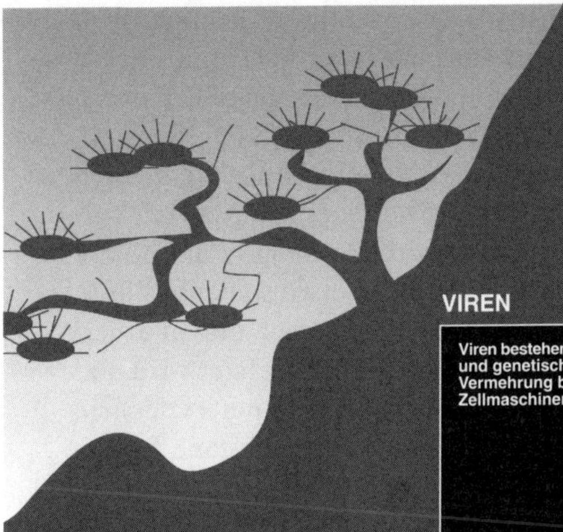

VIREN

Viren bestehen aus einer Proteinhülle und genetischer Information. Zur Vermehrung brauchen sie die Zellmaschinerie eines Wirtes.

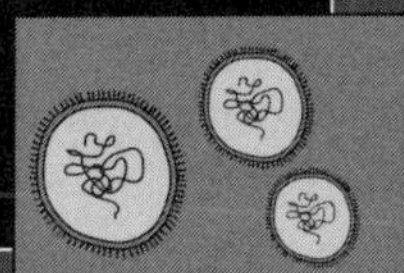

Menschliche Grippeviren

Lebenszyklus der Schleimpilze

Schleimpilze leben gewöhnlich alleine als «Myxamöben». Das ändert sich, wenn sie hungrig werden.

1 Im Hungerzustand wird cAMP, ein Lockstoff für andere Schleimpilze, ausgeschieden.

2 Viele Amöben sammeln und organisieren sich in einem Gebilde.

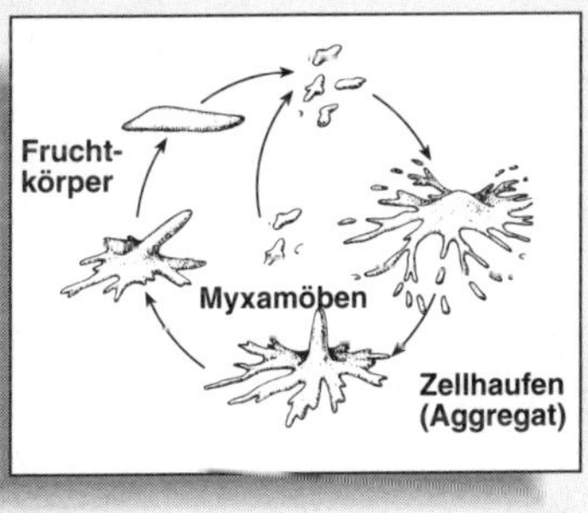

3 Die Zellen organisieren sich; aus dem Zellhaufen wird ein Organismus.

4 Das Gebilde heißt nun Fruchtkörper. Findet er Nahrung, löst er sich wieder in Einzelzellen auf.

neswegs unausweichlich. Diese beiden Vorgänge stellen vielmehr eine von verschiedenen *Möglichkeiten* dar. Ausgelöst werden sie in diesem Fall aber nicht durch eine Art innere Uhr, sondern ausschließlich durch Umweltfaktoren.

Das klingt verrückt? Der Lebenslauf der Schleimpilze hat noch mehr zu bieten, insbesondere wenn die Umweltbedingungen sich verschlechtern. Wird einer dieser kleinen Wasserbälle hungrig und findet nichts zu fressen, sendet er ein Notsignal in die Weiten seines Waldbodens. Dieses Signal ist chemischer Natur. Es handelt sich um eine Verbindung, die als zyklisches AMP oder kurz cAMP bezeichnet wird und die von anderen Schleimpilzen, die gerade in der Nähe umherkriechen, empfangen werden kann. Wenn Schleimpilze dieser Substanz begegnen, hören sie sofort mit allem auf, womit sie gerade beschäftigt sind, und bewegen sich auf den Sender der Signalsubstanz zu. Genauer gesagt, sie strömen geradezu aus allen Richtungen herbei. An einem solchen Vorgang sind oft mehrere zehntausend Organismen beteiligt, die sich alle auf ein einziges Ziel hin zubewegen.

Doch trotz aller Hektik entsteht daraus nicht etwa ein wirrer Haufen umherkriechender Amöben. Anstatt nur wild durcheinanderzuwuseln, beginnt die Menge auf einmal, sich in ein organisiertes Gesamtgebilde zu verwandeln. Es entsteht ein Außen und ein Innen, und das Ganze wird in einer Hülle aus Schleim verpackt. Aus einer Ansammlung von Einzellebewesen *ist ein einziger, komplexer, vielzelliger Organismus entstanden!* Diese moderne Form von Noahs Arche setzt sich nun in Bewegung, wandert zielgerichtet los und hat sogar einen eigenen Namen: Der Gesamtorganismus wird nun als Fruchtkörper oder Pseudoplasmodium bezeichnet. Sobald er sich gebildet hat, macht er sich auf die Suche nach Nahrung und Wasser. Findet er welches, machen sich die kleinen Wasserbälle wieder selbständig, der komplexe Organismus löst sich auf, und die Einzelorganismen führen ihr gewohntes Leben weiter. Findet er keine Nahrung, stürzt er sich mit letzter Kraft in den nächsten Erdhaufen, bildet Sporen, aus denen in besseren Zeiten wieder neue Myxamöben entstehen können, und stirbt.

Dieses interessante Lebewesen wird aufgrund seiner Fähigkeit, zwischen ein- und vielzelligen Formen des Lebens hin- und herzuwechseln, intensiv untersucht. Doch sein Verhalten macht es auch für unsere Diskussion interessant. Denn dieser Organismus hat die Möglichkeit, zwischen Unsterblichkeit und sicherem Tod hin- und herzuwechseln. Der Schleimpilz kann, wenn es seine Umweltbedingungen zulassen, ewig leben und sich durch Zellteilung vermehren. Sind die Umweltbedingungen ungünstig, gerät der Organismus in einen Bereich seines Lebenszyklus, der mit seinem Tod enden kann. Findet der Fruchtkörper wieder Nahrung, können die einzelnen Zellen, aus denen er zusammengesetzt ist, den Zellverband wieder verlassen und ihr im Prinzip unsterbliches Leben fortsetzen.

Es ist also ganz schön schwierig, unsere vertraute Definition eines individuellen Todes auf den Fall der Schleimpilze anzuwenden. Die Schwierigkeiten liegen aber nicht in den Lebensgewohnheiten der Schleimpilze begründet, sondern darin, daß wir versuchen, ihr Leben (und Sterben) nach unseren Kriterien zu beurteilen. «Sterben» die einzelnen Amöben, wenn sie sich zu einem Fruchtkörper vereinen? «Stirbt» der Fruchtkörper, wenn die einzelnen Zellen wieder selbständig werden? Wie können wir versuchen, von «Altern» zu reden, wenn ein Organismus so problemlos zwischen sterblichen und unsterblichen Formen hin- und herzuwechseln vermag? Solche Lebewesen nach unseren menschlichen Kriterien zu beurteilen kann wirklich ganz schön schwierig sein!

Man könnte es sich jetzt bequem machen und sagen, die Lebensweise der Schleimpilze sei nun einmal eine große Ausnahme, so daß man sie für eine allgemeingültige Definition von Tod einfach außer acht lassen sollte. Aber leider ist dieses außergewöhnliche Lebewesen keineswegs eine große Ausnahme. Die Schleimpilze sind nur eine Art von vielen multizellulären Organismen, die unsere Begriffe von Leben und Tod in Frage stellen. Um ein weiteres Beispiel kennenzulernen, verlassen wir nun den Waldboden und begeben uns in die Tiefen des Meeres.

Schwämme

Es geht gleich weiter mit den Schwämmen, doch zuvor möchte ich noch eine kleine Geschichte erzählen, um deren Lebensweise zu illustrieren. Es handelt sich um die Story eines Musikstückes von Paul Dukas, Text und Stück werden oft unter dem Titel *Der Zauberlehrling* geführt, und ich habe sie zum ersten Mal gehört, als ich gemütlich auf dem Schoß meiner Mutter saß.

Der Zauberlehrling sollte ein Becken mit Wasser aus dem nahen Fluß füllen. Um Zeit zu sparen, griff der Lehrling nach dem Zauberbuch des Meisters. Schnell fand er heraus, wie er den Besen mit einem Zauberspruch zum Leben erwecken konnte. Er lehrte den Besen, sich einen Eimer zu schnappen, Wasser vom Fluß zu holen und damit das Becken zu füllen. Schwierig wurde es dann zum Schluß, als die Arbeit getan war, denn es gelang ihm nicht, den Besen wieder zu stoppen.

«Nun, John», pflegte Mutter dann zu sagen, «der Zauberlehrling steckte ganz schön in der Klemme. Was sollte er nur tun, um den übereifrigen Besen wieder zur Ruhe zu bringen? Da sah er eine Axt in einer Ecke stehen und hatte eine Idee. Er nahm sie in die Hand, pirschte sich seelenruhig an den Besen heran und – zerschlug ihn blitzschnell in tausend Stücke!» Mit weit aufgerissenen Augen hörte ich zu. Irgendwo in meinem Hinterkopf begann ich darüber nachzudenken, wie wohl kleine Kinder gemacht werden. Meine Mutter erzählte weiter: «Zu seinem Entsetzen brachte dies den Besen aber keineswegs zur Ruhe. Im Gegenteil: Jedes einzelne Teil verwandelte sich in einen neuen, vollständigen, lebendigen Besen, und jeder dieser Besen rannte nun zum Fluß und brachte Wasser. Und anstatt mit einem einzigen hatte es unser armer Zauberlehrling nun mit tausend Besen zu tun!»

Gewöhnlich beendete meine Mutter die Geschichte dann mit einer Moralpredigt. Sie malte mir den Zorn des Zaubermeisters und die Strafe für die Faulheit des Lehrlings aus und vergaß nicht, auch auf die ganz konkrete Bedeutung dieses Lehrstücks für einen ganz bestimmten kleinen Jungen des 20. Jahrhunderts hinzuweisen. Und ich habe diese Geschichte wohl verinnerlicht, ohne jedoch jemals daran zu denken, daß ich eines Tages mit einer ganz ähnlichen Sache wirklich zu tun haben würde, nämlich anläßlich meiner Forschungstätigkeit. Tatsächlich gibt es in der Natur Lebewesen, die genauso reagieren können wie der verhexte Besen. Ein Beispiel bilden die Schwämme, robuste Organismen, die im modernen Haushalt längst durch synthetische Materialien ersetzt worden sind.

Schwämme sind deswegen für die Wissenschaft interessant, weil sie, ähnlich wie Schleimpilze, lediglich einen losen Zellhaufen bilden. Zwar herrscht Arbeitsteilung zwischen den einzelnen Zellen, aber es gibt keine übergeordneten Gewebestrukturen, keine Organe, keinen Mund und keinen Verdauungstrakt und nur ein sehr primitives Nervensystem. Diese lockeren Zellverbände stellen eine der einfachsten Organstrukturen in der Natur dar.

Für unsere Betrachtung ist die Überlebensfähigkeit der Schwämme am interessantesten. Mit geeigneten Chemikalien kann ein Schwamm in seine einzelnen Zellen aufgelöst und seine Organisationsstruktur zerstört werden. Für Sie und für mich würde eine solche Prozedur das Ende bedeuten. Für den Schwamm ist dieser Gewaltakt jedoch bloß eine andere Art der Fortpflanzung. Aus den vereinzelten Zellen bilden sich allmählich wieder Zellklumpen, und nach einiger Zeit ist wieder eine zelluläre Organisation wie zuvor zu beobachten. Der Schwamm regeneriert sich selbst. Wie bei dem Besen in Dukas' Zauberlehrling ist auch hier die Teilung des Organismus nur eine zusätzliche Möglichkeit, ihn zu vermehren.

Dies bringt einen neuen Gesichtspunkt in unsere Diskussion um Altern und Tod: Jede einzelne Zelle des Schwamms trägt eine sehr wichtige Information mit sich, die man kurz so ausdrücken könnte: «Ich weiß, wie ich aus mir ein komplettes neues Lebewesen aufbauen kann.»

Das Problem, eine allgemeingültige Definition von individuellem Tod auf einen Schwamm anzuwenden, hat hier eher etwas mit Zahlen zu tun: Wie viele Einzelorganismen braucht man *wirklich*, um einen Schwamm aufzubauen? Wenn man einen einzelnen, großen Schwamm in seine Teile zerlegt, bedeutet das dann, daß man ein deutlich erkennbares Lebewesen «tötet», oder versetzt man es nur in ein Stadium, in dem es sich vermehren kann? Handelt es sich hier nur um ein Sprachproblem? Können wir unseren bekannten Begriff «Tod» hier überhaupt anwenden, oder handelt es sich hier, wie bei den Schleimpilzen, nur um ein Sterben als eine von mehreren Möglichkeiten?

Wieder müssen wir unsere Definition von Sterben und Tod erweitern. Beide Begriffe sind auch für diese Organismen nicht vollkommen bedeutungslos: Man kann die Uhr des Lebens auch für Schleimpilze ganz einfach unerbittlich ablaufen lassen, wenn man sie im Fruchtkörper-Stadium aushungert. Worauf es ankommt, ist, daß die Begriffe Altern und Tod im biologischen Sprachgebrauch viel weiter gefaßt sind, als wir sie gewöhnlich verwenden, und daß es Organismen gibt, die diese Vorgänge im Laufe ihrer Entwicklung umgangen haben, um zu überleben.

Und schließlich gibt es dann noch Organismen, die *überhaupt keine* Uhr des Lebens in sich tragen. Sie sind so einfach gebaut und so klein, daß Millionen von ihnen bequem im Punkt am Ende dieses Satzes Platz hätten. Doch lassen Sie sich nicht von ihrer geringen Größe täuschen. Mehr als einmal bereits haben diese Lebewesen die Geschichte der Menschheit entscheidend beeinflußt.

Na und?

Einer dieser Organismen, die sogar für dramatische Änderungen der Weltgeschichte verantwortlich sind, ist ein Bakterium namens *Yersinia pestis*. Wie bereits der Name andeutet, ist dieses kleine, stäbchenförmige Lebewesen Verursacher der Pest, der im Laufe der Geschichte schon viele Millionen Menschen zum Opfer gefallen sind. Seine Fähigkeit zum Massenmord verdankt es einer Besonderheit seines Lebenslaufes, die es mit fast jedem anderen Bakterium auf der Erde, nicht aber mit «höheren» Organismen, teilt: *Yersinia* altert nicht, zumindest nicht im üblichen Sinn. Die Fähigkeit, sein ziemlich gleichförmiges Leben lange Zeit im Körper großer Säugetiere zu verbringen, ist ein Grund dafür, warum es für den Menschen so tödlich war und immer noch ist. Und so sieht dieses Leben aus:

Yersinia pestis lebt als Parasit in verschiedenen Nagetieren, zum Beispiel in Ratten, und verbringt einen Teil seines Lebenszyklus in deren Blut, ohne dadurch diesen Tieren zu schaden. Es kann durch blutsaugende Flöhe von einer Ratte auf eine andere übertragen werden. *Yersinia* vermehrt sich im Verdauungssystem der Flöhe sehr leicht und erreicht schnell solche Mengen, daß der Schlund dieser Insekten davon verstopft wird, wodurch diese keine Nahrung mehr aufnehmen können. Sie werden schließlich fast wahnsinnig vor Hunger. Wenn diese Flöhe dann ein Opfer stechen, können sie zwar Blut ansaugen, das sich dann mit den Bakterien vermischt, das Blut kann aber nicht aufgenommen werden und strömt wieder zurück in die Wunde. Damit ist das unschuldige Opfer infiziert. Der Floh hätte genausogut eine Spritze mit Pesterregern dabeihaben können.

Wie nun vermehrt sich *Yersinia* so rasch? Warum wird das Bakterium nicht einfach älter und stirbt? Dies hat etwas mit seinem eher langweiligen Sexualleben zu tun. *Yersinia* verdoppelt seine genetische Information, die Information seiner Erbanlagen, etwa alle 30 Minuten. Dann teilt es sich in zwei Organismen und packt dabei die neu hergestellte Kopie seiner Erbinformation in das «neue Selbst». Eine halbe Stunde später verdoppelt wiederum jede der neuen Hälften ihre genetische Information und teilt sich – und so weiter und so fort. Solange Nährstoffe vorhanden sind und die Umgebung stabil bleibt, wird dieser Prozeß immer so weitergehen. Das Bakterium «altert» nicht, und es hat keine «Lebensspanne», deren Ablauf unausweichlich zu seinem Tod führen würde. Es handelt sich vielmehr um eine Art Perpetuum mobile, das geradewegs aus der Hölle gekommen zu sein scheint, das auf Kosten seiner Umgebung lebt und dabei Tod und Zerstörung bringt, das seit der Antike wütet und tötet bis in unsere Tage. Für dieses Lebewesen ist also der Tod keineswegs zwangsläufig, sondern nur eine von mehreren Möglichkeiten.

Eine Frage der Zahl?

Die Vorstellung, der Tod könne für ein Lebewesen nur eine von mehreren Möglichkeiten darstellen, mag zunächst seltsam erscheinen, und die Behauptung, dies gelte sogar für die Mehrzahl aller Lebewesen auf der Erde, scheint uns gar völlig unglaubwürdig. Und doch ist es eine Tatsache. In einem Fünf-Kilo-Laib vergammelnden Käses gibt es mehr Bakterien, als es höhere, mehrzellige Lebewesen auf der ganzen Erde gibt. Und weil sich auch die anderen Bakterien so vermehren wie *Yersinia*, müssen wir davon ausgehen, daß für die meisten Kreaturen weltweit Altern und Tod eben keine unausweichliche Entwicklung darstellen. Die Bakterien haben natürlich alle eine definierte «Generationszeit». Bereits nach 20 Minuten etwa teilt sich ein Bakterium wie *Escherichia coli* und erzeugt einen «Nachkommen». Doch hier liegt bereits ein wichtiger Unterschied. Der Elternorganismus wird nicht irgendwann sterben, nachdem er Nachwuchs hervorgebracht hat. Im Gegenteil: Er *wird selbst* zum Nachkommen, zum Bestandteil der neuen Generation, zumindest zu einem Teil davon. Dadurch ergibt sich, daß ein bestimmter Teil des ursprünglichen Lebewesens immer weiterexistiert und womöglich Jahrhunderte Zeit hat, Käse zu zersetzen oder auch Menschen.

Je einfacher die Organismen sind, um so schwieriger wird es, unsere Definitionen von Altern und Tod anzuwenden. Wenn wir die allereinfachsten Formen betrachten, werden diese Kategorien schließlich vollends unbrauchbar. Viren zum Beispiel bestehen meist nur aus ein wenig Protein, das die Trägersubstanzen der Erbinformation umschließt. Aufgrund ihres chemischen Aufbaus können zahlreiche Viren sogar kristallisiert werden – genauso wie viele Mineralien. Und als Kristall können sie Jahrtausende überdauern, jederzeit aber durch einen Tropfen Wasser wieder aktiviert werden und in das Leben ihrer Umgebung eingreifen, so als wäre nichts geschehen. Es ist schwierig, den Alterungsprozeß eines Organismus zu beschreiben, der genausoviel mit Mineralogie zu tun hat wie mit Biologie.

Entscheidung über Leben und Tod

Wir haben nun am Beispiel allerlei merkwürdiger Organismen gesehen, daß Altern und Tod durchaus kompliziertere Begriffe sind, als wir anfangs dachten. Aber sind diese Betrachtungen auch für komplexere Lebewesen wie etwa für uns Menschen in irgendeiner Weise relevant? Wenn es stimmt, daß die meisten Organismen nicht den «normalen» Lebenszyklus durchlaufen, dem wir Menschen unterworfen sind, wo genau ist dann die Grenzlinie? Gibt es ein Kriterium, das die Lebewesen, für die Altern und Tod nur eine von mehreren Möglichkeiten ist, unterscheidet von denen, die eine solche Wahl nicht haben? Viele Forscher sind davon überzeugt. Um deren Ideen näher zu diskutieren, möchte ich Ihnen zunächst von einem Abendessen mit einem meiner Freunde, einem Fischbiologen, berichten. Es gab Lachs.

Das Abendessen

Ich muß zugeben, ich war nicht sehr hungrig. Das Restaurant, in dem wir uns trafen, lag in einer schönen Ecke von Seattle, direkt am Wasser. Die Skyline spiegelte sich im Wasser des ruhigen Puget-Sunds. Mein Freund hatte die Vorspeise bestellt, die das Restaurant neuerdings anbot: in dünne Scheiben geschnittene Tintenfischarme. Ich lehnte seine Einladung für eine Kostprobe dankend ab, bestellte mein Essen und wartete.

Bald brachte der Kellner ein köstliches, zartrosafarbenes Lachsfilet. Mein Freund, der Heilbutt in einer Art Zitronensauce bestellt hatte, war ebenso begeistert wie ich. Die unterschiedlichen Bestellungen führten alsbald – schließlich sind wir Wissenschaftler – zu einer Diskussion über die Biologie der beiden Fischarten. Er erkundigte sich über ihre Genetik, und ich wollte etwas über ihre Lebensweise wissen. Wie kommt es, daß die Lachse zum Laichen an den Ort ihrer Geburt zurückkehren? Und warum sterben sie dann?

«Das erinnert mich an einen Ausflug als Student», meinte mein Freund, der Fischbiologe. Er wischte sich den Mund mit seiner Serviette ab und begann zu erzählen, aber nicht über Lachs, sondern über seine Vorspeise. «Es ging damals darum, etwas über das Sexualleben der Tintenfische zu erfahren. Wie du weißt, kommen die vielleicht größten gerade hier in diesen Gewässern vor.» Da hatte er natürlich recht; die größten, die jemals beobachtet worden waren, lebten im Puget-Sund. «Sie sind ganz schön intelligent. Aber alles in allem ist ihr Leben ziemlich traurig, vor allem für das Weibchen.» Er lächelte. «Sie haben nur einmal im Leben Sex, weißt du.»

Dann erzählte er, daß das Tintenfischweibchen die befruchteten Eier an verschiedenen Stellen in seiner Grotte befestigt. «Die Höhle hängt voller Eischnüre – Tausende und Abertausende von Eiern.» Nachdem das Weibchen seine Behausung mit der lebenden Dekoration ausgeschmückt hat, nimmt es keinerlei Nahrung mehr zu sich. Statt dessen spritzt es alle paar Sekunden frisches Wasser über seine Eihaufen. Dadurch werden diese saubergehalten, und möglicherweise ist dies auch für die Entwicklung förderlich. Wochenlang ist das Weibchen damit beschäftigt, und weil es nichts mehr frißt, wird es langsam immer schwächer. Schließlich schlüpfen die winzigen Jungen.

«Die meisten der Jungen kommen nicht durch», sagte mein Freund. «Sie sind bereits vollständig ausgebildet und können sofort davonschwimmen, aber ...» Er schnippte mit den Fingern. «Aber es ist so in Ordnung. Wenn du es dir recht überlegst, müssen von all den Tausenden nur zwei Junge überleben, um die Eltern zu ersetzen und die Zahl der Tiere stabil zu halten.»

Und so ist es auch. Nach dem Schlüpfen der Jungen ist die Aufgabe der Tintenfischmutter, das Gelege zu beschützen, erfüllt, und sie ist völlig erschöpft. Kurz danach stirbt sie. «Einer der traurigsten Anblikke, den man als Biologe haben kann», meinte mein Freund zum Schluß.

Die Regel der Unsterblichkeit

Und was haben nun die Fortpflanzungsbräuche von Lachs und Tintenfisch mit der Frage nach der Sterblichkeit von Lebewesen allgemein zu tun? Die Frage, um die es hier geht, ist nicht, *wie* die Fortpflanzung und der Geschlechtsakt vonstatten gehen, sondern *daß* beides überhaupt stattfindet. Die Antwort lautet ganz einfach folgendermaßen: Wenn du Sex hast, mußt du irgendwann sterben.

Wenn deine Art aus Männchen und Weibchen besteht, mußt du dich paaren, um Nachwuchs zu erzeugen. Und damit ist dein eigener Untergang vorherbestimmt. Um zu verstehen, wieso und warum dies so ist, werden wir nun unser Abendessen mit Lachs und Tintenfisch verlassen und uns ein wenig in die Vorgeschichte der Erde begeben. Wir stellen die Uhr um etwa drei bis vier Milliarden Jahre zurück.

Die Anfänge

Es war keine angenehme Umgebung, nicht einmal mit Schwimmweste; und es war bestimmt keine geeignete Umwelt für komplexe Lebewesen. In der Ursuppe dieser Zeit pflanzten sich die meisten Lebensformen ähnlich fort wie die heutigen Bakterien. Schon diese primitiven

Organismen verdoppelten ihre Erbinformation und teilten sich anschließend. Keine hinderliche Leiche, keine trauernden Söhne und Töchter. Diese Art der Fortpflanzung scheint für etwa zwei Milliarden Jahre ein Muß gewesen zu sein. Und sie ist auch heute noch, wie wir gesehen haben, immer noch recht beliebt.

Aber auch Fortpflanzungsarten können sich, wie jede Mode, die diesen Namen verdient, im Laufe der Zeit ändern. Das Modell «Hab Sex und stirb» war etwas ganz anderes als das Modell «Teile dich und bleibe am Leben». Jetzt wurde das Lebewesen aus der Elterngeneration nicht mehr zugleich Teil der Nachkommenschaft. Die Eltern blieben einfach Eltern – und erzeugten ein drittes, ihnen ähnliches Lebewesen aus Bestandteilen ihrer selbst. Das junge Wesen konnte älter werden und schließlich das gleiche Spiel mit einem passenden Partner fortführen. Die Eltern konnten so, nachdem sie ihren Beitrag geleistet hatten, einfach sterben. Diese Strategie brachte damit also nicht nur ein neues, individuelles Lebewesen hervor, sondern zugleich die erste Leiche und den unausweichlichen Tod. Und es entstand zum ersten Mal eine zeitliche Abgrenzung zwischen den Generationen, das Alter eines Lebewesens konnte mit den Begriffen «vor», «während» oder «nach der Reproduktionsphase» beschrieben werden. Damit entstand auch der Begriff des Alterns.

Obwohl das niemand so ganz genau weiß, wird vermutet, daß Sex vor etwa einer Milliarde Jahren aufkam, vielleicht als Ergänzung der anderen großen biologischen Antriebskraft – dem Bedürfnis zu essen. Möglicherweise haben Lebewesen andere Organismen ihrer eigenen Art aufgefressen und in dem einen oder anderen Fall nicht richtig verdaut. Die Erbinformationen der beiden Zellen konnten miteinander verschmelzen, die Erbmasse der neuen Zelle sich verdoppeln und so vielleicht zu einem Überlebensvorteil führen. So konnte das Mischen und Neukombinieren der Erbinformationen, der Gene, die Überlebenschancen in einer ständig wechselnden, instabilen Umgebung dadurch erhöhen, daß von den einzelnen Individuen einer Art einige besser angepaßt waren. Tatsächlich sind Lebewesen, die keinen Sex haben, in der Regel sehr klein und nur unter dem Mikroskop gerade noch als kleine Pünktchen zu erkennen, während die Größe und Variationsbreite der Lebewesen, die Sex haben, bis zur Palme und zum Menschen reicht.

Die entscheidende Erkenntnis hieraus ist nun, daß Altern und Tod der Preis sind, den wir für unsere sexuelle Fortpflanzung zu zahlen haben. Der Vorteil dieser Art von Fortpflanzung besteht andererseits darin, daß die Variationsbreite und damit die Überlebensfähigkeit der Art in einer sich ständig verändernden Umgebung erhöht wurde. Dieser Vorteil würde über kurz oder lang zunichte gemacht, wenn die geschlechtsreifen Erwachsenen genausolange wie ihre Kinder die Welt bewohnen dürften, besonders dann, wenn die Elterngeneration irgendwann nicht mehr fit genug zur Fortpflanzung wäre. Wie in einem Hollywoodfilm trat der Sex auf die Bühne des Lebens. Und zusammen mit ihm kam der Tod.

Es wird komplizierter

Auch der Gedanke, daß der Austausch von genetischem Material zum Erscheinen des Phänomens Tod führte, macht unsere Versuche, eine allgemeingültige Definition von Altern und Tod zu finden, nicht einfacher. Um die Sache aber noch komplizierter zu machen, betrachten wir jetzt einmal eine Situation, bei der ein Lebewesen *innerhalb* eines anderen Lebewesens lebt, und beide trotzdem gut miteinander auskommen. Wir wollen uns anschauen, wie auch durch eine solche Konstellation unsere allgemein akzeptierten Vorstellungen von Altern und Tod in Frage gestellt werden. Wir beginnen mit einem kleinen Tier, das am liebsten Holz zum Frühstück frißt.

Termiten

Sicherlich sind Ihnen Termiten ein Begriff, diese außergewöhnlichen Insekten, die in der Lage sind, riesige Mengen von Holz zu vertilgen. Vielleicht ist es Ihnen aber neu, daß Termiten nicht in der Lage sind, irgendwelche Nährstoffe aus dem Holz *aufzunehmen*, das sie fressen. Ohne einen merkwürdigen kleinen Organismus, der im Darm der Termiten lebt, würden sie wahrscheinlich alle rasch an einer ziemlich heftigen Verstopfung zugrunde gehen.

Das außergewöhnliche Lebewesen im Darm der Termiten heißt Trichonymphe. Unter dem Mikroskop sieht eine Trichonymphe aus wie ein kleiner, haariger Wasserball. Bei der Trichonymphe handelt es sich um ein Geißeltierchen. Es ist in der Lage, Holzstückchen in molekülgroße Bruchstücke zu zerlegen; dies geschieht ständig, wenn die Termite Holz zu sich nimmt und verschluckt. Sobald die Holzstücke in leichter zu verdauende Bestandteile aufgespalten sind, können diese von der Termite aufgenommen und als Nahrungsbestandteil genutzt werden. Im Gegenzug hat die Trichonymphe im Darm ein gemütliches

Zuhause. Dies ist ein Beispiel für eine Form von Kooperation zwischen Lebewesen, die in der Fachsprache als Kommensuralismus bezeichnet wird.

Termite und Trichonymphe sind auf Leben und Tod voneinander abhängig. Dies gibt uns ein weiteres Beispiel für die Komplexität des Phänomens «Tod». Wenn aus irgendeinem Grund plötzlich alle Trichonymphen im Darm einer Termite zugrunde gehen, dann stirbt auch die Termite. Nicht etwa, weil «ihre Zeit abgelaufen wäre»; die biologische Uhr hätte dem Insekt vielleicht durchaus noch eine beträchtliche Lebenszeit gegönnt. Es ist vielmehr so, daß das Wohl und Wehe einer Termite sehr stark von der Sterblichkeit ihrer Darmbewohner abhängt. Das gleiche gilt, wenn die Termite vor den Trichonymphen stirbt. Die kleinen Darmbewohner sind dann verloren. Tatsächlich ist die Lebenserwartung einer Trichonymphe also abhängig von den Überlebenschancen des Wirtes.

Was bedeutet dann aber eigentlich noch der Tod eines Individuums? Wie so vieles, hängt auch dies von unserem jeweiligen Standpunkt ab. Jeder der beiden Organismen kann sterben und damit den anderen zum Tode verurteilen. Der andere mag überhaupt nicht bereit sein zu sterben und könnte mit einem geeigneten Partner durchaus noch ein langes und produktives Leben führen. Aber dadurch, daß ein solcher Partner fehlt, entsteht eine ausweglose Lage. Dieses Beispiel verdeutlicht gut die Komplexität der Verhältnisse bei vielzelligen Organismen und erweitert zugleich unsere Definition eines «Organismus».

Das soll uns eine Lehre sein!

Das Beispiel der Trichonymphe ist letztlich auch für die Biologie des Menschen von Belang. Unser Körper besteht aus komplizierten Teilsystemen, den Organen, und diese wiederum aus kompliziert aufgebauten Zellen. Ein «natürlicher» Tod tritt in den meisten Fällen nicht dadurch ein, daß alle 60 Billionen Zellen gleichzeitig aufhören zu arbeiten, sondern ist die Folge einer Unterbrechung an einer kritischen Stelle im Stoffwechsel. In gegenseitig voneinander abhängigen, deswegen als «rückgekoppelt» bezeichneten Systemen, in denen mehrere Organe miteinander verknüpft sind, kann eine Störung einer einzigen Komponente zur Zerstörung des ganzen Systems führen. Daher ist es auch schwierig, von «natürlichem Tod» zu reden, denn dieser Ausdruck umfaßt den ebenfalls ungenauen Begriff «Tod aufgrund von Altersschwäche». Wieder wird deutlich, daß unsere traditionellen Begriffe von Altern und Tod neu überdacht werden müssen, sobald es um mehrzellige Lebewesen geht.

Auch in unserem Körper gibt es Abhängigkeiten, die sehr an das Verhältnis von Termite und Trichonymphe erinnern. Im Innern jeder unserer Körperzellen existieren Strukturen, die möglicherweise vor undenklichen Zeiten einmal frei lebende Bakterien waren. Diese Strukturen werden Mitochondrien genannt und funktionieren wie winzige Generatoren, die Brennstoff und Energie für die unterschiedlichsten Zwecke erzeugen. Auf den Gedanken, daß sie einmal frei lebende Bakterien gewesen sein könnten, ist man durch ihren Aufbau gekommen: Sie haben eine Doppelmembran wie Bakterien und verfügen sogar über eine eigene genetische Information, die wie bei Bakterien aus einem ringförmigen Stück Nukleinsäure besteht. Man stellt sich vor, daß sie vor langer Zeit von den Urahnen unserer Körperzellen eingefangen wurden, die die einzigartigen Fähigkeiten der neuen Mitbewohner für sich zu nutzen wußten.

Was geschieht nun, wenn diese Mitochondrien zerstört werden oder nicht mehr funktionieren? Die Zelle, die sie beherbergt, hat sehr bald keine Energievorräte mehr und stirbt ab. Woher wir das wissen? Es gibt eine Reihe von Giften, die speziell diese kleinen Generatoren hemmen, zum Beispiel Kohlenmonoxid. Der Tod tritt also hier nicht dadurch ein, daß der gesamte Organismus nicht mehr funktioniert, sondern einfach deswegen, weil keine Energie zum Leben mehr vorhanden ist.

Und die Moral von der Geschichte?

Worum es hier vor allem geht und was hinterfragt werden soll, ist folgendes: Wenn man versucht, sich über Altern und Tod vielzelliger Organismen zu unterhalten, muß man zunächst die Definitionen klarer fassen. Was bedeutet es genau, wenn man sagt, etwas oder jemand stirbt? Wird eine Bakterieninfektion früh genug behandelt, stirbt der erkrankte Mensch nicht; er oder sie wird einfach von lästigen «Mitbewohnern» befreit. Befreit man dagegen eine Termite von ihren Trichonymphen, wird die Termite verhungern. Die Lebenszeit eines Individuums hängt also nicht von einer Eigenschaft ab, die den gesamten Organismus als solchen charakterisiert, sondern von seinen Einzelbestandteilen. Und anstelle der Frage nach dem Tod tritt die Frage: Welcher *Teil* des Systems funktioniert nicht mehr?

Wenn nun also durch die Vielzelligkeit von Organismen unsere Vorstellungen von zwangsläufigem Altern und Tod ziemlich kompliziert werden, gibt es andererseits auch Vorgänge in einer Zelle, die diese Begriffe wiederum ziemlich unbedeutend erscheinen lassen. Ich möchte dieses Kapitel nicht abschließen, ohne wenigstens auf einen dieser Prozesse einzugehen. In den folgenden Abschnitten möchte ich daher über Krebs reden und über die verwirrende Rolle, die diese Krankheitserscheinung in unseren Versuchen spielt, eine allgemeingültige Definition von Altern und Tod zu finden.

Zellen unter Glas

Schauen wir uns zunächst einmal nicht einen einzelnen Organismus an, sondern einzelne Zellen innerhalb eines Organismus, und betrachten wir die spezielle Technik, mit der diese Zellen untersucht werden.

Vor einigen Jahren wurde herausgefunden, daß viele Zelltypen, darunter auch menschliche Zellen, außerhalb des Organismus überleben können. Die Zellen werden einem Organ entnommen, in eine Petrischale gebracht und mit einer speziellen Nährlösung versetzt. Wenn die Zellen dann in einem Brutschrank unter einer bestimmten Atmosphäre und einer genau geregelten Temperatur aufbewahrt werden, wachsen sie und teilen sich. Diese Technik wird als Gewebekultur oder genauer Zellkultur bezeichnet und erlaubt uns, das Verhalten der Zellen unbeeinflußt vom Spenderorganismus zu beobachten und zu untersuchen.

Eine interessante Eigenschaft solcher Kulturen ist, wie lange die Zellen in der Petrischale überleben. Verschiedene Zelltypen überleben unterschiedlich lange. Manche leben noch monatelang, andere nur ein paar Wochen. Wenn die Zellen älter werden, verlieren sie einige charakteristische Eigenschaften und zeigen neue, untypische, was die Interpretation von Experimenten häufig erschwert. Mit der Zeit zeigen die meisten Zellen Zeichen eines «Alterungsprozesses». Irgendwann teilen sie sich auch nicht mehr, so als hätten sie eine Art mikroskopischer Wechseljahre hinter sich gebracht. Für diesen Alterungsvorgang gibt es einen Fachbegriff. Wir nennen ihn «replikative Seneszenz». Die Zellen sterben jedoch nicht sofort ab; tatsächlich bleiben die meisten sogar noch lange Zeit biochemisch aktiv. Sie teilen sich nur nicht mehr. In diesem interessanten Zustand befinden sich auch sehr viele Zellen in unserem eigenen Körper. Wie diese Zellen genau überleben und welche Aufgaben sie in dieser Zeit erfüllen, wird gegenwärtig intensiv untersucht.

Zellteilung und Altern

Wenn eine Zelle sich nicht mehr teilen kann, vermuten wir ganz intuitiv, daß sie bald stirbt. Wenn alle Zellen eines Organismus langsam ihre Tätigkeit einstellen, gerät dessen Leben insgesamt in Gefahr. Die Fähigkeit, solche kranken Zellen zu ersetzen oder zu regenerieren, scheint der entscheidende Faktor für ein langes Leben zu sein. Dies läßt sich überall in der Tierwelt beobachten. Einerseits existieren kleine Lebewesen wie Insekten und Würmer mit Zellen, die sich überhaupt nicht teilen können. Andererseits gibt es Organismen wie etwa Schwämme, deren Zellen, wie wir bereits gesehen haben, derart teilungsfreudig sind, daß die Lebensdauer dieser Tiere tatsächlich von unbestimmter Länge ist. Wir Menschen «altern» nach und nach, genauso wie die anderen Säugetiere, und bestehen teilweise aus Zellen, die sich regenerieren können, und anderen, die mit der Zeit schrittweise ihre Funktionen verlieren.

Weil so komplexe Lebewesen wie wir so verschiedene Zelltypen aufweisen, ist der Zusammenhang zwischen Altern und Zellzyklus nicht immer offensichtlich. Trotz großer Anstrengungen sind die Zusammenhänge immer noch nicht ganz verstanden. So gibt es zum Beispiel deutliche Hinweise für die Hypothese, daß ein Ende der Zellreplikation das Risiko des Todes des Organismus insgesamt erhöht. Dies ist vor allem damit zu erklären, daß eine Zelle, die sich nicht mehr teilt, im Laufe ihrer Existenz Schädigungen nach und nach akkumuliert. Dadurch wird das Gewebe, das aus solchen Zellen besteht, langsam geschwächt. Viele Organismen, die schnell altern oder nur kurze Zeit leben, haben nur sehr wenige Zellen, die sich noch teilen.

Die Schwierigkeit mit dieser Hypothese besteht nun darin, daß ein solcher Zusammenhang zwischen eingeschränkter Zellteilung und Verfall nicht immer besteht – bestes Beispiel ist unser eigener Körper. Auch wir besitzen Zellen, die sich nur ein einziges Mal in unserer Kindheit teilen und danach nie wieder. Und dennoch können sie über 100 Jahre lang hervorragend funktionieren. Eine ähnliche Lebenskraft kann im Labor nur bei Zellen beobachtet werden, die unter Bedingungen gehalten werden, bei denen sie sich nicht mehr teilen. Solche Zellen leben lange Zeit und weisen einen aktiven Stoffwechsel auf; möglicherweise verhalten sie sich dabei so wie in ihrer natürlichen Umgebung.

Sogar bei Zellen, an denen gerne Alterungsvorgänge untersucht werden (wie zum Beispiel bei den sogenannten diploiden Fibroblasten), bleiben viele biochemische Funktionen bis ins «hohe Alter» erhalten, bevor die Zelle schließlich stirbt.

Diese Beispiele zeigen, warum Replikation nicht zwangsläufig direkt etwas mit Altern zu tun haben muß. Ebenso wird verständlich, warum eine Definition von Alterungsvorgängen in einer komplexen Umgebung wie einer Zelle keine leichte Sache ist.

Je mehr wir über das Zellwachstum wissen, um so mehr Zelltypen sammeln sich in unseren Brutschränken an. Auch wenn Replikation nicht immer in einem direkten Zusammenhang mit dem Altern stehen muß, so scheint es sich bei dem Altern doch um einen Vorgang zu handeln, der letztlich allen Zellen gemeinsam ist. Selbst die Zellen, die lange Zeit in einer Zellkultur überleben können, ohne Alterungserscheinungen zu zeigen, scheinen eine unterschiedlich bemessene Lebenszeit zu besitzen. Irgendwann sterben auch sie. Wir können sie zwar zuvor aus ihrer Petrischale nehmen, neue Nährlösung hinzugeben und sie in den Brutschrank zurückstellen, und dieser als «Passage» oder «Durchgang» bezeichnete Vorgang kann anscheinend die Lebenszeit einiger Zelltypen verlängern, doch auch durch diese Technik wird das Unvermeidliche nur hinausgezögert. Für alle Zelltypen, die gegenwärtig in Zellkultur gehalten werden, gilt, daß sie früher oder später einmal absterben werden. Für alle, bis auf eine Ausnahme: die Tumorzelle.

Unsterbliche Zellen

Vielleicht können Sie sich nur schwer vorstellen, daß es Zellen gibt, die unsterblich sind, so als würden sie den gleichen Reproduktionsregeln unterliegen wie gewöhnliche Bakterien. Und dennoch ist dies der Fall. Entnehmen wir einige Zellen aus bestimmten Tumorgeweben, legen damit eine Zellkultur an und warten sechs Monate, können wir eine außerordentliche Entdeckung machen: Die Zellen sind immer noch da und wachsen und teilen sich. Wir erneuern die Nährlösung und warten weitere sechs Monate. Am Ende dieser Zeit wachsen sie noch immer munter weiter. Wir könnten auch sechs Jahre warten, und die Zellen würden immer noch weiterwachsen, solange sie genügend Nährstoffe und die geeignete Temperatur haben. Ich selber habe mit Zellen gearbeitet, die einer Frau namens Helen drei Jahre vor *meiner* Geburt entnommen worden waren. Diese Zellen waren immer noch so robust, daß wir jedesmal alle anderen Zellkulturen im Labor sorgfältig in die Brutschränke verstauen mußten, bevor wir eine Schale mit Helens Zellen öffneten: Wäre eine von Helens Zellen in einem anderen Kulturgefäß gelandet, hätte sie diese Kultur verunreinigt und alle Experimente verdorben.

Dieser erstaunliche biologische Vorgang hat einen Namen. Wir sagen, die Zellen wurden unsterblich gemacht oder immortalisiert. Sie haben ganz recht gelesen. In zahlreichen Labors überall auf der Welt gibt es Zellen, die bei richtiger Behandlung niemals sterben werden.

Übrigens müssen wir nicht erst auf einen Tumor warten, um zu einer immortalisierten Zelle zu kommen. Es gibt zum Beispiel auch Viren, die Tumore verursachen können. Wenn wir nun «normale» Zellen in einem Kulturgefäß halten, können wir einfach solche Viren, oder sogar lediglich Teile solcher Viren, zur Nährlösung hinzugeben, und unter bestimmten Bedingungen werden aus diesen Zellen Krebszellen. Und damit, oh Wunder, werden sie auch unsterblich.

Hier ist der Gipfel der Flexibilität erreicht. Gewöhnliche, todgeweihte Zellen werden mir nichts, dir nichts durch einen kanzerogenen Prozeß oder durch ein paar virale Gene dazu gebracht, sich von den Fesseln der Sterblichkeit zu lösen. Und wir haben damit ein schönes Modellsystem, mit dem wir uns an eine große Frage heranwagen können: Was ist der Unterschied zwischen Zellen, die im Brutschrank sterben müssen, und anderen, immortalisierten, die überhaupt nicht sterben? In den folgenden Kapiteln werden wir versuchen, Teile dieser Frage zu beantworten. Hier soll es zunächst genügen zu wissen, daß sich eine solche Frage überhaupt stellt.

Schlußfolgerungen

Erinnern wir uns: Zunächst haben wir Altern und Tod als wohldefinierte Vorgänge betrachtet, leicht zu beobachten und mit unwiderruflichen Folgen. In diesem Abschnitt haben wir gesehen, daß dies nur stimmt, solange man nicht allzu genau hinschaut. Der Zweck dieser Betrachtung war, unsere biologische Sichtweise auf Altern und Tod einmal zu überdenken.

Zunächst ging es uns darum, wie unterschiedlich lang «Lebenszeit» sein kann. Ein Vergleich zeigte uns, daß die irdische Existenz je nach Organismus von Stunden und Minuten bis hin zu Jahrzehnten und Jahrhunderten reichen kann. Selbst innerhalb einer einzelnen Art wird die Lebenszeit durch so willkürliche Faktoren wie unterschiedliche Lebensumstände beeinflußt. Daher gibt es auch keinerlei Möglichkeit, eine exakte Zeit anzugeben, die einem bestimmten Lebewesen vergönnt ist, sofern es von Krankheiten und Unfällen verschont bleibt. Wir können lediglich eine durchschnittliche Lebenserwartung angeben, traurig sein, wenn Leben allzufrüh endet, staunen, wenn es lange währt, und glücklich sein, wenn es gerade die richtige Länge hat.

Wir haben uns dann darüber unterhalten, daß der Tod keineswegs etwas Zwangsläufiges für alle Lebewesen darstellt. Es gibt Organismen, die unter günstigen Lebensbedingungen unsterblich sind. Oder solche, die Erscheinungsform und Funktion im Laufe ihres Lebens so dramatisch verändern, daß es ziemlich sinnlos ist, in diesem Zusammenhang von Altern zu sprechen. Schließlich haben wir eine Art Regel entdeckt, die etwas mit dem Reproduktionsverhalten zu tun hat: Diejenigen Lebewesen, die Sex haben, hinterlassen für gewöhnlich eine sterbliche Hülle; diejenigen, bei denen Sex nicht vorgesehen ist, sind zum Ausgleich potentiell unsterblich.

Als nächstes beschäftigten wir uns mit den Schwierigkeiten, eine Definition für den «Tod» eines mehrzelligen Organismus zu finden. Am Beispiel der Termiten und der Trichonymphen sahen wir, daß manche Organismen durch die bloße Tatsache des Zusammenlebens unter bestimmten Bedingungen die Lebenszeit anderer Lebewesen entscheidend bestimmen können. Die Wechselwirkungen zwischen diesen Organismen machen es schwierig, eine «Uhr des Lebens» für eine der Arten alleine zu definieren. Solche Verbindungen können so eng werden, daß der Gast schließlich zu einem integralen Bestandteil des Wirtsorganismus wird, wie zum Beispiel bei den Mitochondrien geschehen.

Schließlich benutzten wir das Beispiel einer Krebszelle, um die erstaunliche Möglichkeit zu zeigen, Teile des Alterungsprozesses umzukehren. Durch einen einfachen Vergleich von sterblichen Zellen mit unsterblich gemachten erhalten wir ein wunderbares experimentelles Modell. Das Besondere an diesem Modell ist, daß es sich in beiden Fällen jeweils um die *gleichen* Zellen handelt. Wir beginnen erst langsam, die gesamten Auswirkungen dieses möglichen Wechsels zwischen Sterblichkeit und Unsterblichkeit zu überschauen.

Diese so unterschiedlichen Erkenntnisse über das Altern werden uns in vielerlei Hinsicht widersprüchlich erscheinen: Wieso kann die Natur mit Altern und Sterben so flexibel umgehen und beides doch gleichzeitig, zumindest für Menschen, so unausweichlich erscheinen lassen? Vielleicht hilft es uns, wenn wir uns klarmachen, daß Wissenschaft lediglich beschreibt, was ist, und nicht, was sein könnte. Vielleicht hilft es, an einige der Beispiele aus diesem Abschnitt zu denken. Oder auch an unseren Freund Rudolph Valentino, der in unseren Köpfen ewig als junger Mann weiterlebt, einfach weil sein Tod ebenso früh war wie gewiß.

2

Menschenwürdig altern und sterben

Finden Sie nicht auch, daß das eine richtige Liebeserklärung ist:

«Ich möchte an die Unsterblichkeit glauben
– Ich möchte für immer mit Dir leben.»

Diese Worte wurden von einem bis über beide Ohren verliebten englischen Dichter niedergeschrieben, John Keats. Empfängerin dieser zärtlichen Botschaft war Fanny Brawne, eine vornehme junge Dame, die in wohlhabenden Verhältnissen im London der Zeit vor der Industrialisierung aufgewachsen war. Doch so groß die Liebe auch gewesen sein mag, Keats lebte nicht mehr lange genug, um sie zu einem Happy-End zu bringen. Seine Lungen ächzten unter der Belagerung durch Millionen von Tuberkulosebakterien, lateinisch *Mycobacterium tuberculosis.* Es ist gut möglich, daß sich der Dichter bei seiner Familie mit dem Erreger angesteckt hatte: Bereits seine Mutter und sein älterer Bruder waren an «Auszehrung» gestorben. Schließlich nahm die Krankheit auch Besitz von seinem eigenen Körper und verkürzte sein Leben auf gerade einmal 26 Jahre.

Keats interessierte sich aus familiären, aber auch aus beruflichen Gründen für die Tuberkulose. Bevor er zum Dichter wurde, war er Arzt gewesen, ausgebildet am berühmten Guy's Hospital in England. Nur die drei letzten Jahre seines Lebens arbeitete er hauptberuflich als Dichter, angeregt durch seine Freundin Fanny und durch den Tod seiner Angehörigen. Diese drei Jahre waren zugleich ein ständiger Kampf zwischen seinem Körper und den Bakterien, zwischen dem Verlangen, als Dichter Unsterblichkeit zu erlangen, und schließlich dem Wunsch, seinem Leben selber ein Ende zu bereiten.

Keats vermutete zunächst, daß er sich die Krankheit während eines Besuchs in Schottland zugezogen haben könnte. Im Sommer 1818 hatte er sich bei einem Ferienaufenthalt auf einer Hebrideninsel erkältet. Die Erkältung wollte kein Ende nehmen. Keats war ausreichend vertraut mit Krankheiten, um zu wissen, was ein ständig schmerzender

Hals und Fieber für jemanden zu bedeuten hatten, der bereits zweimal mit Tuberkulose in Berührung gekommen war.

Ein Jahr verging, und sein Zustand verschlechterte sich zusehends. Er verbrachte eine gewisse Zeit auf der Isle of Wight, verfaßte dort tagsüber Gedichte und nachts Briefe an seine Freunde. Einmal schrieb er: «Ich fühle mich zu schwach zum Aufstehen.» Die Schmerzen in seinem Hals schienen etwas nachzulassen, wenn er sich ruhig verhielt, kehrten aber bei kälterem Wetter oder körperlicher Anstrengung stets zurück. Ein Gefühl der Beklemmung in seiner Brust machte ihm ständig bewußt, daß seine Lungen sich in einem Belagerungszustand befanden. Er fürchtete sich davor zu husten und davor, daß irgendwann sein Taschentuch mit Blut getränkt sein könnte. Denn dann, das wußte er, würden die Massen von Bakterien seine Lungen zerstört haben, und dies würde für ihn einen qualvollen Tod bedeuten.

Das gefürchtete Symptom trat fast ein Jahr vor seinem Tod auf. «Bring mir eine Kerze!» rief er nach einem außergewöhnlich heftigen Anfall zu einem seiner Freunde. Er untersuchte sein Taschentuch und erklärte: «Es ist arterielles Blut. Jetzt bin ich sicher ... Dieses Blut ist mein Todesurteil. Ich muß sterben.»

Seine Gesundheit und seine Zuversicht schwanden gleichermaßen. Obwohl Fanny Brawne inzwischen seine Verlobte geworden war, vermutete er, daß sie ihn hinterging. Er empfand tiefe Enttäuschung und schob die Krankheit einmal auf seine Kritiker, ein anderes Mal auf Fannys Untreue. An sie und sein Publikum richtete er heftige und bittere Briefe und Artikel.

Als seine Verfassung sich weiter verschlechterte, wurde ihm empfohlen, in das warme und trockenere Italien zu reisen. Begleitet von seinem Freund Joseph Severn, verließ Keats England im September 1820. Er fragte seinen Freund: «Wie lange wird dieses Leben nach dem Tode wohl noch weitergehen?» Er wußte es nicht, aber er ahnte, daß es nur noch wenige Monate sein würden. John Keats kehrte nicht wieder nach England zurück.

Aus medizinischer Sicht war die Reise ein Desaster. Stürme und dichter Nebel boten die Kulisse für eine feuchte Unterkunft auf dem Schiff. Alle paar Stunden hustete Keats Blut. Im Hafen von Neapel durften sie wegen der Typhusquarantänebestimmungen erst nach zehn Tagen an Land gehen. Fieber und Delirium wurden zum Dauerzustand, und er schien bald seine ganze Lunge ausgehustet zu haben. Später zeigte eine Autopsie, daß tatsächlich fast kein Teil seiner Lungen frei von Bakterien geblieben war. Er war stark selbstmordgefährdet, an Bord mußten Messer und giftige Substanzen von ihm ferngehalten werden.

Schließlich kam das Ende. Keats fühlte es und machte Pläne für seine Beerdigung. Er bat darum, daß auf seinem Grabstein stehen solle: «Hier ruht jemand, dessen Name in Wasser geschrieben war.» Diese Worte waren das genaue Gegenteil der Zeilen aus jenen glücklicheren Tagen, als er Unsterblichkeit ersehnte, um ewig lieben zu können.

John Keats starb am 23. Februar 1821 in den Armen seines Freundes und wurde ohne Zeremoniell auf dem protestantischen Friedhof in Rom beerdigt.

Über das nächste Kapitel

Tuberkulose war die Geißel von Keats' Jahrhundert. Das Bakterium wütete durch Europa aufgrund seiner besonderen Fähigkeit, in großer Zahl den Körper zu befallen, das Immunsystem zu umgehen und es schließlich zu besiegen. In Form von Fieberwahn und Verwirrung betrafen die Nebeneffekte auch das Nervensystem. Angesichts der Schrecken dieser Krankheit waren die Ärzte, die noch nicht einmal über die einfachsten bakteriologischen Grundlagen verfügten, machtlos, und ihre Therapieversuche oftmals sogar schädlich. Die verordneten Maßnahmen – Aderlaß, Salze, Klistiere und sogar Erholungsreisen – schwächten die Kranken oftmals nur noch zusätzlich und beschleunigten das Sterben.

In diesem Kapitel wollen wir einige von Keats' Symptomen im Hinblick auf unsere Diskussion über Altern und Tod näher betrachten und damit diesmal auf den Menschen eingehen. Wir werden versuchen, uns anhand von immunologischen, neurologischen und historischen Beispielen diesen doch überraschend schwierig zu definierenden Begriffen weiter zu nähern. Auf den vorangegangenen Seiten haben wir gesehen, welche Schwierigkeiten bei verschiedenen Lebewesen aufgrund ihres Lebenszyklus auftauchen können, wenn man von individuellem Tod reden will. Jetzt werden wir sehen, wie der Lebenszyklus des Menschen zu ganz ähnlichen Problemen führen kann.

Hierzu werden wir den Tod des Menschen von zwei unterschiedlichen Richtungen aus betrachten. Zunächst werden wir von unseren Körperzellen ausgehen und uns dann zu den größeren Funktionseinheiten vorarbeiten. Wir untersuchen, welche verschiedenen Tode menschliche Zellen sterben können, und erinnern uns daran, daß bereits beim Entstehen eines menschlichen Embryos ebenso viele Zellen abgebaut und entfernt werden müssen, wie neue entstehen. Dann werden wir die Blickrichtung wechseln und von Vorgängen und Prozessen ausgehen, die bereits im Körper eines Erwachsenen ablaufen, und dann zu kleineren Funktionseinheiten übergehen. Wir diskutieren die Schwierigkeiten, einen genauen Todeszeitpunkt festzulegen, insbesondere wenn man eine Definition haben will, die alle Körperzellen zugleich betrifft. Danach werden wir biologische und kulturelle Aspekte betrachten. Wir werden sehen, wie andere Kulturen mit den Begriffen Altern und Tod umgegangen sind und umgehen, und erkennen, wie viele Möglichkeiten es doch gibt.

Unser Ziel soll es sein zu erkennen, daß die Definitionen von Altern und Tod für viele Lebewesen sehr relativ sind, selbst für uns Menschen. Um über Zellen zu reden, werden wir sicher unsere Biologiekenntnisse ein wenig auffrischen müssen. Und um über Kulturen zu reden, können ein paar Erinnerungen an unseren Geschichtsunterricht nicht schaden. Vielleicht erlangen wir ja dann eine Ahnung davon, warum für uns die *Idee* des Todes, das heißt die Vorstellungen, die für uns damit verbunden sind, so unsterblich, so alles überragend ist. Am Ende erlag auch Keats der Macht des Todes, seiner Unentrinnbarkeit, und vielleicht auch dem süßen Versprechen, daß er allen Schmerzen ein Ende setzt. Er schrieb:

Schönheit, Dichtung und Ruhm sind Großes schon,
Tod mehr – Tod ist des Lebens großer Lohn.

Wir brauchen einen Wächter

In unserem Verhältnis zur Welt der Mikroben kommen wir an einer recht unangenehmen Tatsache nicht vorbei. Mit dieser soll unsere Suche nach einer Definition des menschlichen Todes beginnen.

In und auf unserem Körper tragen wir ständig Mikroorganismen mit uns herum, die nichts lieber täten, als uns aufzufressen. Sie sind in unserem Mund, unserem Darm und auf unserer Haut. Wie Sie sich bereits denken, können viele von ihnen ziemlich lästig sein, zum Beispiel Viren, die Erkältungen verursachen, oder Bakterien, die für Halsschmerzen verantwortlich sind. Wenn einer dieser Erreger in Ihr Blut gelangte und auf keinen Widerstand stieße, wären Sie bald tot und fette Beute der Bakterien. All diese Mikroorganismen gehören jedoch so selbstverständlich zu unserem Körper dazu, daß sie als «normale Bakterienflora» bezeichnet werden (Abb. 4).

Dem menschlichen Körper ist es gelungen, sich einige dieser kleinen

Die normale menschliche Bakterien flora

Unser ganzes Leben beherbergen wir zahllose Bakterien.

Überall auf dem Körper und im Verdauungstrakt leben Bakterien (nur der Magen ist praktisch steril). Sie schützen unseren Körper vor Krankheitserregern; einige stellen wichtige Substanzen für uns her.

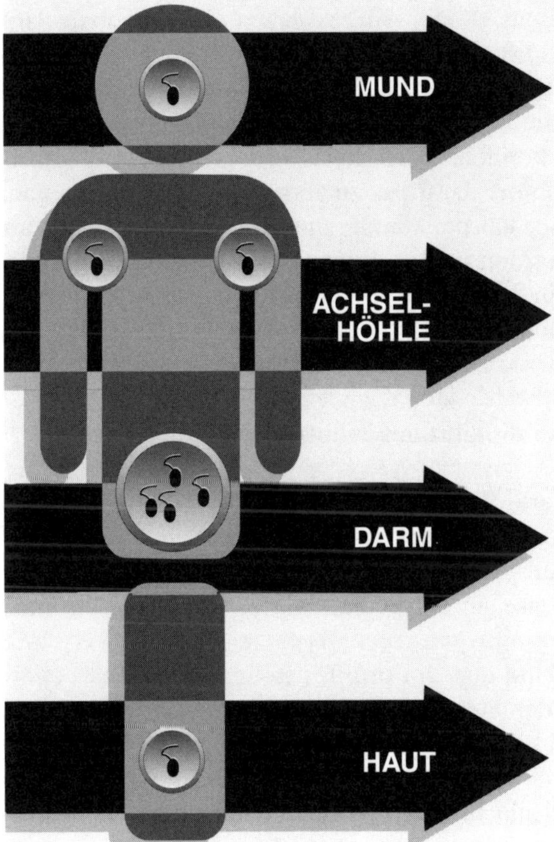

Der Mund ist mit am dichtesten besiedelt, vor allem von Streptokokken. Der Stamm *Streptococcus mutans* verursacht Karies.

Dort leben etwa 10 Millionen Mikroorganismen pro cm^2. Sie zersetzen den Körperschweiß; dadurch entsteht Körpergeruch.

Im Dünndarm leben wenige Bakterien, im Dickdarm sehr viele. Einige Stämme wie *E. coli* dicken den Stuhl ein, andere erzeugen wichtige Substanzen wie Folsäure und die Vitamine B_{12} und K.

Vor allem drei Gruppen von Bakterien bevölkern die Haut. *Propionibacterium acnes* zum Beispiel gilt als beteiligt an Akne; *Staphylokokken* hingegen sondern bakterienhemmende Substanzen ab und schützen uns vor gefährlichen Krankheitskeimen.

ABB. 4

Mitbewohner nutzbar zu machen. So können Sie zum Beispiel diese Zeilen lesen, ohne alle drei Minuten zur Toilette zu rennen, weil in Ihrem Dickdarm Bakterien tätig sind, die Ihren Stuhl eindicken. Ohne diese Bakterien litten Sie an starkem chronischen Durchfall. Gelänge es jedoch einer größeren Zahl der Bakterien, aus dem Darmtrakt heraus- und in den Blutstrom hineinzugelangen, führte dies zu einer Infektion, die möglicherweise tödlich verlaufen könnte.

Wir überleben in diesem «kalten Krieg» gegen die Mikroben dank unseres Immunsystems. Das menschliche Immunsystem besteht aus einer Reihe von Zellen, die auf komplizierte Weise miteinander wechselwirken und die gemeinsam körpereigene Zellen und Substanzen von fremden unterscheiden können. Wird etwas Fremdes erkannt, macht sich das Immunsystem sofort daran, es zu zerstören. Das ist eine ganz schöne Arbeit. Weil unser Körper ständig mit körperfremden Substanzen und anderen Organismen in Berührung kommt, muß das Immunsystem ständig bereit sein, *alles* Fremde zu erkennen. Lange Zeit fragte man sich, wie das funktioniert.

Wie funktioniert das Schutzsystem?

Mit modernen molekularbiologischen Techniken ist man diesem Geheimnis inzwischen auf die Spur gekommen. Wir haben zum Beispiel gelernt, daß unser Immunsystem körpereigene und körperfremde Substanzen auf ähnliche Weise unterscheidet, wie es Soldaten tun: nach dem Äußeren.

Soldaten können anhand der Uniform feststellen, ob es sich bei anderen um Angehörige der gleichen Armee handelt oder nicht, auch wenn sie einander nicht kennen. Dies kann manchmal trügerisch sein. Im Zweiten Weltkrieg gab es Gerüchte, deutsche Soldaten trügen während einer bestimmten Schlacht amerikanische Uniformen. Dies führte stellenweise zu größeren Schwierigkeiten und großem Mißtrauen in manchen alliierten Einheiten. Die Bedeutung von sofort erkennbaren Kennzeichen in bestimmten Konfliktsituationen ist also nicht zu unterschätzen.

Im Kampf um Ihre Gesundheit verhält sich Ihr Immunsystem ähnlich wie eine Armee. Fast jede Zelle Ihres Körpers trägt auf ihrer Außenseite eine Art molekulares Erkennungssignal. Diese Markierung ist so individuell wie ein Fingerabdruck. Die Hälfte dieser Markierungen (englisch «*Marker*») haben Sie von Ihrer Mutter geerbt, die andere Hälfte von Ihrem Vater. Innerhalb von Familien sind die molekularen

«Marker» also ähnlich. Bei eineiigen Zwillingen sind sie völlig identisch.

Das Immunsystem benutzt diese Marker, um Alarm auszulösen. Im Körper gibt es Zellen, die den ganzen Tag nichts anderes tun, als jedes einzelne Gewebsteilchen, jede Zelle und jede Flüssigkeit, die ihnen begegnet, zu untersuchen. Sie prüfen die zellulären Marker und fahnden nach Eindringlingen. Kommt ihnen eine Zelle oder ein Molekül bekannt vor, geschieht nichts. Aber sobald sie eine körperfremde Substanz entdecken, senden sie chemische Alarmsignale aus, die einen Angriff auf die Fremdsubstanz auslösen, ähnlich der Invasion in der Normandie. Das alleine ist der Grund dafür, daß Sie so lange gesund bleiben und es Ihnen schlecht geht, wenn es einem Organismus wie *Mycobacterium tuberculosis* gelingt, das Immunsystem zu überlisten (Abb. 5).

Wie lernt das Immunsystem?

Der Aufbau dieses phantastischen Systems hat viel mit unserer Diskussion über das Altern zu tun. Um den Zusammenhang zu verstehen, müssen wir uns zunächst einmal ansehen, wie sich das Immunsystem in jedem Menschen entwickelt.

Ein Embryo hat in seinen frühen Stadien noch kein Immunsystem. Und auch nachdem sich die Zellen des Immunsystems entwickelt haben, unterscheiden diese zunächst noch nicht zwischen «körpereigen» und «fremd». Die Zellen müssen erst drei Dinge lernen:

(1) Es gibt einen Unterschied zwischen körpereigen und fremd.
(2) Zellen mit einer fremden Markierung müssen zerstört werden.
(3) Zellen mit körpereigener Markierung dürfen nicht angegriffen werden.

Programmierter Zelltod

Zu einem bestimmten Zeitpunkt während der Embryonalentwicklung werden die Zellen des Immunsystems gebildet. Die Körperzellen tragen zum ersten Mal ihre molekularen Marker, und es entstehen Zellen, die alles unter Kontrolle halten. Aber es fehlt noch die Feineinstellung des Systems. Es gibt Zellen, die alles binden und zerstören können, was nicht ihre molekularen Marker trägt. Allerdings werden auch Zellen gebildet, die ihre *körpereigenen* Zellen angreifen können.

Das Immunsystem

Die beste Verteidigung gegen unwillkommene Eindringlinge.

Verschiedene Zellen identifizieren und zerstören Krankheitserreger. Hier drei wichtige Beispiele:

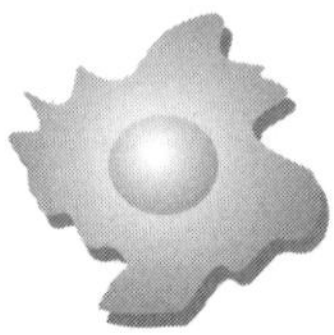

MAKROPHAGE

Der «Allesfresser». Frißt alles Körperfremde. Zeigt bestimmte «Erkennungsmarken» des Eindringlings als «Steckbrief» an seiner Zelloberfläche.

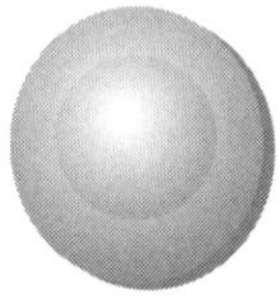

B-ZELLE

Produziert Antikörper, aber erst nach Stimulation durch andere Immunzellen.

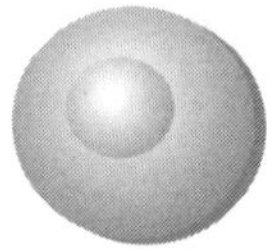

T-ZELLE

Kann B-Zellen zur Antikörperproduktion anregen, aber erst, nachdem sie selbst aktiviert wurde.

UND SO FUNKTIONIERT'S

Unsere Gewebe werden ständig auf körperfremde Substanzen durchsucht, zum Beispiel durch Makrophagen. Wird etwas gefunden, setzt die Immunantwort ein.

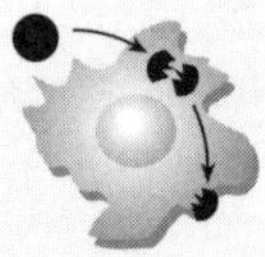

1 Der Eindringling wird erkannt und verdaut, und Bruchstücke werden an die Makrophagen-Oberfläche gebracht.

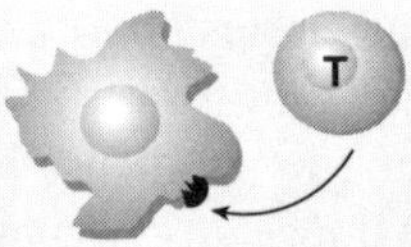

2 Eine bestimmte Sorte T-Zellen tastet die fremde Struktur ab und wird dadurch aktiviert.

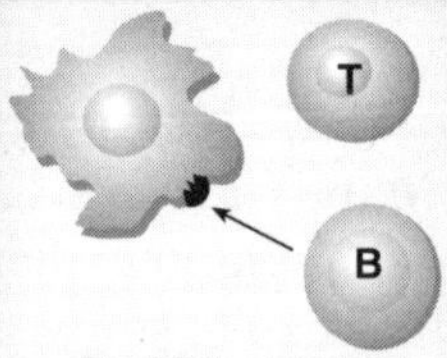

3 Eine B-Zelle wird beteiligt und aktiviert.

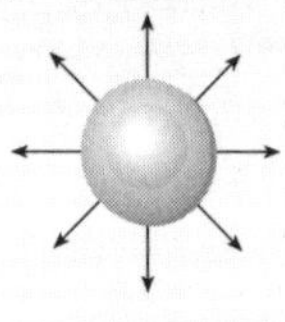

4 Die B-Zelle produziert Antikörper. Diese können den Fremdkörper erkennen und zerstören.

ABB. 5

Das ist natürlich unpraktisch. Wenn Ihr Immunsystem Ihre eigenen Körperzellen nicht in Ruhe läßt und angreift, sind Sie tot, bevor Sie geboren sind. Es ist klar, daß solche Immunzellen aussortiert oder zumindest blockiert werden müssen.

Tatsächlich findet im Laufe der Entwicklung ein Prozeß statt, durch den alle Immunzellen eliminiert oder deaktiviert werden, die körpereigene Marker erkennen. Dabei handelt es sich um einen tiefgreifenden Vorgang, der viele Millionen Zellen betrifft. Er läuft kontrolliert ab und kann auch als eine Art Alterungsprozeß angesehen werden (mehr darüber gleich). Es gibt sogar eine spezielle Bezeichnung für dieses Ereignis, die aus der griechischen Bezeichnung für fallendes Herbstlaub gebildet wurde: Apoptose (Abb. 6). Dieser «kontrollierte Selbstmord» der betroffenen Zellen läuft als Reaktion auf Signale ab, über die wir noch fast nichts wissen. Wir wissen nur, daß er geschieht. Das Ergebnis ist, daß unser Körper nunmehr sein eigenes Gewebe nicht mehr angreift. Und damit steht nun einem glücklichen Leben nichts mehr im Wege, in dessen Verlauf wir in jeder Sekunde Tausende mikrobieller Eindringlinge abwehren können.

Der springende Punkt

Dieser programmierte Zelltod scheint so gar nicht in dieses Lebensstadium zu passen. Die meisten Menschen denken sicherlich, daß es während der Entwicklung eines Embryos im Mutterleib vor allem darauf ankommt, daß die Körperzellen des Kindes wachsen und gedeihen, und daß es keineswegs ums Altern oder gar Sterben geht. Und doch geht es bei unserem Immunsystem speziell in diesem Entwicklungsstadium ums Sterben, genauer gesagt um den sogenannten Zelltod. Die Bedeutung dieses Vorgangs wird dann besonders klar, wenn er nicht richtig abläuft. Bei einigen Autoimmunkrankheiten entstehen Schäden dadurch, daß einzelne Immunzellen körpereigenes Gewebe angreifen und dadurch sozusagen einen immunologischen Bürgerkrieg auslösen.

Enthalten alle Zellen letztendlich den Befehl, bereits im Embryo zugrunde zu gehen? Natürlich nicht. Aber bereits dadurch, daß wir die Existenz der Apoptose, des programmierten Zelltods, in unsere Überlegungen zu Altern und Tod mit einbeziehen, sind wir uns dessen bewußt, daß es verschiedene Arten von Sterben gibt. Um den Unterschied zwischen diesem «freiwilligen, absichtlichen» und dem «normalen» Zelltod besser verstehen zu können, betrachten wir doch einmal folgende Geschichte eines Spielplatzunfalls.

APOPTOSE

griechisch «fallende Blätter», bezeichnet den programmierten Zelltod.

Zelltod gehört zum normalen Leben dazu, auch bei uns, etwa bei der Entwicklung von Immun- und Nervensystem. Bestimmte Gene befehlen der Zelle, «Selbstmord zu begehen».

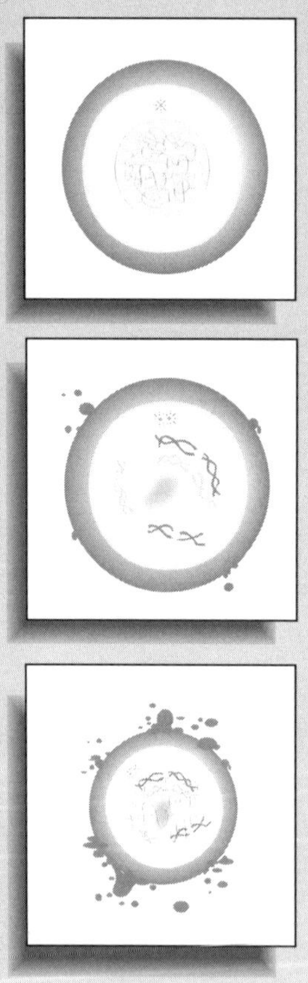

1 **Das Chromatin im Zellkern zieht sich zusammen. Chromatin besteht aus den Chromosomen und Proteinen.**

2 **Die Zellmembran löst sich auf. Es bilden sich kleine Blasen auf der Zelloberfläche.**

3 **Die Zelle schrumpft, die DNA wird zerkleinert. Schließlich stirbt die Zelle.**

ABB. 6

Das Unfallopfer war ich selbst, als ich zehn Jahre alt war. Mein Freund und ich spielten auf der Wippe. Meine Hand rutschte vom Griff ab, und ein Holzsplitter bohrte sich unter meinen Daumennagel. Ich schrie laut um Hilfe – nach meinen Freunden, nach Gott und vor allem nach meiner Mutter. Diese kam gleich aus dem Haus gestürzt, zog den Splitter heraus und verarztete die Wunde. Nachdem ich mit so viel Trost und Mitgefühl versorgt war, daß es für die Tapferkeitsmedaille gereicht hätte, lief ich wieder nach draußen und spielte weiter.

Dennoch entzündete sich die Wunde, und am nächsten Morgen zog sich eine rote Linie von der Verletzung ausgehend über meine Hand. Meine Mutter brachte mich umgehend ins Krankenhaus, wo trotz meiner heftigsten Proteste der Daumennagel entfernt wurde. Ich bekam zusätzlich Antibiotika und wurde dann mit einem dicken Daumen, ein paar Tränen und einem großen Eis nach Hause geschickt.

Was war bei diesem kleinen Unfall auf molekularer und zellulärer Ebene geschehen? Trotz der großen Sorgfalt war es meiner Mutter nicht gelungen, allen Schmutz und die daran hängenden Bakterien aus der Wunde zu entfernen. Keines der übriggebliebenen Moleküle hatte die molekularen Marker des kleinen John. Deswegen hatte es auch nicht lange gedauert, bis die Zellen meiner Immunabwehr diese mögliche Invasion entdeckten. Nach kurzer Zeit hatte sich das Innere meines Daumens in einen immunologischen Kriegsschauplatz verwandelt. Alle Zellen des Immunsystems beteiligten sich an dem Abwehrkampf und feuerten ihre chemischen Waffen ab, durch die auch einige meiner eigenen Körperzellen zerstört wurden. Diesen Vorgang bezeichnen wir gemeinhin als «Entzündung» und die zerstörten Zellen als «Eiter».

Ich erwähne dies, um auf etwas Wichtiges aufmerksam zu machen. Die Zellen in meinem entzündeten Daumen wurden «im Einsatz» oder durch die äußere Beschädigung zerstört. Diese Art des Zelltods wird *Nekrose* genannt und ist grundverschieden von dem Zelltod im Verlauf der Apoptose. Die oben erwähnten Embryozellen gingen nicht durch einen Unfall, sondern programmiert zugrunde. Im Alter von zehn Jahren hatte ich also schon die Bekanntschaft zweier Arten von Zelltod gemacht. Wenn wir diese beiden Vorgänge noch der bereits erwähnten Zellalterung oder Seneszenz (Abb. 7) gegenüberstellen, wird klar, daß wir den Tod einer Zelle nicht mit einer einzigen Definition vollständig erfassen können.

Bereits diese Beispiele haben unser Verständnis von Tod drastisch verändert. Stellt nun aber vielleicht das Immunsystem eine Ausnahme dar? Können wir den Aufbau des menschlichen Immunsystems als Sonderfall betrachten und trotzdem weiter nach einer einfachen Definition

Altern von Zellen und Zelltod

Zellen können auf verschiedene Weise zugrunde gehen. Unter Laborbedingungen kann man drei Arten von Zelltod unterscheiden.

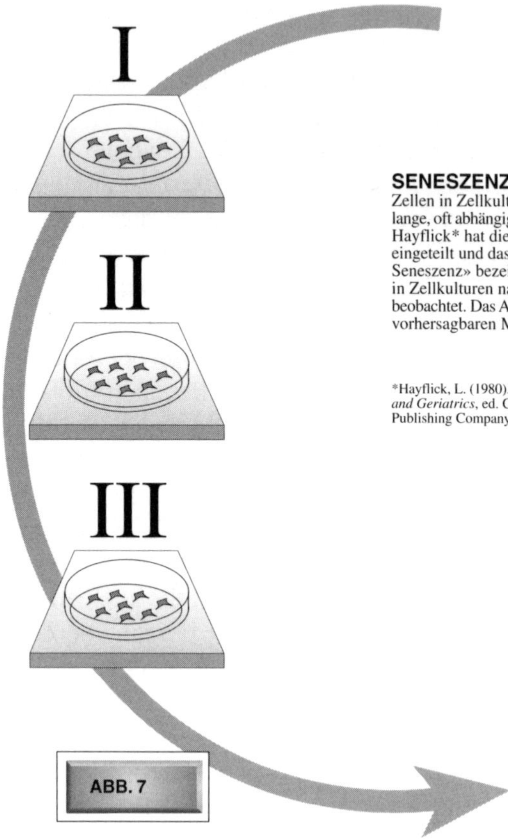

ABB. 7

SENESZENZ

Zellen in Zellkultur überleben unterschiedlich lange, oft abhängig von der Zahl ihrer Teilungen. Hayflick* hat dieses «Altern» in drei Stadien eingeteilt und das dritte Stadium als «zelluläre Seneszenz» bezeichnet. Dieses Stadium wird in Zellkulturen nach etwa 50 Zellteilungen beobachtet. Das Altern verlief dabei nach einem vorhersagbaren Muster ab.

*Hayflick, L. (1980). In: *Annual Review of Gerontology and Geriatrics*, ed. Carl Eisdorfer, 1:26-67 Springer Publishing Company, New York

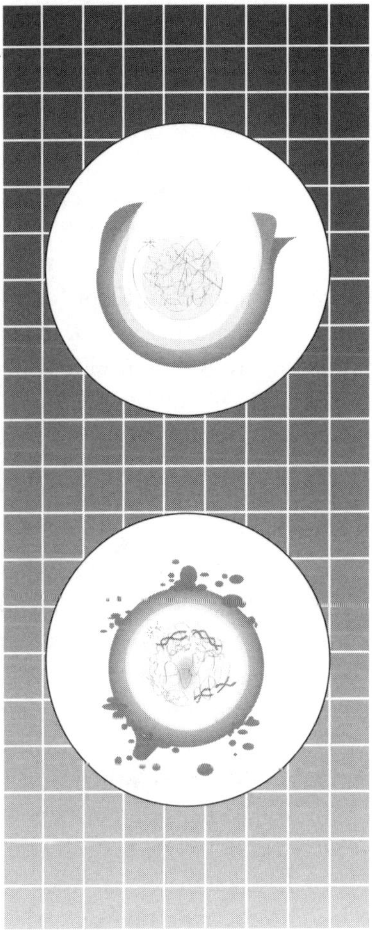

TRAUMA
Im Labor am einfachsten zu beobachten. Die Zellen werden durch äußere Einflüsse (Chemikalien, Verletzungen) verwundet. Das Zytoplasma strömt aus, und die Zellen schrumpfen zusammen, oder sie platzen einfach auf.

APOPTOSE
Kann ebenfalls in Zellkulturen beobachtet werden. Im Unterschied zur Seneszenz ist sie unabhängig von der Zahl der vorhergehenden Zellteilungen. Der Tod scheint sogar «programmiert» (siehe auch Teil 3).

für den Tod suchen? Nein. Wie wir gleich sehen werden, ist der programmierte Zelltod auch eine unbedingt notwendige Voraussetzung für die Entwicklung eines weiteren embryonalen Zellsystems. Und dort findet der Prozeß der Apoptose noch weit über die Zeit im Mutterleib hinaus statt.

Das Nervensystem

Als die Ärzte die folgende Entdeckung machten, waren sie ganz begeistert. Sie hatten es mit einem Patienten zu tun, der einen Schlaganfall erlitten hatte, Sie wissen schon, eine dieser kleinen Zeitbomben, die in den Blutgefäßen ticken können und ab und zu auch im Kopf losgehen. Dabei werden gewöhnlich auch Teile des Gehirngewebes zerstört. Aber in diesem Fall sollte eine persönliche Tragödie zu einem Segen für die Wissenschaft werden. Manchmal führt ein solcher lokaler Zell- oder Gewebstod nämlich zu einer definierbaren Einschränkung bestimmter Geistesfunktionen, wodurch dann Rückschlüsse auf die Gehirnorganisation gezogen werden können. Bei dem betreffenden Patienten war eine große Gehirnregion betroffen.

«Können Sie bitte alles benennen, was Sie auf diesem Bild sehen?» fragte der Arzt und Forscher den Patienten jetzt im Labor und unter den kritischen Augen mehrerer Neurobiologen. Der Wissenschaftler hatte ein Foto mit einem Nashorn gezeigt. «Ich weiß nicht, was das ist», meinte der Patient. Als nächstes wurde ihm ein Foto von einem Huhn gezeigt. «Ich weiß auch nicht, was das ist», war die Antwort. Auch keines der folgenden Fotos konnte der Mann identifizieren.

Als nächstes nahm der Forscher einen Stapel Karten, auf denen nur die Bezeichnungen für verschiedene Tiere standen. Die erste Karte, die er dem Patienten vorlegte, trug in fetter Blockschrift das Wort NASHORN. «Können Sie mir das bitte beschreiben?» fragte er. «Natürlich», antwortete der Patient, «das ist ein vierbeiniges Tier mit einem großen Horn auf der Nase. Es steht auf irgendeiner Liste bedrohter Tiere. Sein Horn wird für Medizin oder so etwas verwendet.»

Dann schob der Arzt dem Mann ein Blatt Papier und einen Stift hin. «Zeichnen Sie doch bitte einmal ein Nashorn», bat er ihn. Gleich zeichnete der Patient eine rohe, aber ziemlich treffende Skizze eines Nashorns mit einem wirklich großen Horn. Der Forscher nahm das Blatt, wartete eine oder zwei Minuten und legte die Zeichnung dem Patienten erneut vor: «Können Sie bitte alles benennen, was Sie auf diesem Bild sehen?» Der Patient antwortete ruhig: «Ich weiß nicht, was das sein soll.»

Und was war es?

Die Wissenschaftler waren natürlich verblüfft. Da saß jemand, der geschriebene Wörter erkennen konnte, nicht aber das entsprechende Bild – selbst wenn er es gerade gezeichnet hatte. Diese Beobachtung zeigte, daß das Gehirn Erinnerungen selektiv und an verschiedenen Stellen speichert. So war bei diesem Mann das Bild eines Nashorns in einer Hirnregion gespeichert und die Bezeichnung dafür in einer anderen. Durch den Schlaganfall wurden die Verbindungen zwischen diesen Regionen beeinträchtigt, so daß er die Bilder nicht mehr erkennen konnte. Diese Beobachtung liefert einen Eindruck davon, wie kompliziert bereits die Grundstruktur unseres Gehirns ist.

Wie unterscheidet nun das Gehirn genau zwischen den einzelnen Regionen? Oder anders gefragt: Wie «wissen» die Nerven, wie sie sich miteinander verknüpfen müssen? Welche Prozesse spielen sich in einem winzigen Embryo ab, damit eine so großartige Struktur entsteht wie unser Gehirn? Ob Sie es glauben oder nicht, die Fähigkeit, Nervenbahnen auszubilden, hat sehr viel mit unserer Diskussion über Altern und Tod zu tun. Der Aufbau des Gehirns erfolgt nämlich teilweise durch programmierten Zelltod.

Apoptose im Gehirn

Eine der außergewöhnlichsten Gemeinsamkeiten zwischen dem menschlichen Immunsystem und der Entwicklung des Nervensystems hat etwas mit «zellulärem Selbstmord» zu tun. Zu Beginn der Ausbildung von Nervenstrukturen ist ein großer Überschuß an Nervenzellen («Neuronen») vorhanden. Die Nerven wachsen in alle Bereiche des sich entwickelnden Körpers aus, wobei die Steuerungsmechanismen dieses Vorgangs noch weitgehend unbekannt sind.

Aber was hat das mit Zelltod zu tun? In vielen Bereichen des entstehenden Gehirns scheint es «zu viele» Nervenzellen zu geben. In der Folge sterben viele Zellen einfach ab. In einigen Regionen können 80 % der Zellen zugrunde gehen, in anderen 20 %, während wiederum andere gar nicht betroffen sind. Der Abbau erfolgt durch Apoptose, auf die gleiche Art also, wie wir es für das Immunsystem kennengelernt haben. Mit der Geburt ist dieser Prozeß noch lange nicht beendet. Tatsächlich erstreckt sich die Ausbildung der Gehirnstruktur bis ins Erwachsenenalter.

Niemand weiß genau, warum diese Nervenzellen abgebaut werden. In einigen Fällen scheint ein Überschuß der Entwicklung einfach hinderlich zu sein. In anderen Fällen werden offenbar Nervenverbindungen abgebaut, die nur provisorisch zu sein scheinen. Es mag sogar auch schädliche Nervenverbindungen geben, die abgebaut werden müssen, um uns zu schützen. Was wir jedenfalls wissen, ist, daß auch bei Nervenzellen Apoptose in großem Umfang stattfindet. Sie wurde bei verschiedenen Tieren, von Salamandern bis zu Mäusen, beobachtet und auch im menschlichen Gehirn.

Warum erzähle ich Ihnen das alles?

Ich erwähne das Beispiel der Entwicklung des Nervensystems, um zu zeigen, daß diese «Entwicklung zum Tode» keine Spezialität des Immunsystems ist. Wenn Sie eine Zelle fragen: «Wie wirst du sterben?», wird sie Ihnen antworten: «Was meinen Sie mit sterben?» In diesem Abschnitt haben wir bereits zwei Arten von Tod kennengelernt, Apoptose und Nekrose, und möglicherweise gibt es noch weitere Arten, die bisher noch unentdeckt sind. Die Begriffe Altern und Tod scheinen für Zellen mindestens so flexibel und ausdehnbar zu sein wie für vollständige Organismen, was natürlich zur Folge hat, daß unsere allgemeingültige Definition immer unerreichbarer erscheint.

Das Interessanteste am programmierten Zelltod im Embryo ist, daß er zu einer Zeit stattfindet, wo wir nie vermutet hätten, daß Zellen überflüssig sind. Embryonen stellt man sich zunächst einmal als Wachstumsmaschinen vor. Wenn wir als Erwachsene so schnell wüchsen wie ein Embryo im ersten Monat, wären wir im Durchschnitt 450 Meter groß. Die Tatsache, daß die Zerstörung von Zellen bereits aufs engste mit der Embryonalentwicklung verknüpft ist, fordert unser Verständnis von Altern und Tod jedesmal aufs neue heraus, sobald wir eine Zelle untersuchen.

Der Todeszeitpunkt

In den letzten Abschnitten haben wir das Sterben von Zellen betrachtet und auf dieser Ebene nach Definitionen gesucht. Jetzt werden wir vom Tod im gewohnten Sinne sprechen, vom Ende des Lebens eines Menschen, und auch hier an unserer Definition arbeiten. Ich möchte nicht sofort mit der Biologie beginnen, sondern mit einer Geschichte – es geht um einen Prinzen, der wirklich gelebt hat und der offenbar ebensolche Schwierigkeiten mit der Definition des Todes hatte wie wir.

Die Story beginnt mit einer blonden Dame, Inês de Castro von Portugal. Sie war die Gemahlin von Pedro, dem ältesten Sohn eines portugiesischen Königs aus dem 14. Jahrhundert. Die schöne Frau, der Pedro völlig verfallen war, war in viele Palastintrigen verwickelt, was ihr letztlich das Leben kosten sollte. Man fand sie eines Tages ermordet in ihren Gemächern. Der König ordnete ein königliches Begräbnis an. Pedro, der noch zu jung für den Thron war, trauerte zutiefst.

Man könnte auch sagen, ein wenig seltsam. Als der König gestorben war und Pedro sein Nachfolger wurde, war eine seiner ersten Anordnungen, die sterblichen Überreste von Inês auszugraben. Die Leiche oder das, was noch davon übrig war, wurde aufrecht auf den Thron von Portugal gesetzt und der Kopf mit einer Krone geschmückt. Dann wurde Inês zur Königin von Portugal ernannt. Adel, Klerus und verschiedene Untertanen wurden benachrichtigt und mußten ihr huldigen. Es gab eine Krönungszeremonie und eine lange nächtliche Prozession. Am Ende der Veranstaltung wurde sie dann feierlich beigesetzt.

Es ist unter Historikern umstritten, ob Pedro ein ungewöhnliches Politikverständnis hatte, geistig verwirrt war oder nur eben einen königlichen Spleen pflegte. Für unsere Betrachtungen ist wichtig, wie abhängig Sichtweisen des menschlichen Todes von Äußerlichkeiten sein können. Wir betrachten wahrscheinlich Pedros Verhalten als eine psychologische Abweichung. Als Außenstehende entscheiden wir, daß das Leben von Inês zu einem definierten Zeitpunkt bereits beendet war. Und weil von diesem Zeitpunkt an ganz offensichtlich der Zerfallsprozeß einsetzt, erscheint uns das Verhalten Pedros «krankhaft».

Aber hält unsere Vorstellung, es gebe einen Todes*zeitpunkt*, wirklich auch biologischen Kriterien stand? Historisch betrachtet ist der Begriff des Todeszeitpunktes etwas sehr Westliches. Und nur, weil wir so daran gewöhnt sind, muß diese Vorstellung noch nicht richtig sein. Gerade bestimmte neue Technologien, die größtenteils in abendländischen Kulturen entwickelt worden sind, haben dazu geführt, daß dieses traditionelle Konzept immer mehr ins Wanken gerät. Um die Problematik näher zu beleuchten, wollen wir uns kurz anschauen, wie andere Kulturen mit dem Ende des Lebens umgehen und umgegangen sind, und danach wieder auf unsere westlichen Vorstellungen zurückkommen.

Antike

Für viele alte Kulturen existierte kein definierbarer Todeszeitpunkt, sondern eher eine Übergangszeit. Als bestes Beispiel dafür sind uns die alten Ägypter bekannt, von deren Kultur uns viele Begräbnisriten überliefert sind.

Ich spreche hier von der Bedeutung der Mumifizierung und den bekannten Vorstellungen von dem Leben nach dem Tode. In der Frühzeit des alten Ägypten glaubte man, daß die meisten Seelen die Erde nie verließen, auch nicht nach dem Tod. Nur der König konnte den Himmel erreichen, was als «Gemeinschaft mit den Göttern» beschrieben wurde. In dieser Epoche war der Tod eines gewöhnlichen Menschen nur eine andere, verborgene Form des irdischen Lebens und das Sterben nur eine Übergangsphase auf dem Weg dorthin.

Nach dem Niedergang des sogenannten «Alten Reiches» änderten sich diese Vorstellungen grundlegend. Der Zugang zu den Göttern, so hieß es nun, stand allen offen, war aber sehr mühselig zu erlangen. Die Seelen aller Ägypter besaßen die Erlaubnis, das Land der Götter zu betreten, aber es konnte nur nach langem, gefährlichem Kampf erreicht werden. Um der Seele auf ihrer Reise beizustehen, mußte der Leib konserviert und mit dem Nötigen ausgestattet werden. Aus dieser Vorstellung heraus verbreitete sich der Brauch der Mumifizierung, und es entstanden ausgefeilte Begräbnisriten. Zahlreiche Gegenstände, die man für erforderlich hielt, wurden in die Grabkammern gestellt, was zur Folge hatte, daß wir heute einiges über das Alltagsleben der Menschen dieser faszinierenden Kultur wissen und auch, daß sie sich bereits vor Jahrtausenden mit den gleichen Problemen rund um den Tod beschäftigten wie wir.

Die Begräbniskultur der alten Griechen, die ansonsten vieles von den Ägyptern übernahmen, war bei weitem nicht so ausgeprägt. Die Vorstellung, der Todeszeitpunkt bilde ein Übergangsstadium, wurde jedoch beibehalten. Vielerorts wurde dem Toten ein versiegelter Brief beigegeben, der den Bewohnern des Totenreiches mitteilen sollte, daß die vorgeschriebenen Begräbnisrituale erfüllt worden waren. Aber es fehlten die detaillierten Einzelschritte der ägyptischen Zeremonie. Der Leichnam wurde oft lediglich mit sauberem Wasser oder mit Wein gewaschen und mit duftenden Essenzen parfümiert. Es mag auch einen Leichenzug gegeben haben (mit professionellen Klageweibern, die laut die Trauer zum Ausdruck brachten), aber niemals wurde der Leichnam in einem so aufwendigen Bauwerk wie einer Pyramide beigesetzt. Der griechische Ritus wurde in Variationen die ganze Antike hindurch beibehalten. Selbst das römische Recht befaßte sich damit.

Im Westen wandelte sich die Vorstellung vom Sterben als einer Übergangsphase rasch zum Konzept des Todeszeitpunkts. In der christlichen Tradition wurde der Moment des Todes zu einem entscheidenden Punkt der menschlichen Existenz, an dem die Seele des Toten auf ihre Eignung für das Paradies beurteilt wird. Um die Entscheidung günstig zu beeinflussen, wurden gewisse Rituale vollzogen. So wurden zum Beispiel brennende Kerzen um den Toten herum aufgestellt, weil man glaubte, die Seele des Verstorbenen sei besonders empfindlich gegenüber dem Angriff von Dämonen, und diese wiederum scheuten, wie jedermann wußte, das Licht. Auch das Läuten der Glocken sollte die bösen Geister vertreiben. Wenn alles gutging, winkte als Belohnung für ein gottgefälliges Erdendasein das ewige Leben im Paradies. Und das Eintrittsgeld wurde im Augenblick des Todes fällig.

Manchmal eine längere Angelegenheit

Es gab und gibt allerdings auch Kulturen, die ganz andere Vorstellungen haben. Einige primitive Volksstämme begruben ihre Toten nicht, nachdem sie gestorben waren. Der Grund war recht einfach: Sie glaubten einfach nicht daran, daß die Gestorbenen tot waren. Selbst heutzutage glauben viele, daß das Sterben ein schrittweiser Prozeß ist, der eine bestimmte Länge hat und bei dem der Sterbende Hilfe benötigt. Für manche Gruppen dauert dieser Vorgang mehrere Tage; für einen malaiischen Ureinwohnerstamm dauert er 20 Jahre.

Deren Umgang mit den Toten mag westlichen Menschen ähnlich merkwürdig vorkommen wie das Verhalten König Pedros. Die Angehörigen des Dayak-Volkes auf Borneo behielten ihre Leichname zu Hause und behandelten sie, als seien sie noch am Leben. Sie wurden an den Tisch gesetzt und bekamen einen Anteil von der Mahlzeit. Man redete mit ihnen und gab ihnen Ratschläge, und sie waren umgeben von ihren Freunden und ihrer Familie. Erst als westliche Hygienevorstellungen ihren Einzug hielten, wurde diese Praxis beendet. Zum Ausgleich bauten die Dayak ihren Toten Häuser, in denen sie wohnen konnten, bis die Zeit der Beisetzung gekommen war.

Im gesamten Verlauf der Geschichte hat es immer große Unsicherheiten darüber gegeben, ob ein Todes*zeitpunkt* überhaupt existiert. Sicherlich haben wir den Eindruck, daß etwas fehlt, wenn wir einen «leblosen Körper» betrachten; daran kann auch kein Wissen über das Leben der Schleimpilze oder über den Ablauf der Apoptose etwas ändern. Es ist wahrscheinlich angesichts unseres kulturellen Erbes ganz natürlich, daß die Vorstellung der Existenz eines «Todeszeitpunkts» so tief in uns verankert ist. Doch wie wir gleich sehen werden, ist auch diese Vorstellung nur so lange einfach und klar, wie man nicht allzu genau hinschaut.

Lassen Sie mich dazu als Beispiel zwei Fälle anführen, die sich in unterschiedlichen Ländern, viele Kilometer voneinander entfernt, ereigneten.

Die denkwürdige Tod des Bruce Tucker

Der erste Fall ereignete sich in den USA und begann mit der Unterhaltung zweier Ärzte. «Nun, wollen wir oder nicht?» Die beiden Mediziner schauten auf den Patienten herab, der am Beatmungsgerät hing. Vor sich hatten sie Bruce Tucker, einen 56jährigen Arbeiter mit einer schweren Kopfverletzung. Fast jedes Organ seines Körpers funktionierte einwandfrei. Bis auf sein Gehirn, das keine meßbaren Ströme mehr auf dem Monitor des Meßgeräts (dem Elektroenzephalogramm oder EEG) erzeugte. Ohne endgültig zu entscheiden, ob Tucker nun wirklich tot war, griff einer der Ärzte zum Schalter des Beatmungsgeräts und stellte ihn auf «Aus».

Der Körper auf dem Bett lag still. Fünf Minuten später wurde das Gerät wieder angeschaltet, jetzt, um die Organe funktionsfähig zu halten. Transplantationschirurgen wurden herbeigerufen, und noch am selben Tag schlug Tuckers Herz im Körper eines anderen Menschen. Auch seine Nieren wurden verpflanzt. Bereits damals konnten durch die noch junge Technik der Organtransplantation Leben gerettet werden, die sonst verloren gewesen wären. Tuckers letzter Akt auf Erden war seine Organspende, eine edle und angemessene Tat. – Solange jeder davon überzeugt war, daß Bruce Tucker wirklich tot war.

Die Gerichtsverhandlung

Das Problem war, daß nicht jeder davon überzeugt war. Sein Bruder jedenfalls war es nicht, und er strengte einen Prozeß an. Er beschuldigte das Ärzteteam einer «systematischen und schändlichen Vorgehensweise, indem sie die Geräte zur Lebensverlängerung abschalteten, um an Bruce Tuckers Herz zu gelangen». Obwohl auch ein Neurologe bei Tucker keine Gehirnaktivität mehr festgestellt hatte, kam der Fall vor Gericht. Zur großen Enttäuschung des klagenden Bruders urteilte die Jury zugunsten der Ärzte. Ein Mitglied des Ärzteteams bemerkte nach der Entscheidung, das Gesetz sei «nunmehr dem Stand der ärztlichen Forschung angepaßt» und: «Der einzige Tod ist der Hirntod.»

Obwohl seitdem einige Zeit vergangen ist, bleiben uns immer noch Zweifel. Wenn die Sache ganz so einfach wäre, würden Sie vermutlich dieses Kapitel nicht lesen.

Die Herausforderung

Von allen ethischen Entscheidungen, zu denen uns die Medizintechnologie des 20. Jahrhunderts gezwungen hat, sind sicherlich diejenigen, bei denen es um Leben und Tod geht, die schmerzlichsten. Der Fall Bruce Tucker stellte dabei einen Meilenstein dar, denn hier wurde zum ersten Mal das Erlöschen der Hirnfunktion als entscheidendes Kriterium für den Eintritt des Todes gewertet. Aus rein biologischer Sicht jedoch wurde dadurch das Problem nicht gelöst.

Die Schwierigkeit besteht nämlich darin, daß Menschen vielzellige Organismen sind, ebenso wie Termiten und Trichonymphen. Einige menschliche Zellsysteme arbeiten weiter, auch wenn andere ausgefallen sind. Trotz Hirntod schlägt das Herz weiter. Herzmuskelgewebe kann selbst außerhalb des Körpers die normalen Herzschlagbewegungen ausführen. Wie bereits erwähnt, altern und sterben wir nicht deswegen, weil alle unsere Zellen gleichzeitig ihre Funktion einstellen. Wenn nun aber Menschen aus verschiedenen Zelltypen aufgebaut sind, die alle unterschiedlich altern, welche nehmen wir dann für unsere Definitionen? Im Fall Tucker entschieden die Richter, die Funktionsfähigkeit der Gehirnzellen sei dafür geeignet. Und mit dieser Entscheidung wurde die typisch westliche Vorstellung von der Existenz eines Todeszeitpunkts dauerhaft an die rein physische Funktionsfähigkeit einer Gruppe von Körperzellen gebunden. Doch auch damit waren noch nicht alle praktischen Probleme gelöst. Das zeigt die Entwicklung der Wiederbelebungstechnologie, die mittlerweile große Fortschritte verzeichnen konnte.

In unserem zweiten Beispiel geht es um einen norwegischen Jungen, dessen Fall die Vorstellung von einem Todeszeitpunkt weiter beeinflußte.

Ein medizinisches Wunder

Es war ein herrlicher Wintermorgen, einer dieser strahlend schönen Tage, wo die Sonne auf den Schnee scheint und einen an die neueste Waschmittelreklame denken läßt. Der norwegische Junge beschloß, seine Schlittschuhe anzuschnallen und den ganzen Tag auf dem zugefrorenen Fluß zu verbringen. Im Laufe des Tages taute das Eis an und wurde teilweise gefährlich dünn. Am Nachmittag wurde für einige Stellen eine Warnung ausgegeben.

Der Junge wagte sich zu weit. Er brach ein und schlug mit dem Kopf auf dem Eis auf. Über 20 Minuten lag sein Körper im eisigen Wasser, bevor ihn jemand bemerkte. Aufgrund dieser Verzögerung hatten die Sanitäter, die schließlich eintrafen, wenig Hoffnung. Der Junge hatte keinen Puls mehr, atmete nicht und zeigte auch sonst keine äußeren Anzeichen von Leben. Und das hätte das Ende der Geschichte sein können, ein typischer norwegischer Winterunfall, hätte es da nicht noch zwei biologische Wunder gegeben.

Im Krankenhaus wurden massive Wiederbelebungsversuche unternommen. Herzmassagen, Medikamente, Bluttransfusionen – das gesamte medizinische Arsenal wurde eingesetzt. Zur völligen Überraschung der Ärzte geschah das erste Wunder, zumindest teilweise. Einige der Lebensfunktionen des Jungen kehrten zurück. Das Herz begann wieder zu schlagen, und er atmete wieder. Damit schienen die Chancen gut, daß der Junge überlebte.

Das Wunder schien jedoch nur vorübergehend, weil lediglich ein Teil der biologischen Funktionen wiederhergestellt wurde. Bald fiel der Junge wieder in so tiefe Bewußtlosigkeit zurück, daß nicht einmal mehr Hirnströme festgestellt werden konnten. In den nüchternen Worten der Ärzte war der Junge hirntot.

Dennoch wurden die Apparate nicht abgestellt, weil der Junge zwischen den beiden Stadien hin- und herpendelte. Dieser entsetzliche Zustand zwischen Leben und Tod dauerte fünf Wochen lang. Dann geschah das zweite Wunder. Aus Gründen, für die auch heute noch niemand eine Erklärung hat, begann das Gehirn des Jungen wieder zu arbeiten. Es konnten Hirnströme gemessen werden, und sogar eine leichte motorische Aktivität war erkennbar. Kurz danach erwachte er und erholte sich von Stund an. Sechs Monate später konnte er wieder nach Hause entlassen werden.

In der Sprache der Mediziner hatte der Junge einen anscheinend irreversiblen Verlust der Gehirnfunktionen überlebt. Mit den Worten seines Pfarrers war er von den Toten auferstanden.

Die Definition

Dieser Fall, dem noch zahlreiche ähnliche folgten, verdeutlicht gut die Frage, die immer wieder gestellt wurde, seit Tod und Gehirnaktivität in Zusammenhang gebracht wurden: Wie aussagekräftig ist eigentlich das Kriterium des «Hirntodes»? Mit dieser Frage wollen wir uns hier beschäftigen. Es handelt sich hierbei um ein weiteres Problem auf unserer Suche nach einer allgemeingültigen Definition für Sterben und Tod.

Bereits 1968 schien diese Diskussion abgeschlossen, als eine Gruppe von Ärzten der amerikanischen Harvard-Universität Kriterien für eine Definition des menschlichen Todes vorlegten, die auch juristischen Ansprüchen gerecht werden sollten. Ihr Vorschlag umfaßte im wesentlichen drei Punkte:

(1) Bei der Messung der Gehirnströme dürfen 24 Stunden lang keine Signale mehr auf dem EEG erschienen sein;
(2) nach einer bestimmten Wartezeit muß das EEG wiederholt werden;
(3) wenn bei beiden Messungen keine Aktivität mehr verzeichnet wird, kann die Person für tot erklärt werden.

Wenn festgestellt werden konnte, daß ein «hirntoter» Patient nach einer Wiederbelebung der Körperfunktionen nur noch eine rein vegetative, das heißt bewußtlose Existenz führen könnte, sich also in einem irreversiblen Koma befände, sollte er ebenfalls für tot erklärt werden können.

Wie wir bereits bei dem norwegischen Beispiel gesehen haben, wirft auch die Hirntod-Definition Probleme auf. Aber die Harvard-Kriterien wurden nicht nur durch wiederbelebte Patienten in Frage gestellt, sondern auch durch technische Verbesserungen der Meßapparaturen. Einige Jahre nach Veröffentlichung der Hirntod-Kriterien entwickelte in Kalifornien ein Neurobiologe ein Gerät, das mehrere Größenordnungen empfindlicher war als die bisher verwendeten EEGs. Bisher wurden die Hirnströme lediglich an der Kopfhaut gemessen. Das neue Gerät konnte dagegen die elektrischen Aktivitäten tief im Innern des Gehirns aufzeichnen.

Ausgiebige Untersuchungen mit diesem Apparat lieferten einige erstaunliche Ergebnisse. In einer Testserie wurden mehr als 26 Personen wieder als lebendig eingestuft. Mehrere dieser Patienten konnten wie der norwegische Junge erfolgreich wiederbelebt werden und behielten nur sehr geringe bleibende Gehirnschäden zurück. Dies führte natürlich sofort zu der Frage, wie viele Menschen man aufgrund der geringen Empfindlichkeit der alten Apparate zu früh aufgegeben hatte. Ebenso wurde wieder einmal deutlich, wie relativ die Definition des Todes ist und wie leicht sie durch die einfache Anwendung einer neuen Technologie in Frage gestellt werden kann.

Die Hirntod-Debatte beruhigte sich dadurch natürlich nicht. Und Mitte der 70er Jahre hatten die Apparate eine fast absurde Empfindlichkeit erreicht, was zu einer weiteren Komplizierung der Lage führte. Unter den wachsamen Augen eines Neurobiologen geschah nämlich folgendes:

Ein Wissenschaftler kaufte etwas Gelee mit Zitronengeschmack. Mittels einer Form, die ungefähr die Größe des menschlichen Gehirns hatte, goß er ein «Gehirn» aus Zitronengelee und brachte es in ein Krankenhaus. Dort schloß er den Pudding auf der Intensivstation an eines der neuesten EEG-Geräte an und maß. Zu seiner Freude und zum Entsetzen seiner Kollegen stellte er elektrische Aktivität fest!

Der Arzt machte zwar keine Medizingeschichte, seine Ergebnisse waren aber auch nicht erfunden. Er konnte zeigen, daß das Diagnosegerät elektrische Streuaktivitäten von anderen Apparaten im Raum registrieren konnte, ja sogar auf das Hinein- und Hinausgehen des Personals reagierte. Der Forscher stellte sehr deutlich fest, wie problematisch die «elektrische» Definition von Leben ist, wenn man sie auf die Messung der Hirnaktivität bezieht, weil eine solche Messung von Störquellen beeinflußt werden kann. Um ein zuverlässiges Ergebnis zu erhalten und niemanden für lebendig zu erklären, der tatsächlich schon tot ist, muß man in der Lage sein, solche störenden Einflüsse auszuschalten.

Das Problem ist nur, daß die Technik und auch unser Wissen über die Nervenfunktion dies nicht uneingeschränkt zulassen. Wenn man alles ausschließt, was ein Störsignal sein könnte, wie kann man dann sicher sein, daß man nicht vielleicht das entscheidende Fünkchen Leben ausschließt – ein Signal, das schließlich zur vollständigen Genesung des Patienten führen könnte?

Bis heute ist die Frage nicht geklärt, wann der Todeszeitpunkt im westlichen Sinn eintritt. Wann genau jemand für tot erklärt wird, hängt letztlich auch davon ab, in welchem Land der Tod eintritt. In einigen Staaten der USA ist der Hirntod das einzige Kriterium. In anderen Bundesstaaten können wahlweise auch Atmungs- und Herzaktivität herangezogen werden. Wiederum andere Staaten verzichten völlig auf das Hirntod-Kriterium. In Frankreich muß der Hirntod über 48 Stunden nachgewiesen werden, in der früheren Sowjetunion reichten fünf

Minuten. Dr. Henry Beacher, der Leiter der Harvard-Studiengruppe von 1968, meinte dazu: «Welchen Grenzwert (für die Gehirnaktivität) wir immer festlegen, es ist eine willkürliche Entscheidung.» Und diese Aussage mag als Schlußwort auch für eine allgemeine Definition des Zeitpunkts des menschlichen Todes stehen.

Aber was machen wir dann?

Wenn der Todeszeitpunkt so schwierig zu definieren ist, heißt das dann, daß es völlig unmöglich ist? Daß der Vorgang abläuft, steht außer Zweifel. Es gibt Grabsteine, Einbalsamierungsrituale und Beerdigungsinstitute. Der Prozeß ist so unvermeidlich, daß sich alle Menschen darauf einstellen können. Sollte der Tod eines jener Phänomene sein, die niemand genau definieren, aber jeder im entscheidenden Fall erkennen kann?

In diesem Abschnitt haben wir versucht, eine Idee zu Grabe zu tragen, die auf den ersten Blick sehr attraktiv aussah: die Vorstellung, es gebe eine allumfassende, allgemein anerkannte Definition für das, was der Endpunkt allen Alterns ist – den Tod. Selbst Experten konnten uns keine genaue Antwort auf das Problem des Todeszeitpunkts geben; was bleibt, sind weitere Fragen. Diese Erkenntnis ist von größter Bedeutung für den Rest dieses Buches. Ob beim Menschen oder einem anderen Lebewesen, es gibt keine zentrale, absolute Definition des Todes. Ob gut oder schlecht, diese Illusion fällt wie ein Kartenhaus in sich zusammen.

Schlußfolgerungen

Selbst wenn der Tod zu einer Diskussion über das Altern absolut dazugehört, können wir dennoch mit einer ungenauen Definition leben. Wir kommen ja auch sonst ganz gut mit Ereignissen zurecht, die wir nicht genau definieren können. Wir wissen, daß wir altern, daß dabei tiefgreifende Prozesse in unserem Körper vorgehen, können sie aber dennoch nicht genau definieren. Solche praktisch undefinierbaren Ereignisse geschehen in der Kunst ständig. Manchmal passiert so etwas auch in der Wissenschaft, vor allem wenn alte Definitionen und neue Entdeckungen miteinander verknüpft werden sollen.

Was schließen wir nun daraus für den Tod, den eines Menschen oder eines anderen Lebewesens? Der menschliche Tod ist ein Beispiel für ein sehr konkretes Phänomen, das nur sehr ungenau beschrieben werden kann. Weil ein entscheidender Teil einer Definition des Alterns an unserer Fähigkeit hängt, den Tod zu definieren, hatten wir uns zuerst diese Aufgabe vorgenommen. Und obwohl eine Definition nach wie vor wichtig wäre, werden unsere Versuche leider auch weiter vergeblich bleiben. Der Natur ist das egal. Giraffen, Palmen, Schleimpilze und Ihre ganze Verwandtschaft werden weiterleben wie bisher, ganz gleich, was wir wie definieren. Wir müssen uns eben mit einer Näherung begnügen und uns darauf einigen. In diesem Buch werden wir nicht unbedingt erfahren, was Tod genau ist, und damit auch nicht alles über das Altern. Vielleicht aber werden wir die beiden Phänomene identifizieren können, wenn sie uns begegnen.

Überhaupt sollte man solche Aufgaben vielleicht besser den Dichtern überlassen. Keats wäre wohl zu einer Definition in der Lage gewesen, wenn auch nur aus seiner eigenen Erfahrung heraus, mit einem überforderten Immunsystem, fertig mit den Nerven und einer archaischen und gefährlichen medizinischen Behandlung ausgeliefert. Am Ende hätte er wahrscheinlich den Tod besser definiert als jeder Wissenschaftler.

Mein Geist versagt – so sterblich hier zu stehn
Wiegt schwer, als hätte Schlaf mich übermannt,
Und jedes Bild von Gipfel, Felsenwand
Gottgleicher Müh' sagt mir, ich muß vergehn.

3
Warum überhaupt altern?

Viele Geschichten ranken sich um das Leben und den Tod von Billy the Kid. Die meisten davon sind frei erfunden. Schon im 19. Jahrhundert ließen sich die Zeitungen keine Story entgehen und mischten gerne ab und zu ein wenig Wahrheit mit viel Wildwestromantik. So ziemlich das einzige, worin Tatsachen und Legenden übereinstimmen, ist das Alter, in dem der Outlaw starb: 21 Jahre, 7 Monate und 22 Tage. Die vielen Geschichten über ihn, die zusammengenommen länger als ein Menschenleben gedauert hätten, verschleiern traurigerweise die wirkliche Lebensgeschichte dieses Mannes, die eher mitleiderweckend als heldenhaft, eher melancholisch als kriminell verlief.

Billy the Kid hieß eigentlich Henry McCarty. Er war nicht im Westen geboren, sondern in einem New Yorker Slum. Um der Armut zu entfliehen, zog der Vater mit seiner Familie nach Coffeyville in Kansas, wo dieser bald darauf starb. Henrys Mutter, nun alleinerziehend, hatte die wenig beneidenswerte Aufgabe, in der staubigen, harten Umgebung des Wilden Westens in der Mitte des 19. Jahrhunderts ihren Jungen und sich selber durchzubringen. Dennoch schaffte sie es. Henry wuchs behütet und in allmählich besseren Verhältnissen auf. Wenn nicht das uns bereits bekannte *Mycobacterium tuberculosis* bei den McCartys vorbeigeschaut hätte, wäre aus dieser Familie wahrscheinlich niemals jemand zu einer Legende geworden.

Henrys Mutter steckte sich 1871 mit Tuberkulose an, als der Junge gerade zwölf Jahre alt war. Wie John Keats in einer anderen Welt und 50 Jahre vor ihm starb auch sie daran, daß sie sich allmählich die Lunge aus dem Leib hustete. Das sollte zwei Jahre dauern. In dieser Zeit verließ Henry die Schule, um für sie beide mitzuarbeiten. In ihren letzten Monaten wich er nicht von ihrer Seite, und als sie starb, verließ Henry das Haus, um zu trinken.

Und er hörte nicht mehr damit auf. Tatsächlich wurde er zum Alkoholiker. Sein Leben geriet außer Kontrolle. Nachdem er einen großen Teil seines Vermögens beim Spiel verloren hatte, begann er, mit einer Gruppe von Männern umherzuziehen. Es waren einige dabei, die es nicht gut mit dem jungen Henry meinten. Bald völlig mittellos, wurde er oft wegen seines kindlichen Aussehens verspottet. Zu dieser Zeit änderte er seinen Namen in Billy Bonney, woraus dann schnell Billy the Kid («das Kind») wurde.

Mit 18 erschoß er zum ersten Mal einen Menschen, einen Schmied, der ihn im Saloon geohrfeigt hatte. Sofort galt er als junger Killer. Selbst darüber zutiefst entsetzt, floh er in Richtung der Grenze zwischen Arizona und Neu-Mexiko. Er trieb sich bei verschiedenen Rinderherden herum und lernte schließlich die Kunst des Viehdiebstahls. Er trank, spielte noch mehr und lebte das Leben eines umherziehenden Viehdiebs. Und das hätte das Ende der Geschichte sein können, ein Drehbuch hätte man sich sparen können, wenn er nicht zufällig einen gutsituierten englischen Rancher kennengelernt hätte. Das war der Anfang vom Ende.

Der Rancher hieß Tunstall. Er war ein menschenfreundlicher Gentleman, der den Jungen gleich sympathisch fand. Er bot Billy auf seiner Ranch eine Anstellung für Aushilfstätigkeiten an. Auch Billy begeisterte sich seinerseits für den Rancher. Das Verhältnis entwickelte sich so gut, daß Tunstall meinte: «Das ist der beste Kerl, den ich je hatte. Ich werde aus ihm einen richtigen Mann machen.»

Doch so weit kam es nicht mehr. Ironischerweise verdiente sich Billy den Rest seiner Reputation dadurch, daß er Tunstall gegen ehemalige Kollegen verteidigte – Viehdiebe. Eine Räuberbande verlangte die Herausgabe der Hälfte der Herde. Als der unbewaffnete Farmer sich weigerte, wurde er erschossen. An diesem Tag Ende der 70er Jahre des 19. Jahrhunderts zerbrach etwas in Billy the Kid, und er schwor, jeden umzubringen, der etwas mit dem Mord an Tunstall zu tun hatte. Unter diesen war auch Jim Brady, der örtliche Sheriff, den die Banditen bestochen hatten, damit er nicht eingriff.

Billy tötete ihn. Die Tat löste eine wilde Jagd aus, bei der Billy schließlich entdeckt und gestellt wurde, ironischerweise von einem früheren Freund, dem Sheriff Pat Garrett, auch dieser ein bekehrter Viehdieb. Sheriff Garrett hatte sich nicht gebessert, er war eher cleverer geworden und wußte mittlerweile beide Seiten des Gesetzes für seine persönlichen Zwecke auszunutzen. Er fand Billy im Haus einer Ranch und tötete ihn durch einen Schuß ins Herz.

Fast unmittelbar danach begannen die Mythen um ihn zu sprießen. Innerhalb von drei Wochen war ein Buch über das Leben von Billy the Kid auf dem Markt, das bereits die Zahl seiner Opfer nach oben korrigiert hatte und kräftig zur Legendenbildung beitrug. Billys Leiche wurde in einem Wagen durchs Land gekarrt und vor zahlendem Publikum zur Schau gestellt. Der Sheriff erhielt schließlich eine Belohnung (obwohl er bereits bezahlter Justizangestellter war) und schrieb ebenfalls ein Buch, in dem er die Tatsachen weiter ausschmückte. Der Mythos von Henry McCartys kurzem Leben hielt sich schließlich bis ins 20. Jahrhundert, wo er für weitere Bücher und sogar für eine Reihe Spielfilme gut war. Die wahre Geschichte jedoch wurde nirgends erzählt.

Eine bedeutende Frage

Den Grund, warum ich hier den Tod dieses jungen Mannes erwähne, kennen wir bereits. Ebensowenig wie über den Filmstar Rudolph Valentino und den Dichter John Keats gibt es Erinnerungen an einen alten Billy the Kid, keine Bilder eines weißhaarigen Outlaws, der seinen Kindern am Kamin von seiner wechselvollen Vergangenheit erzählt. Was diese Geschichte besonders traurig macht, ist, daß Billy the Kids früher Tod hätte vermieden werden können, sieht man einmal von einer Tuberkuloseinfektion ab. Billy starb nicht an einem Blinddarmdurchbruch oder an einer bakteriellen Infektion, sondern eher an seiner gewalttätigen Umgebung. Und um solche Umgebungen soll es im letzten Kapitel dieses Teils gehen.

Auch wenn wir vielleicht anders darüber denken, eine solche Alltagsgewalt ist nicht nur eine Verirrung der amerikanischen Geschichte, sondern eine generelle Tatsache in der Naturgeschichte – und hat die gleichen, jugendfördernden Eigenschaften. Ein Löwe schleicht sich in der afrikanischen Savanne nicht weniger listig an ein Gnu heran als ein Sheriff an einen Viehdieb. Wespen betäuben Spinnen, bevor sie ihre Eier in sie legen, damit ihre Jungen gleich nach dem Schlüpfen lebendige Nahrung haben. Elchbullen verwunden und töten sich sogar im Kampf um Weibchen. Bei all dieser natürlichen Gewalt ist es nicht verwunderlich, daß wir nur selten alte Tiere in freier Wildbahn beobachten können.

Diese Tatsache führt uns zu einer sehr wichtigen Frage: Wenn junge und gesunde Lebewesen die besten Überlebenschancen haben und andererseits schon seit Millionen von Jahren Evolution stattfindet, warum gibt es dann das Altern überhaupt (noch)? Nur weil uns das Altern so vertraut ist, könnte es uns natürlich unausweichlich erscheinen, so daß wir es gar nicht in Frage stellen oder überlegen, wozu es überhaupt gut ist. Aber haben wir nicht bereits gehört, daß es Lebewesen gibt, die nicht zu sterben brauchen? Auch menschliche Krebszellen sind potentiell unsterblich. Wenn es richtig ist, daß die Jugend die besten Überlebenschancen hat, warum haben dann nicht alle Lebewesen die Unsterblichkeit gewählt? Mit diesen Fragen wollen wir uns jetzt beschäftigen.

Ein Überblick

In den letzten drei Kapiteln habe ich versucht, die Begriffe Altern und Tod in einen sinnvollen Zusammenhang zu stellen. Wir haben einige Mühe darauf verwendet, uns dem Phänomen des Alterns über den Versuch einer Definition zu nähern. Jetzt wollen wir das Altern vor dem Hintergrund der Evolution betrachten. Wir beginnen mit einem allgemeinen Überblick über die Grundlagen der natürlichen Auslese und untersuchen die eben erwähnte Alltagsgewalt im Hinblick auf das große Thema der Evolution – das Überleben. Dann werden wir uns die Antworten ansehen, die andere Forscher in der Vergangenheit auf die Frage nach dem Grund des Alterns gegeben haben. Wir werden dabei mit einem Freund von Darwin beginnen und mit einer interessanten Idee über Krebs enden.

Damit sollen dann unsere Überlegungen zum Kontext abgeschlossen sein, und wir werden uns endlich mit der Uhr des Lebens selbst befassen. Erst wenn wir verstanden haben, welche Bedeutung die natürliche Auslese für das Leben hat, können wir die verschiedenen Forschungsansätze von Wissenschaftlern aus aller Welt richtig einschätzen.

Wie funktioniert die natürliche Auslese?

In diesem Abschnitt werde ich häufig den Begriff «Selektionsdruck» verwenden. Diesen Ausdruck möchte ich gerne an einem persönlichen Beispiel erläutern.

Ich lebe in Seattle. Wie in den meisten städtischen Zentren der USA gibt es auch hier eine Innenstadt voller Hoffnungen und Tragödien. Und es gibt reiche Viertel voller Abschreibungsobjekte und BMWs. In der Innenstadt braucht man sehr viel weniger Geld zum Leben als in den «besseren» Bezirken. Diese Ungleichheit bildet den Kern vieler der ärgsten sozialen Probleme Amerikas.

Um in den besseren Vierteln von Seattle leben zu können, brauchen die Bewohner ein gewisses Einkommen, sonst können sie sich die Wohnung und die Abgaben nicht leisten. Wer dort wohnt und plötzlich ohne Einkommen dasteht, muß wahrscheinlich wegziehen, sobald seine Ersparnisse aufgebraucht sind. Auf die Wohnbevölkerung dort wird also ein gewisser Druck ausgeübt, über ein bestimmtes Vermögen zu verfügen. Dieser «Selektionsdruck» erhält die lokale Bevölkerungsstruktur aufrecht, und wer dort leben möchte, sollte die nötigen Voraussetzungen mitbringen. In diesem Fall Geld.

Auch die meisten natürlichen Lebensräume üben einen ähnlichen Überlebensdruck auf ihre Bewohner aus wie die reichen Viertel von Seattle. Nur betrifft dieser Druck nicht das Einkommen, sondern es geht um biologische Eigenschaften. Stellen Sie sich zum Beispiel einen Wald vor, in dem die Blätter alle sehr hoch an den Bäumen sitzen. Und jetzt nehmen wir an, Sie sind ein Landsäugetier, das nicht auf Bäume klettert und das von solchen Blättern lebt. Wenn Sie in diesem Wald leben wollen, tun Sie gut daran, einen langen Hals zu haben. Wenn nicht, müssen Sie entweder woandershin oder verhungern. Der Wald hat einen Selektionsdruck auf Sie ausgeübt, der ebenso wirkungsvoll ist wie die Forderung nach einem bestimmten Jahreseinkommen, nämlich über eine gewisse biologische Eigenschaft zu verfügen.

Ein Selektionsdruck kann lange anhalten und einem Lebewesen das Überleben sichern oder seinen Untergang bedeuten. Mit einem langen Hals werden Sie überleben, was bedeutet, daß Sie sich irgendwann auch vermehren können. Ihren kurzhalsigen Mitbewohnern wird dieser Luxus nicht vergönnt sein; sie werden längst weggezogen oder bereits verhungert sein. Wenn das Spiel der Gene Ihrem Nachwuchs ebenfalls einen langen Hals beschert, wird auch er es gut haben. Wenn nicht, wird es ihm genauso ergehen wie schon jetzt Ihren kurzhalsigen Nachbarn. Solche Selektionsdrücke kommen in jeder natürlichen Umgebung vor.

«Natürliche Auslese» ist das Schlüsselwort von Darwins Evolutionstheorie, und dieser Begriff hat einen festen Platz in der Biologie gefunden. Einfach ausgedrückt versteht man darunter folgendes: Die Art, die am besten an ihre Umgebung angepaßt ist, hat die größten Chancen zu überleben (Einzelheiten in Abb. 8).

Dieser Ausleseprozeß ist außerordentlich wirkungsvoll. Selbst kräftige Lebewesen befinden sich in einem ständigen Kampf mit ihrer Umgebung, und oft findet über Millionen von Jahren eine ständige Auslese von Erbinformation innerhalb eines bestimmten Lebensraums statt. Doch manchmal ändern sich Lebensräume plötzlich, durch Erdbeben, Überschwemmungen oder Vulkanausbrüche. Für Lebewesen, die sich zuvor an die Umgebung angepaßt hatten, können solche Veränderungen eine Katastrophe und vielleicht sogar den Untergang der Art bedeuten. So haben Wissenschaftler geschätzt, daß 99 % aller Arten, die jemals auf der Erde gelebt haben, inzwischen ausgestorben sind.

Ein kurzer Überblick über die

Natürliche Auslese

Die natürliche Auslese (Selektion) ist nach Darwins Evolutionstheorie die Triebfeder der Entwicklung der Arten. Die Theorie macht vier Hauptaussagen.

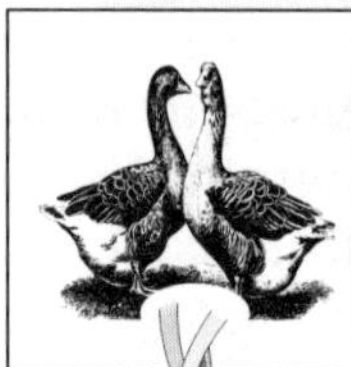

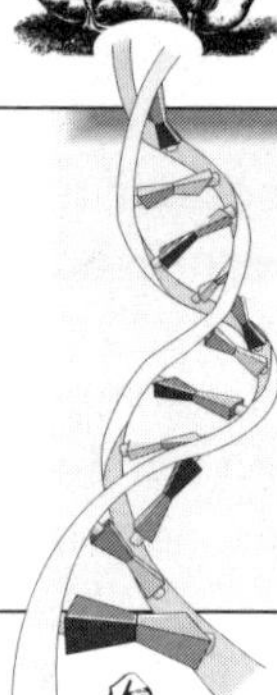

FORTPFLANZUNG (REPRODUKTION) DER ARTEN
Die Arten pflanzen sich fort und erzeugen neue Lebewesen der gleichen Art. Die charakteristischen Eigenschaften werden durch die Gene weitergegeben.

VARIATION
Bei der Fortpflanzung kommt es gelegentlich zu Veränderungen der Arteigenschaften. Diese sogenannten Mutationen können in einen direkten Zusammenhang mit den Genen des Lebewesens gebracht werden.

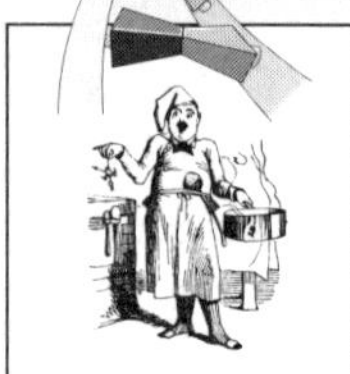

UMGEBUNG/UMWELT
Jedes Lebewesen hat nur einen begrenzten Anteil an den Ressourcen seiner Umwelt, etwa Wasser, Nahrung oder Lebensraum.

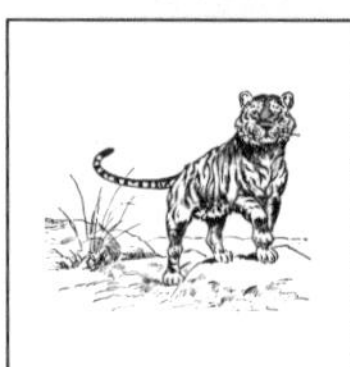

WETTBEWERB
Um diese begrenzten Ressourcen muß jedes Lebewesen kämpfen. Diejenigen, deren genetische Ausstattung die Nutzung der Umweltressourcen am besten ermöglicht, werden überleben.

ABB. 8

Ein zentraler Begriff

Irgendwo in diesem Balanceakt zwischen Überleben und Untergehen muß nun das Altern seinen Platz finden. Welche Rolle spielen Umwelteinflüsse bei der Herausbildung der «natürlichen» Lebenserwartung? Praktisch jede biologische Eigenschaft kann der Selektion unterworfen sein, von der Beinlänge bis zur Fähigkeit, bestimmte Farben zu sehen. Gibt es irgendeinen Grund zu der Annahme, ausgerechnet der Alterungsprozeß wäre diesem Druck entgangen?

Viele Gelehrte haben versucht, auf diese Frage eine Antwort zu finden. Von Darwin bis ins heutige Zeitalter der Molekularbiologie haben Forscher immer wieder über die Rolle des Alterns für das Leben spekuliert. Die Frage bleibt jedoch größtenteils unbeantwortet. In diesem Abschnitt werden wir die Gedanken einiger Wissenschaftler zusammenfassen und mit Theorien beginnen, die sich mit dem Streß durch das Zusammenleben mehrerer Generationen beschäftigen. Zuerst geht es um die Ideen von Russel Wallace, einem Engländer des 19. Jahrhunderts, der auch ein weithin unbekannter Mitentdecker des Prinzips der natürlichen Auslese war.

Wallaces Ideen

Russel Wallace interessierte sich sehr für die Beziehungen zwischen Elterngeneration und Nachkommen, insbesondere im Hinblick auf die Konkurrenz im Überlebenskampf. Er leitete seine Theorien aus Gedankenexperimenten ab. Zunächst stellte er sich ein Lebewesen vor, das in einer stabilen Umgebung unsterblich ist und das sich nicht vermehrt. Wallace folgerte natürlich, daß jeder Todesfall auf einen äußeren Einfluß zurückzuführen sein würde und dies mangels Nachkommenschaft das Aussterben der Art bedeutete. Daraus leitete er ab, daß die natürliche Auslese die Fortpflanzung der Unsterblichkeit vorziehen müsse. So schön Unsterblichkeit für ein Individuum sein würde, wäre doch Nachkommenschaft wertvoller für das Weiterbestehen der Art.

Und was wäre mit einem unsterblichen Lebewesen, das sich fortpflanzt? Oder das vielleicht nicht unsterblich wäre, aber sehr alt wird? Wallace machte wiederum ein Gedankenexperiment und fragte, was wohl geschehen würde, wenn diese Lebewesen lange gemeinsam in der gleichen Umgebung zusammenlebten. Seine Überlegung war einfach: Früher oder später würden sie sich um die begrenzte Nahrung streiten. Damit würden die Eltern aufgrund ihrer Langlebigkeit zu einer Gefahr für ihre eigenen Nachkommen. Irgendwann würden alle verhungern, verdursten oder an ihren Abfällen zugrunde gehen. Allein schon aus diesem Grunde würde sich die natürliche Auslese gegen die Unsterblichkeit oder sogar gegen ein sehr langes Leben richten. Wallace schrieb:

> *«Die natürliche Auslese sorgt dafür, daß sie (die Eltern) verschwinden, und begünstigt sogar oft die Arten, bei denen die Eltern unmittelbar nach der Erzeugung von Nachwuchs sterben.»*
> (zitiert nach Weismann, 1889, S. 2)

Wallace beschrieb also das Altern im wesentlichen als einen Vorgang, der durch den Druck der natürlichen Auslese entstanden ist. Seine Ideen wurden sogar als eine Sammlung von Theorien interpretiert, die informell als «Gruppenselektion» bezeichnet wurden (was sie nicht waren). Auf diesen Begriff werden wir bald zurückkommen. Weil er nicht klar zwischen der Dynamik von Individuen und Gruppen trennte, wurde Wallace manchmal scharf kritisiert. Dennoch verdanken wir ihm den Gedanken, daß die Unsterblichkeit des Individuums den gesteigerten Überlebenschancen der Art geopfert worden sein könnte. Das Altern wäre demnach aus einem einfachen Grund entstanden: Die Konkurrenz zwischen Eltern, die lange leben können, und den Nachkommen, die erst einmal überleben müssen, wäre alles in allem ungesund.

Weismann

Wissenschaftler nach Wallace versuchten zunächst, seine Argumente zu widerlegen, und dann, sie zu erweitern. Einer der einflußreichsten Theoretiker im Bereich der Evolution und des Alterns war August Weismann. Er war Begründer und früher Verfechter der eben erwähnten Theorie der Gruppenselektion. Später ließ er diesen Begriff jedoch fallen und näherte sich den Ideen von Wallace. Er sagte sogar voraus, daß die Auslesemechanismen im Bezug auf das Alter durch mathematische Modelle beschrieben werden könnten. Mehr als 100 Jahre später hat sich diese Idee durchgesetzt.

Ein Beispiel aus der Welt der Ameisen

Ich möchte die Theorie der Gruppenselektion durch eine Analogie aus dem Reich der Insekten und durch eine erfundene Geschichte erläutern. Ich las einmal die Geschichte vom Lebenszyklus der Wander- oder Treiberameisen *(Dorylinae)* und von einem Mann im Rollstuhl.

Die Geschichte handelte von einem gelähmten Wissenschaftler, der im afrikanischen Dschungel arbeitete. Er befand sich in der Nähe eines aktiven Vulkans, der schließlich ausbrach und die Forschungsstation in Panik versetzte. Seine Kollegen luden ihn mit seinem Rollstuhl rasch in ihren Geländewagen und rasten so schnell wie möglich los. Prompt fuhren sie gegen einen Baum, der Wagen überschlug sich in der Nähe eines Flußufers, und alle Forscher kamen ums Leben. Bis auf den gelähmten Wissenschafter natürlich, der, unter dem Wagen eingeklemmt, immer noch in seinem Rollstuhl saß und beide Arme gebrochen hatte. In der Schauergeschichte ging es dann weiter um den Kampf zwischen dem Wissenschaftler, dem ausbrechenden Vulkan und den Helden der Geschichte, den Wander- oder Treibameisen, die zufällig auch noch in der Nähe waren.

Das Verhalten der Wander- oder Treiberameisen stellt ein gutes Beispiel für Weismanns Idee einer Selektion dar, die eher Gruppen als Individuen bevorzugt. Bei diesen staatenbildenden Insekten wurde das Wohlergehen des einzelnen Tieres schon lange dem Überleben der Gruppe untergeordnet. Wander- oder Treiberameisen marschieren in festgelegten Kolonnen, greifen als Gruppe an und arbeiten bei der Aufzucht und Verteidigung ihrer Brut zusammen. Wenn sie sich nachts irgendwo niederlassen, bauen sie keine Nester. Vielmehr beißen sich einzelne Ameisen mit ihren Mundwerkzeugen aneinander fest und bilden so ein lebendiges Geflecht, das schließlich die anderen Tiere schützt. Ein solches Ameisenvolk verhält sich so kooperativ, daß es von manchen Forschern nicht als große Ansammlung von Einzeltieren, sondern als ein einziger komplexer Gesamtorganismus betrachtet wird. Hierbei ist der Selektionsdruck auf ein einzelnes Individuum wesentlich geringer als der auf die gesamte Gruppe – gemeinsam sind sie stärker. Das war Weismanns Vorstellung. Die Stärke des Selektionsdrucks kann leicht beurteilt werden, wenn man die Zerstörungskräfte eines Wander- oder Treiberameisen-Volkes betrachtet.

Oder den Schrecken in den Augen eines kleinen Jungen, der gerade eine Geschichte über einen eingeklemmten Wissenschaftler liest, der im Dschungel Afrikas um sein Leben kämpft. Der Forscher wurde übrigens glücklich gerettet, was auf meine jahrelangen Alpträume nach dieser Geschichte jedoch keinen Einfluß hatte.

Aber zurück zu Weismann

Wie so viele wichtige Arbeiten entstand auch Weismanns ursprüngliche Idee aus der Ablehnung eines damals gültigen Dogmas heraus. Er weigerte sich anzuerkennen, daß die Lebensspanne eines Organismus ausschließlich durch seine individuellen physikalischen und chemischen Eigenschaften bestimmt sei. Er schrieb:

> *«Physiologische Erwägungen alleine können die Dauer des Lebens nicht bestimmen. Lebensdauer hängt vielmehr von der Anpassung an äußere Bedingungen ab, das heißt, die Lebensdauer, ob kurz oder lang, wird von den Bedürfnissen der Art bestimmt.»*
> (Weismann, 1889, S. 10)

Weismann versuchte, seine Theorien durch die Beobachtung zahlreicher Insekten, Säugetiere und Vögel zu untermauern. Nach Weismanns Ansicht kann Altern nur nach seinem Wert für die Überlebensfähigkeit des Ganzen bemessen werden; diese Vorstellungen fanden auch in einige zeitgenössische Politiktheorien Einlaß. Zur kollektiven Erleichterung der reiferen Generation seiner Zeit schätzte er ältere Individuen aber nicht von vornherein als gefährlich für das Überleben der Menschheit ein. Er dachte lediglich, daß individuelle Unsterblichkeit keinen Vorteil bieten würde. Außerdem war ihm klar, daß es angesichts der Zerbrechlichkeit irdischer Kreaturen zur Unsterblichkeit ohnehin nicht kommen würde.

Die Idee, daß sich ein an sich neutrales Kriterium wie das Alter auf den Verlauf der Evolution negativ auswirken könnte, war revolutionär. Sie stand auch in teilweisem Widerspruch zu Wallace, der großen Wert auf die Schwierigkeiten einer hypothetischen Unsterblichkeit legte. Und doch hatte die Verbindung dieses Gedankens mit dem Problem des Alterns – ein Vorgang, den Weismann Panmixie nannte – immer noch eine Menge Kraft. Tatsächlich führte er dazu, daß Weismann seine Ansicht änderte.

Eine Prophezeiung in Zahlen

Was Weismann zum Umdenken brachte, war die Tatsache, daß sich der Aufwand, um einen Organismus am Leben zu erhalten, nur so lange lohnt, wie sich das Lebewesen auch wirklich fortpflanzt. Er erkannte auch irgendwann, daß ein älteres Individuum der Gesamtheit zur Last fallen könnte. Er behauptete sogar, daß man prinzipiell berechnen könne, um wieviel die natürliche Auslese die Lebensspanne eines Organismus beeinflußt. Was man dazu benötigt seien

> *«statistische Angaben über die zerstörerischen Einflüsse, das heißt die Wahrscheinlichkeiten zu jeder beliebigen Zeit, daß ein Lebewesen einem Unfalltod zum Opfer fällt.»*
> (Weismann, 1889, S. 156)

Mit dieser Aussage schlug er einen mathematischen Zugang zu dem Evolutionsproblem des Alterns vor, durch den konkrete Vorhersagen anstatt des in seiner Zeit vorherrschenden Dickichts von Hypothesen und Postulaten möglich sein sollten. Fast 100 Jahre später wurde dieser Gedanke Weismanns mit sehr viel ausgereifterer Technik wieder aufgegriffen. Einige der Denkansätze wollen wir im nächsten Kapitel noch einmal erläutern.

Die Mathematik des Alterungsprozesses

Was Weismann gebraucht hätte, aber nicht zur Verfügung hatte, war das mathematische Instrumentarium der Populationsgenetik. Es kam erst einige Jahre nach seinem Tod richtig in Gebrauch. Hätte er von der damals noch jungen Disziplin gewußt, wären seine Ideen vielleicht noch weiter gediehen als die von Wallace.

Statt dessen wurden Weismanns Ideen von anderen auf das Gebiet der Mathematik ausgedehnt. Es würde den Rahmen dieses Buches sprengen, auch nur die Grundlagen der Populationsgenetik kurz zusammenzufassen. Es soll hier die Information genügen, daß Populations- oder Bevölkerungsgenetiker sich für die Vorhersage von (Reproduktions-)Verhaltensweisen und langfristigen Entwicklungen von Gruppen (Populationen) von Organismen interessieren. Sie stellen Fragen wie etwa: «Wie viele Organismen werden nach einer bestimmten Zeit übrigbleiben?» oder: «Welchen Anteil an der Reproduktionsrate der Population hat ein einzelnes Individuum in einem bestimmten Lebensalter?» Diese Disziplin hat sich auch immer mit Fragen des Alterns befaßt.

Bevor wir das Thema Populationsbiologie und Altern verlassen, wollen wir uns noch einem weiteren Theoretiker zuwenden, der sich besonders für die Rolle des Alterns beim Überleben der Arten interessierte. Sein Name war Peter Medawar, und er faßte den zentralen Zweck des Alterns für die Evolution in Worte und Zahlen.

Medawar

Medawar beschrieb mit arithmetischen und graphischen Ausdrücken etwas, das bereits seit Abrahams Zeiten jedem Menschen bewußt war. Je älter man wird, desto geringer wird der Anteil, den man noch zur Erzeugung von Nachkommenschaft beiträgt. Im Prinzip sagte Medawar die gleichen Grausamkeiten wie Weismann in seinen späten Jahren. Wenn einer Person ein Unglück geschieht, nachdem sie nicht mehr fortpflanzungsfähig ist: Na und? Die Folgen sind absolut unerheblich für den Fortbestand der Art. Und deshalb ist die wichtigste Aussage folgende: Die Macht der natürlichen Auslese nimmt mit zunehmendem Alter eines Individuums ab. Das wäre sogar in einer theoretisch unsterblichen Population richtig, falls wir nur realistisch genug wären, die wahren Risiken eines (gewaltsamen) Todes einzubeziehen.

Die Vorstellung, daß der Alterungsprozeß unabhängig von dem üblichen Selektionsdruck abläuft, haben sich viele zeitgenössische Evolutionsbiologen zu eigen gemacht. Weil Tod durch Unfall, Krankheit oder Gefressenwerden gewöhnlich stattfindet, bevor das Lebewesen alt ist, gibt es eigentlich keinen Grund für einen Alterungsprozeß. Solange in einer Umgebung ein natürliches Gleichgewicht zwischen unterschiedlichen biologischen Kräften besteht, wird eine Population ja durch die Wechselwirkungen mit anderen kontrolliert, und nicht durch das Altern.

Die Vorstellung, daß sich die natürliche Auslese nicht ums Altern kümmert, hat sehr weitreichende Konsequenzen für die evolutiven Zusammenhänge ebenso wie für die Gene und die dadurch festgelegten Eigenschaften, die diese Gene einem älteren Organismus verleihen. Im wesentlichen verändern sich die Spielregeln. So könnte zum Beispiel ein junger Organismus über ein Gen verfügen, das zweierlei bewirkt:

(1) Es erhöht die Überlebensfähigkeit, solange das Lebewesen reproduktionsfähig ist.
(2) Das Lebewesen stirbt, sobald es nicht mehr reproduktionsfähig ist.

Auch wenn die natürliche Selektion uns nicht hinwegrafft, bevor wir alt werden, können wir ein solches Gen durch nichts davon abhalten, aktiv zu werden, wenn wir ein bestimmtes Alter erreicht haben. Das muß nicht einmal tragisch sein. Das Gen kann seinem Träger auf seine alten Tage noch einige recht angenehme Eigenschaften verleihen. Entscheidend ist nur, daß dies der natürlichen Auslese egal ist. Damit wäre das

Altern eine Art evolutionäre Notbremse für möglicherweise durcheinandergeratene genetische Vorgänge, seien sie aus einer Laune der Natur entstanden oder als Ergebnis eines gerichteten Prozesses.

Und weil wir Menschen eines der wenigen Lebewesen auf der Erde sind, die regelmäßig länger leben, als sie aus Sicht der Evolution sollten, muß die Natur bei uns leider oft diese Notbremse ziehen.

Neue Erkenntnisse aus der Tumorentstehung?

Diese Idee des Alterns als evolutionäre Notbremse hat kürzlich interessante Konkurrenz bekommen. Die neue Theorie ergab sich aus inzwischen bekanntgewordenen Zusammenhängen zwischen dem Altern und der Entstehung von Krebs. In der gleich anstehenden Diskussion über die Gründe des menschlichen Alterns werde ich näher auf diese Hintergründe eingehen.

Diese Konkurrenztheorie besagt, daß Altern nichts mit Evolution oder mit der Aktivierung bestimmter Gene zu tun hat, sondern eher mit einer Anhäufung (oder «Akkumulation») von Fehlern in einer Zelle. Hierbei geht es also nicht um die Überlebensfähigkeit von Organismen, sondern um die der einzelnen Zellen, aus denen der Organismus besteht. Zunächst muß ich aber etwas ausholen und über Tumorzellen sprechen.

Wie bereits erwähnt, entstehen Tumorzellen, weil ein bestimmtes Ereignis die Reproduktionszyklen einer normalen Zelle durcheinanderbringt. Die Zelle beginnt sich zu teilen, hält aber dann nicht inne, sondern teilt sich weiter und weiter. Wenn es einem solchen Prä-Tumor gelingt, daß Blutgefäße in ihn einwachsen und ihn ernähren, bildet sich ein Tumor.

Es gibt Gene, die Krebs erzeugen können, wenn sie mutiert sind. Einige dieser Gene konnten bereits identifiziert und isoliert (man sagt dazu «geklont») werden, und mit jedem neuen Gen, das isoliert wird, lernen wir mehr über den Lebenszyklus einer Zelle. Durch die Untersuchung der Funktionen der nicht mutierten Gene lernen wir auch mehr über die Vorgänge, die den Lebenszyklus einer Zelle bestimmen. Wenn eine Mutation vorhanden ist, könnte für das betreffende Individuum ein Risiko bestehen, an bestimmten Tumoren zu erkranken; auch das Fehlen eines Genes kann ein Risiko darstellen.

Normalerweise besteht die Aufgabe dieser Gene natürlich nicht darin, Krebs zu verursachen. Sie sollen vielmehr den Zellzyklus überwachen und sicherstellen, daß genau die richtige Menge von Molekülen vorhanden ist und die richtigen Stoffwechselwege ablaufen. Diese regulierenden Gene lassen sich in zwei Gruppen einordnen: Die einen stimulieren Reproduktionszyklen, die anderen hemmen sie. Was hat die Ab- und Anwesenheit solcher Gene mit dem Zellzyklus zu tun? Wie wir in späteren Kapiteln sehen werden, altern und sterben auch Zellen genauso wie Menschen. Und je älter ein Mensch wird, desto höher wird die Wahrscheinlichkeit für das Auftreten bestimmter Krebsformen. Die Frage, warum das so ist, kann genausogut auf zellulärer Ebene wie den Gesamtorganismus betreffend gestellt werden. Und manche Forscher glauben, daß sie eine Antwort haben, die gut in den Zusammenhang mit der Evolution paßt.

Ein Beispiel aus der Wirtschaft

Die Antwort hat etwas damit zu tun, wie einzelne Komponenten unter dem Einfluß übergeordneter Prozesse reagieren. Was das bedeutet, möchte ich an einem Beispiel aus dem Geschäftsleben erläutern.

Seitdem Firmen multinational tätig sind, wollen sie ihre Markennamen Menschen verschiedener Sprachen und sogar verschiedener Dialekte nahebringen. Das ist auch schon mal schiefgegangen. So wollte zum Beispiel eine amerikanische Autofirma einen Wagen namens «Nova» in Lateinamerika verkaufen. Die Marketingstrategen bedachten aber nicht, daß «no va» im Spanischen «geht nicht» oder «funktioniert nicht» bedeutet. Nachdem der Wagen ungewöhnlich schlecht verkauft wurde, kamen sie schließlich darauf und änderten den Namen. Eine andere Firma wollte eine Möbelpolitur namens «Pledge» in den Niederlanden verkaufen; dieser Begriff heißt auf holländisch «Urin». Der vielleicht berühmteste Fall unterlief Coca-Cola bei der Markteinführung in China im Jahre 1920. Es wurden Schriftzeichen ausgewählt, die etwa wie «Coca-Cola» ausgesprochen werden, aber ungefähr bedeuteten: «Beiß in die wächserne Kaulquappe.» Mittlerweile wurden die Schriftzeichen geändert; die neuen bedeuten etwa: «Gut im Mund, viel Freude».

Die Hypothese

Diese Werbepannen waren deshalb so peinlich (und kostspielig), weil sehr viele Menschen damit konfrontiert wurden. Die Beispiele illustrieren jedoch gut einen Gedanken, den die oben erwähnten Wissenschaftler im Zusammenhang mit dem Alterungsprozeß von Zellen geäußert haben. Sie glauben, daß in Zellen fortgeschrittenen Alters immer öfter «fehlerhafte» Prozesse ablaufen, deren Resultate ebenso verheerend sein können wie die einer mißglückten Werbekampagne. Was sind das für Prozesse? Es handelt sich um Schutzprozesse gegen Tumorbildung, die während der Jugendphase der Zellen sehr sinnvoll sind, sich aber nun gegen die Zellen selbst wenden.

Die Vertreter dieser Hypothese vermuten, daß das Altern abläuft, um Organismen vor einem frühzeitigen Krebstod zu schützen. Oder wenigstens, um einen Prozeß zu verlangsamen, der sonst möglicherweise ein Lebewesen bereits im reproduktionsfähigen Alter in eine Krebsklinik brächte. Warum? Es ist schon seit Jahren bekannt, daß der Alterungsprozeß, dem eine Zelle in einer Zellkultur unterliegt, ihre Teilungsfähigkeit irreversibel beeinflußt. Das Altern wirkt auf die Zelle wie eine permanente molekulare Handbremse. Die Zellzyklen werden daran gehindert durcheinanderzugeraten, und damit wird das Krebsrisiko für diese Zellen minimiert. Über die endlos langen Zeiten der Evolution betrachtet, sieht diese Hypothese im Altern einen Schutzmechanismus gegen Krebs, der auf zellulärer Ebene wirksam wird. Und der vor allem jüngeren Organismen zugute kommt. Die meisten Hinweise für diese Hypothese stammen aus Experimenten mit Zellkulturen. Die Hypothese weist eine interessante Symmetrie auf: Wir altern, um nicht aus anderen Gründen zu sterben.

Krebs und Reproduktionsfähigkeit

Die Vorstellung eines «Schutzes vor Krebsentstehung» hat Folgen für die Überlebensfähigkeit der gesamten Spezies. Wenn es stimmt, daß wir altern, um keinen Krebs zu bekommen, haben wir damit einen Grund für das Altern gefunden. Aber steht dies nicht im Widerspruch zu dem, was wir vorhin festgestellt haben, nämlich daß das Altern für die natürliche Auslese belanglos ist? Eigentlich nicht. Der Alterungsprozeß kann ja einfach eine schädliche Nebenwirkung eines Vorgangs sein, der sich bei chronologisch älteren Individuen einstellt, eines Vorgangs, der jüngere Organismen vor Krebs schützt. Sobald ein Lebewesen sich nicht mehr vermehren kann, findet kein Selektionsdruck mehr statt. Aber die Anti-Krebs-Maschinerie in seinen Zellen funktioniert weiter – und es gibt nichts, um den Organismus vor den schädlichen Nebenwirkungen zu schützen. Allerdings gibt es in dieser Theorie zahlreiche Punkte, die noch miteinander vereinbart werden müssen. Können *alle* Zellschäden des Alterungsprozesses bestimmten Zellzyklusdeterminanten zugeordnet werden, die ihren Hauptzweck verloren haben? Was führt dazu, daß die Reproduktionsfähigkeit irgendwann nachläßt? Warum *steigt* die Krebswahrscheinlichkeit bei Älteren? Diese und andere Fragen müssen noch durchdacht und experimentell untersucht werden. Der größte Beitrag dieser Theorie hat jedoch nichts mit den Einzelheiten oder sogar mit der Idee überhaupt zu tun. Diese Hypothese stellt eine Verbindung dar zwischen der Evolution und Vorgängen auf der Ebene von Zellen. Das unterscheidet diese Theorie von den anderen, die wir bisher gesehen haben und die sich auf Ereignisse konzentrieren, die Organismen als Ganze betreffen. Die Verengung des Blickwinkels erweitert hier sogar den Horizont und stellt interne zelluläre Alterungsmechanismen in ihren ganz speziellen historischen Kontext. Sie ist die erste von sehr vielen Hypothesen, die eine einzige zelluläre statt einer organismischen Perspektive anbietet. Die Vereinigung dieser Theorien wird einmal eines der aufregendsten Ereignisse der Wissenschaftsgeschichte werden.

Zusammengefaßt

Dieses gesamte Kapitel sollte als deutlicher Hinweis darauf dienen, daß unsere so liebgewonnenen Alltagsdefinitionen von Altern und Tod einem kritischen Hinterfragen durch die Wissenschaft nicht standhalten können. Dabei begann die Diskussion reichlich unschuldig. Wir nahmen an, daß wir besser mit dem Begriff des Alter(n)s umgehen könnten, wenn wir den Tod, den Endpunkt des Alterns, genau definieren könnten. In den beiden ersten Kapiteln haben wir dann aber gesehen, daß es eine Todesdefinition, die uns diesen Luxus erlauben würde, ob für Wirbellose oder für Menschen, nicht gibt.

Mit demselben Ziel versuchten wir in diesem Kapitel, Altern und Tod in den Kontext der Evolution einzubetten. Wir untersuchten die Wurzeln der natürlichen Auslese und diskutierten das Altern aus einer historischen und zellulären Perspektive. Überraschenderweise fanden wir, daß es möglicherweise überhaupt keinen zentralen biologischen Zweck für das Altern gibt. Tatsächlich können die Alterserscheinungen nur die evolutiven Nebenwirkungen von genetischen Prozessen sein, die wir normalerweise einsetzen, um unser Reproduktionspotential vor Schaden zu schützen. Wir sind jetzt möglicherweise um einige Vorurteile ärmer, ohne jedoch eine Entschädigung dafür erhalten zu haben.

Wenn uns das enttäuscht, dann nur, weil wir bereits mit vielen Mythen aufgewachsen sind und sie fest in unser Weltbild eingebaut haben. In Wirklichkeit kann Altern etwas ganz anderes sein, die Ideen schwieriger zu definieren, der Zweck schwerer zu erkennen.

Vielleicht ist es ein biologischer Luxus, daß wir in gesundem Zustand solche Abstraktionen diskutieren können. Wir können uns nur deswegen mit solchen Ideen befassen, weil es uns gelungen ist, durch Medizin, Gesundheitswesen und gesunden Menschenverstand die Prozesse zu bekämpfen, die uns normalerweise zerstören würden. Wir können uns mit solchen Theorien auseinandersetzen, weil wir evolutive Outlaws sind, weil wir die normalen Mechanismen der natürlichen Auslese teilweise außer Kraft gesetzt haben. Glücklicherweise hat die Erde unsere Spezies nicht wie ein verschlagener Wildwestsheriff in der Mitte unserer reproduktionsfähigen Zeit ausgelöscht.

Teil 2

Wie altern wir?

Einleitung

Der Letzte Wille eines Menschen erscheint uns manchmal recht sonderbar. Als einer der merkwürdigsten kann sicher der von Charles Millar gelten.

Zu Lebzeiten war Millar ein stiller Mann. Freunde beschrieben ihn sogar als regelrecht zugeknöpft. Aber er hatte noch eine andere, viel interessantere Seite. Millar war ein kanadischer Rechtsanwalt und, aber das wußten nur wenige, steinreich. Vielleicht weil er sich überlegt hatte, daß es nach seinem Tod unnötig sein würde, sein Vermögen weiter geheimzuhalten, packte er seine ganze Schrulligkeit und seinen Witz in seinen Letzten Willen. Dieser bestand darin, große Geldbeträge zu vererben, die jedoch an bestimmte Bedingungen geknüpft waren. Damit wollte Millar der Welt ihre Habgier vor Augen halten und zeigen, wozu Menschen bereit sind, um zu Geld zu kommen – und sei es zu dem von einem Toten.

Einige seiner Opfer kannte er beruflich, so einige Richter und Pastoren. Manche von ihnen hatten sich oft und öffentlich gegen das Glücksspiel ausgesprochen. Einer der Richter urteilte in Fällen, bei denen es um Glücksspiel ging, immer besonders streng. Einer der Pastoren hielt flammende Kanzelreden über die Verderbnis, die die Spielsucht zeitigt. Diesen beiden vermachte er Anteile an einer Pferderennbahn, deren Annahme sie gleichzeitig zu Mitgliedern eines Wettklubs machten. Beide nahmen ohne zu zögern an.

Andere Pastoren predigten vor allem gegen die Trunksucht. Sie waren natürlich Abstinenzler und wechselten sogar die Straßenseite vor einer Bar. Millar vermachte ihnen lukrative Anteile der örtlichen Brauerei, und nur einer der Pastoren schlug das Erbe aus.

Bei der kuriosesten Klausel ging es jedoch nicht um ein Laster, sondern ums Kinderkriegen. Die Presse nannte sie das «Baby-Derby». Millar verfügte, daß ein erheblicher Teil seines Vermögens der Frau zukommen sollte, die innerhalb von zehn Jahren nach seinem Tod in Toronto die größte Anzahl von Kindern geboren haben würde. Alle müßten den gleichen Vater haben.

Die kanadischen Sozialbehörden, von seinen Verwandten ganz zu schweigen, waren entsetzt und versuchten, die Klausel anzufechten. Aber Millar hatte sie mit seinem juristischen Fachwissen wasserdicht formuliert.

Genau zehn Jahre nach Millars Tod sprach das Vormundschaftsgericht von Toronto vier Frauen, die jeweils neun Kinder hatten, eine halbe Million Dollar zu. Bevor sie das Geld erhielten, mußten sie als letzte Bedingung noch öffentlich Werbung für Geburtenkontrolle machen. Was sie auch taten. Millar hatte noch im Grab seinen Spaß.

Worum es in diesem Teil gehen soll

Im Alter kommen oft interessante Züge zum Vorschein, und ein Letzter Wille kann uns viel über den Verstorbenen sagen. Millars Letzter Wille war schon fast eine Performance-Kunst und eine beißende Satire auf die Macht der Gier über moralische Grundsätze. Seine Idee hatte große öffentliche Resonanz und schien so sein Leben noch über den Tod hinaus etwas zu verlängern. Sie verschaffte ihm sogar so etwas wie Unsterblichkeit, zumindest bei denen, die Bücher über Letzte Willen lesen.

Der Wunsch, in irgendeiner Weise über das Grab hinaus am Leben zu bleiben, ist weit verbreitet. Viele Menschen haben das Bedürfnis, sich ein Denkmal zu setzen, das ihr biologisches Ende überdauert. In diesem Abschnitt werden wir uns mit dem Altern und dem Tod von acht Berühmtheiten beschäftigen, Menschen, die ihrem Jahrhundert eine unauslöschliche Erinnerung hinterlassen haben. Doch nur ihre Werke sind unsterblich. Auch sie machten beim Blick in den Spiegel die gleichen Erfahrungen wie wir: Unser Äußeres ändert sich, und irgendwann wird uns unsere Sterblichkeit bewußt wie ein schlechter Scherz.

Doch woraus genau bestehen diese biologischen Veränderungen? Auf was reagiert der Überlebenswille (was immer das ist)? Was geschieht mit unserem Körper im Lauf der Jahre? Zur Beantwortung dieser Fragen werden wir uns jetzt mit den Einzelheiten der Uhr des Lebens beschäftigen. Wir beginnen mit Haut und Haaren und untersuchen, wie die Jahre unser Äußeres verändern. Dann betrachten wir das Innere unseres Körpers, zunächst Muskeln, Knochen und Gelenke, dann Herz und Lungen. Wir schauen uns an, wie sich im Laufe der Jahre die Fähigkeit verändert, eine Schokoladentorte zu verdauen. Zuletzt soll es dann um die Fortpflanzung gehen.

Wir werden dabei auf ein interessantes Phänomen stoßen: Einige unserer Zellen hören einfach nach einer gewissen Zeit auf zu arbeiten und sterben ab. Dadurch wird das entsprechende Zellgewebe beeinträchtigt. Wenn immer mehr Zellen betroffen sind, treten irgendwann Alterserscheinungen auf.

Allerdings werden wir feststellen, daß diese Erscheinungen unterschiedlich schnell auftreten. Manche Gewebe bleiben viele Jahrzehnte voll funktionsfähig, während bei anderen der Alterungsprozeß schon früh einsetzt. Es ist so ähnlich wie bei einem Haus. Um manche Dinge muß man sich schon bald kümmern – die Wände werden unansehnlich, eine Scheibe geht kaputt, der Putz bröckelt. Anderes muß man nur selten reparieren, den Schornstein zum Beispiel oder das Fundament. Warum Alterungsprozesse auch in unserem Körper unterschiedlich schnell verlaufen und was diesen Vorgang auslöst, das sind die großen Fragen der Altersforschung.

Und noch etwas wird uns auffallen. Jeder Mensch altert ein wenig anders. Altern ist ein sehr persönlicher, sehr individueller Prozeß. Man kann zwar einiges verallgemeinern, aber das Würfelspiel der Gene verlangt Verschiedenartigkeit. Außerdem werden die einzelnen Abläufe auch durch den persönlichen Lebensstil beeinflußt, worauf wir im letzten Abschnitt eingehen wollen. Ich werde Begriffe wie «junge Erwachsene» zur Beschreibung von Vorgängen im Alter nach der Pubertät (bis etwa 20 Jahre) und «ältere Erwachsene» für über 50jährige verwenden. Dabei soll uns jedoch stets bewußt sein, daß es viele Ausnahmen vom «durchschnittlichen Altern» gibt, über das wir hier oft reden. Lassen Sie uns nach diesen Vorbemerkungen nun zu unserer Reise in die Uhr des Lebens aufbrechen. Unser erster Blick fällt in den Schlafzimmerspiegel einer berühmten Schriftstellerin. Was sie dort entdeckte, war jedoch gar nicht witzig.

4

Das Altern von Haut und Haaren

«Meine Haut ist ganz gescheckt, überall schwarze und weiße Flecken und alle möglichen seltsamen Zwischentöne», schrieb Jane Austen verärgert in ihr Tagebuch. «Ich bin sicher, daran ist nur die Galle schuld.»

Die berühmte Schriftstellerin beschrieb die Hautveränderungen infolge der Krankheit, an der sie seit zwei Jahren litt und die sie schließlich das Leben kosten sollte. Austen litt an der Addison-Krankheit, was die Ärzte damals aber noch nicht wußten, derselben Krankheit, die über 100 Jahre später auch John F. Kennedy befallen sollte. Austen dachte, sie sei das Opfer ihrer Körpersäfte, insbesondere einer «schlechten Galle», eine damals in der westlichen Welt weitverbreitete Krankheitsvorstellung. Erst 150 Jahre später, 1964, wurde die richtige Diagnose gestellt, als ein Arzt im «British Medical Journal» sich mit ihren bemerkenswert genauen Tagebuchaufzeichnungen befaßte.

Der Mediziner fand eine perfekte Beschreibung der Symptome der Addisonschen Krankheit, einer tückischen fortschreitenden Störung der Nebennierenrinden. Diese Organe produzieren eine Reihe wichtiger Hormone und sitzen auf den Nieren wie eine Kappe. Ihr Versagen führt zu einem massiven Blutdruckabfall, Gewichtsverlust und ständiger Müdigkeit. Normalerweise wird die Krankheit mit Steroidhormonen behandelt. Erfolgt keine Therapie, kommt es bald zu einer Überproduktion des Hautfarbstoffs Melanin. Durch dieses Pigment nimmt die Haut eine wesentlich dunklere Tönung an, und der ganze Körper ist von ungleichmäßigen, schwarz-weiß-braunen Flecken übersät.

Die Krankheit löste bei Jane Austen mit Ende 30, auf dem Höhepunkt ihres Talents und ihres Erfolges, den körperlichen Verfall aus. Geboren worden war sie als zweite Tochter und siebtes von acht Kindern im Haushalt eines Pfarrers. Mit 20 schrieb sie ihren ersten Roman, «Sense and Sensibility» («Gefühl und Verstand»). In diesem Buch beschrieb sie den Alltag ganz gewöhnlicher Leute und gab damit dem englischen Roman seinen eigenwilligen modernen Reiz. Mit 33 hatte sie Werke geschrieben, welche die englische Prosa für immer verändern sollten. Durch ihre Gewohnheit, auch ganz alltägliche Details zu notieren – hier in Form einer Tagebuchaufzeichnung – konnte der englische Arzt später schließlich ihre Krankheit diagnostizieren.

Im Winter 1815/16 wurde Austen schwach und chronisch müde. Sie bekam heftige Rückenschmerzen. Obwohl sie weiter schrieb, begannen ihre Gelenke zu schmerzen, und Fieber stellte sich ein. Ihre Verdauungsstörungen (ebenfalls typisch für die Addison-Krankheit) behandelte sie mit den damals bekannten Mitteln. Dadurch wurde ihre Übelkeit nur noch stärker, und ihr Gesamtzustand verschlechterte sich stetig.

Was sie vielleicht am meisten störte, waren die Veränderungen in ihrem Gesicht. Am Neujahrstag 1817 hatte ihre Haut eine nicht gesellschaftsfähige schwarz-weiß-braune Scheckung angenommen. Als Erklärung wurde vermutet, etwas von der mysteriösen «schlechten Galle» sei in ihr Blut eingedrungen. Austen verbrachte den größten Teil dieses Winters auf der Couch und nutzte die Energie, die sie noch hatte, zur Beobachtung ihrer Haut und zur Beschreibung des Krankheitsverlaufs. Wegen der Schmerzen in ihren Händen schrieb sie immer weniger. Ihr letzter Roman, «Sandition», den sie im Frühjahr 1817 noch vollenden konnte, war eine beißende Satire auf das englische Gesundheitssystem ihrer Zeit.

Sie starb am 18. Juli 1817. Die sterbende Schriftstellerin wurde von ihrer Familie noch von ihrem Zuhause in Chawton zu einem Facharzt nach Winchester gebracht, was natürlich nichts mehr nutzte. Ihre letzten Worte richtete sie an ihren Lieblingsbruder Henry, dem sie zuflüsterte: «Ich will nur noch sterben.» Um 4.30 Uhr wurde ihr Wunsch erfüllt.

Das Altern der Haut

Im Jahre 1849 beschrieb Dr. Thomas Addison die oben genannte Krankheit, die daraufhin seinen Namen erhielt. Ursache des auch als «Primäre Nebennierenrindeninsuffizienz» bezeichneten Leidens ist der Mangel an bestimmten Hormonen, den sogenannten Kortikosteroiden. Wenn die fehlenden Hormone nicht von außen zugeführt werden, ist die charakteristische Färbung der Haut ein guter Anhaltspunkt für das Fortschreiten der Krankheit.

An dieser Stelle wollen wir diesen Aspekt der Addison-Krankheit zur Beschreibung des Alterungsprozesses der Haut nutzen. Anders als bei Austen ist das Altern der Haut nicht nur auf die Überfunktion eines Melanin-Gens in bestimmten Zellen beschränkt. Mit zunehmendem Alter werden fast alle Schichten der Haut vom Altern betroffen. Weil es sich dabei um dramatische Veränderungen handelt, können wir den Stand unseres Erdendaseins am besten am Zustand unserer Haut ablesen. Deswegen sollen deren Veränderungen hier beschrieben werden. Wir beginnen mit einer kurzen Einführung in die Anatomie unserer Haut und sprechen dann davon, was beim Älterwerden passiert.

Ein wenig Anatomie

So schrecklich Jane Austen ihren Teint gefunden haben mag – die menschliche Haut ist wirklich etwas Wunderbares. Sie schützt den Körper vor Umwelteinflüssen und vor vielen Krankheitserregern, reguliert seine Temperatur und steht in ständigem Kontakt zum Gehirn. Ihr Gewicht beträgt etwa 2,7 kg, die Oberfläche etwa 1,8 Quadratmeter. Schon lange ist sie wegen ihrer Empfindlichkeit, Elastizität und Haltbarkeit unerreichtes Vorbild für Ingenieure.

Auch wenn es auf den ersten Blick nicht den Anschein hat, besteht die Haut aus mehreren Schichten. Die drei Hauptschichten heißen von außen nach innen Epidermis (Oberhaut), Dermis (Lederhaut) und Subcutis (Unterhaut). Jede dieser Schichten kann nochmals in Unterschichten eingeteilt werden, wobei jede eine spezifische Funktion erfüllt. Wir betrachten nun Struktur und Biochemie einiger dieser Schichten und beschreiben deren Veränderungen im Laufe des Alterungsprozesses.

Die Epidermis ist die äußere, normalerweise sichtbare Schicht. Sie besteht aus Zellen, die ein robustes Protein namens Keratin produzieren. Obwohl insbesondere unsere Nägel aus diesem Material bestehen, kommt es doch auch überall sonst in den Körperoberflächen vor. Diese Substanz macht die Haut wasserabweisend. Neben den Keratin produzierenden Zellen gibt es noch die Melanozyten. Diese produzieren insbesondere das Protein Melanin, den Stoff, der die natürliche Hautfarbe erzeugt. Durch eine Überproduktion dieses Stoffes entstanden auch die Flecken in Jane Austens Gesicht.

Diese und andere Zelltypen kommen in großer Zahl in der Epidermis vor. Sie wachsen ständig neu heran, bilden allmählich die äußersten Hautschichten und werden schließlich als Hautschuppen abgestoßen. Betrachten Sie an einem sonnigen Tag einmal den Staub in Ihrer Wohnung. Durchschnittlich 75 % des Hausstaubs bestehen aus abgestorbenen Hautzellen. Das überrascht nicht, wenn man nachrechnet, daß man bis zum Alter von 70 Jahren etwa 18 kg Hautzellen abgestoßen hat.

Unterhalb der Epidermis befindet sich die Dermis. Diese Schicht verleiht der Haut Festigkeit, Dehnbarkeit und Elastizität. Diese Eigenschaften werden ebenfalls durch bestimmte Proteine bewirkt. Eines dieser Proteine ist zum Beispiel das Kollagen. Es kann mit anderen Kollagenmolekülen lange Ketten bilden und sich zusammenlagern wie ein Klettverschluß. Durch diese sogenannte Quervernetzung (englisch «Cross-linking») erhält die Haut ihre Struktur und Stabilität. Ein anderes Protein ist das Elastin. Wie sein Name verrät, bewirkt es die Dehnbarkeit und die Elastizität der Haut. Dieses Protein bewirkt, daß die Haut nach einer Streckbewegung wieder in ihre ursprüngliche Form zurückkehrt. Würden diese Proteine nicht mehr gebildet, hätte das erhebliche Auswirkungen auf die physikalischen Eigenschaften der Haut. Genau dies ist beim Altern der Fall.

Die innerste Hautschicht ist die Subcutis oder Unterhaut. Sie besteht im wesentlichen aus einer Schicht von Fettzellen. Zahlreiche Fasern durchziehen diese Schicht und verbinden die Dermis mit den darunter liegenden Muskeln und Blutgefäßen. Die Unterhaut stellt die Verbindungsschicht zwischen der Haut und den inneren Körpergeweben dar. Hier befinden sich auch Nervenendigungen, die sogenannten Vater-Pacinischen Tastkörperchen, die auf äußere Druckreize reagieren und diese weiterleiten.

Weitere «Hautanhangsgebilde» durchziehen alle drei Zellschichten. So gibt es über drei Millionen Schweißdrüsen, die zur Regulation der Körpertemperatur unentbehrlich sind. An einem schönen Sommertag erzeugen sie fast zwei Liter Schweiß, in Wüstenklima können sogar bis zu knapp 10 Liter Flüssigkeit pro Tag produziert werden. Weiterhin finden wir Haarfollikel, aus denen, wie Sie sich fast gedacht haben, Haare wachsen. Daran angelagert befinden sich Talgdrüsen, deren ölige Ausscheidungsprodukte unsere Haut weich und geschmeidig halten.

Schminken einst und jetzt

Natürlich wirken sich die Alterungsprozesse auf alle drei Schichten der Haut aus. Und weil die Haut nun einmal unser Äußeres bedeckt, war sie, historisch gesehen, das erste Schlachtfeld in dem menschlichen Kampf gegen das unerbittliche Ticken der Uhr des Lebens.

Beide Geschlechter verwendeten die verschiedensten Materialien, um ihre Haut zu bemalen, zu tönen oder auf andere Weise zu verändern. Historisch sind Fälle bekannt, wo die Schminkkunst solche Perfektion erreichte, daß sich der Gesetzgeber zum Einschreiten genötigt sah. Im Jahre 1770 verabschiedete das britische Parlament ein Gesetz, das unter anderem bestimmte,

> *«... daß Frauen gleich welchen Alters, Standes oder Profession, ob Jungfern, Mädchen oder Witwen, so sie sich die Ehe erschleichen, indem sie Wohlgerüche, Farben, kosmetische Tinkturen, künstliche Zähne oder falsches Haar benutzen, den Strafen der Gesetze gegen die Hexerei verfallen und die Heirat für null und nichtig erklärt werde.»*

Die Verwendung von Make-up hatte jedoch auch oft böse Folgen nicht juristischer Natur. Die Männer im alten Griechenland zum Beispiel pflegten ihre Gesichter mit einem weißen Puder zu bestäuben, bevor sie Rouge auflegten. Die Zusammensetzung dieses Pulvers blieb über die nächsten Jahrtausende im wesentlichen unverändert, und das Mittel bleichte so manches europäische Antlitz. Unglücklicherweise enthielt es sehr viel Blei, das sich wie Säure in die Körper fraß und zu Geistesstörungen, Entstellungen der Haut und ungezählten frühen Todesfällen führte.

Das Rouge war auch nicht viel besser. Zwar bestand die Grundlage meist aus einer milden Kombination von Gemüse- und Obstsäften, aber die Farbpigmente wurden mit einem roten Quecksilbersulfid namens Zinnober verstärkt. Von den Lippen oder über die Haut fand das Quecksilber Zugang zum Blutkreislauf. Es kann nur spekuliert werden, wie viele Fehl- und Totgeburten, Behinderungen und andere pathologische Befunde auf das Konto solcher Schwermetallvergiftungen gingen. Heutzutage sind die von der Kosmetikindustrie benutzten Substanzen genau bekannt, unterliegen strengen Vorschriften und sind sehr sicher. Aber historisch gesehen war der Preis, den wir zu zahlen hatten, um den natürlichen Zustand unserer drei Hautschichten zu verändern, sehr hoch.

Warum Make-up?

Trotz der hochentwickelten Kosmetikindustrie kann keine Formel der Welt den unausweichlichen Alterungsprozeß unserer Hautschichten völlig verbergen. Dieses Altern erfolgt bei jedem unterschiedlich schnell und hängt, was vielleicht nicht verwunderlich ist, direkt davon ab, wie stark die Haut direkt den Elementen ausgesetzt ist. Altern verändert die Lebensdauer der Hautzellen ebenso wie die Zusammensetzung und die Menge der Moleküle, die sie absondern. Wir werden uns nun einige dieser Vorgänge ansehen und beginnen mit dem deutlichsten Zeichen der Alterung der Haut, der Bildung von Falten.

Falten und Grübchen

Faltenbildung erfolgt aus vielerlei Gründen. Grübchen im Gesicht entstehen durch die Bewegungen unserer Gesichtsmuskulatur. So läßt etwa 200 000maliges Stirnrunzeln eine bleibende Spur. Je älter wir werden, um so leichter entstehen durch diese Muskelbewegungen Falten. Die Alterungsvorgänge betreffen dabei alle drei Hautschichten (Abb. 9).

Betrachten wir die Epidermis. Wie Sie sich erinnern, werden abgestorbene Hautzellen abgestoßen und von innen heraus durch neue ersetzt. Wenn wir älter werden, bilden sich allmählich weniger neue Zellen, als alte abgestoßen werden. Dadurch wird die Haut dünner und sieht auch anders aus. Die nachwachsenden Zellen sind allgemein weniger organisiert, ihre Anordnung ist weniger gleichmäßig und wird uneben. Diese Unebenheit macht sich vor allem an Körperpartien bemerkbar, die nicht von Kleidung bedeckt werden; der Effekt ist besonders deutlich bei Personen, die sich viele Jahre ihres Lebens im Freien aufgehalten haben. Der Zellverlust und die sinkende Organisationsstruktur lassen die Haut empfindlicher gegen Faltbewegungen werden, es entstehen Falten.

Auch die zweite Hautschicht, die Dermis, altert. Wie erwähnt erzeugen die Zellen dieser Schicht das Protein Kollagen, das unsere Haut durch Quervernetzungen stärkt. Diese Vernetzungen werden mit dem Alter immer fester und gleichzeitig wesentlich langsamer durch neue ersetzt. Dadurch wird die Haut weniger geschmeidig, und das Gewebe verliert viel von seiner Flexibilität. Die Elastinfasern, die für die Dehnbarkeit sorgen, werden im Alter langsam brüchig. Dadurch kann die Haut die Bewegungen von Armen und Beinen nicht mehr so gut nachvollziehen. Zusammen mit dem Kollagenverlust führen diese Veränderungen insgesamt dazu, daß sich leichter Falten und Grübchen bilden. Weil die Haut nach einer Streckbewegung auch nicht mehr so leicht in ihre Ausgangsposition zurückkehren kann, können sich leichter Runzeln bilden.

Warum entstehen Runzeln und Falten?

Die menschliche Haut ist enormen Beanspruchungen ausgesetzt. Im Alter bleibt dies nicht ohne Folgen.

Unsere Haut muß die Bewegungen des Körpers mitmachen, die Bewegungen von Muskeln und Blutgefäßen ausgleichen und sich der Körperform anpassen. Im Alter läßt die Elastizität nach, was zur Faltenbildung führt. Daran sind alle Hautschichten beteiligt.

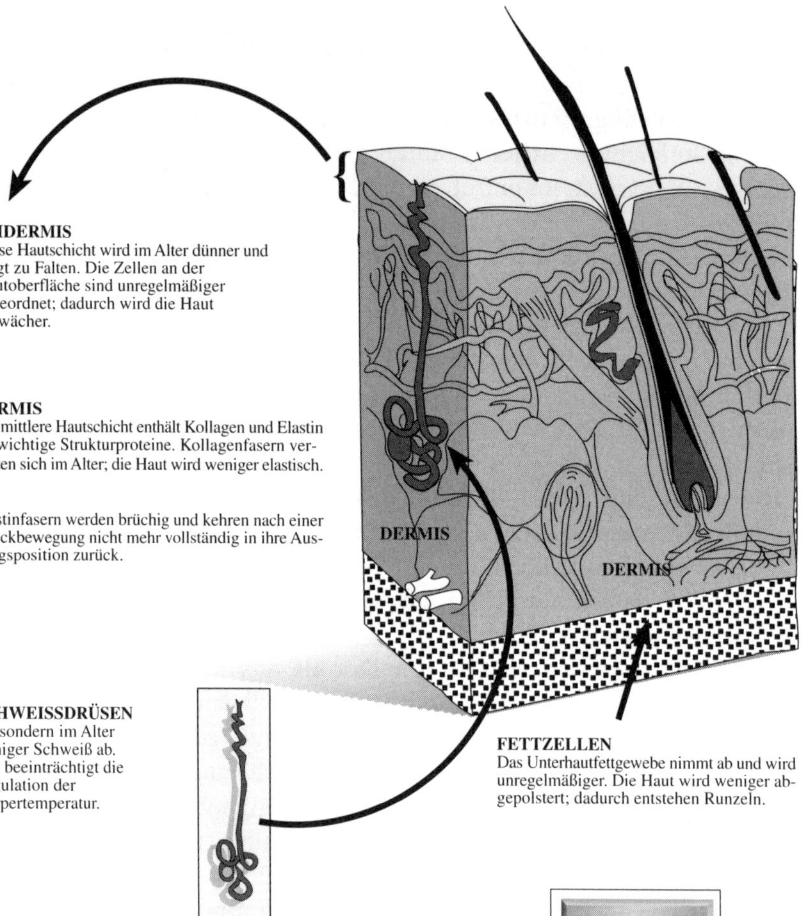

EPIDERMIS
Diese Hautschicht wird im Alter dünner und neigt zu Falten. Die Zellen an der Hautoberfläche sind unregelmäßiger angeordnet; dadurch wird die Haut schwächer.

DERMIS
Die mittlere Hautschicht enthält Kollagen und Elastin als wichtige Strukturproteine. Kollagenfasern vernetzen sich im Alter; die Haut wird weniger elastisch.

Elastinfasern werden brüchig und kehren nach einer Streckbewegung nicht mehr vollständig in ihre Ausgangsposition zurück.

SCHWEISSDRÜSEN
Sie sondern im Alter weniger Schweiß ab. Das beeinträchtigt die Regulation der Körpertemperatur.

FETTZELLEN
Das Unterhautfettgewebe nimmt ab und wird unregelmäßiger. Die Haut wird weniger abgepolstert; dadurch entstehen Runzeln.

ABB. 9

Andere Schichten

Der Alterungsprozeß macht nicht an den Hautschichten halt. Auch die Fettschicht (Hypodermis), die unter der Haut liegt, altert. Diese Schicht verliert allmählich Fett, aber nicht gleichmäßig. Dadurch wird die Hypodermis zu einer weniger glatten Unterlage für die drei Hautschichten und tritt an bestimmten Stellen deutlicher hervor. Durch den Fettverlust nimmt die Verankerung der Fasern, welche die Schicht durchziehen und die Haut mit den Muskeln verbinden, langsam ab. In Verbindung mit der schwindenden Muskelkraft (und sogar dem Verlust an Knochenmasse) bedeutet dies, daß die Haut leichter von der Schwerkraft nach unten gezogen werden kann. Dadurch wird die Bildung von Runzeln noch unterstützt.

Auch die Schweiß- und Talgdrüsen sind betroffen. In jüngeren Jahren werden die Schweißdrüsen durch Nervensignale dazu angeregt, kühlenden Schweiß an die Hautoberfläche abzugeben. In höherem Alter nimmt dieser Nervensignalfluß deutlich ab. Daher ist es für ältere Menschen schwieriger, mit hohen Temperaturen zurechtzukommen. Die Talgdrüsen produzieren weniger hautpflegende Substanzen. Ohne ihre Sekrete wird die Haut trocken, spröde und sehr empfindlich gegenüber Reibung. Die Haut wird also stärker geschädigt, und gleichzeitig funktionieren die Reparatursysteme nicht mehr so gut. Dadurch kommt es zu dramatischen Veränderungen in unserem Aussehen.

Die Körperhülle

Die Veränderungen der Hautstruktur wirken sich auf das gesamte Aussehen aus, am auffälligsten natürlich im Gesicht (Abb. 10). Hier machen sich zum Beispiel die Veränderungen im Elastingehalt zusammen mit dem ins Rutschen kommenden Unterhautfettgewebe besonders unter unserem Kinn bemerkbar. Hier bildet sich oft eine mächtige Runzel, das sogenannte Doppelkinn. Der optische Eindruck wird noch verstärkt durch den vorhin erwähnten Knochenschwund, durch den das Kinn zu schrumpfen oder sich zurückzuziehen scheint.

Das Altern der Haut betrifft natürlich nicht nur die Kinnpartie. Nase und Ohren werden im Alter breiter und länger. Fett und Flüssigkeiten sammeln sich in den Hautbereichen unterhalb der Augen an: Es entstehen Tränensäcke. Durch die Einlagerung dunkler Pigmente entsteht der Eindruck von eingefallenen Augen.

Die Veränderungen der drei Hautschichten sind am ganzen Körper

So altert das Gesicht

Im Gesicht macht sich die Alterung der Haut besonders bemerkbar.

Die linke Zeichnung zeigt einen Mann mittleren Alters, die rechte Zeichnung, wie er 30 Jahre später aussehen wird.

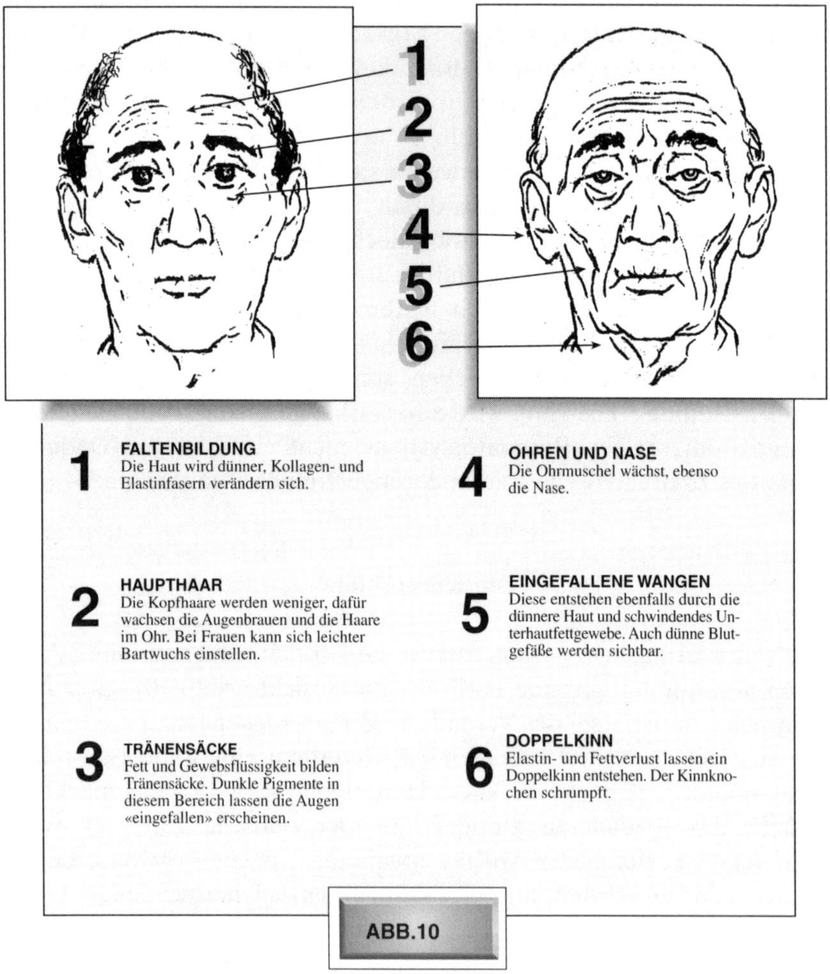

1 FALTENBILDUNG
Die Haut wird dünner, Kollagen- und Elastinfasern verändern sich.

2 HAUPTHAAR
Die Kopfhaare werden weniger, dafür wachsen die Augenbrauen und die Haare im Ohr. Bei Frauen kann sich leichter Bartwuchs einstellen.

3 TRÄNENSÄCKE
Fett und Gewebsflüssigkeit bilden Tränensäcke. Dunkle Pigmente in diesem Bereich lassen die Augen «eingefallen» erscheinen.

4 OHREN UND NASE
Die Ohrmuschel wächst, ebenso die Nase.

5 EINGEFALLENE WANGEN
Diese entstehen ebenfalls durch die dünnere Haut und schwindendes Unterhautfettgewebe. Auch dünne Blutgefäße werden sichtbar.

6 DOPPELKINN
Elastin- und Fettverlust lassen ein Doppelkinn entstehen. Der Kinnknochen schrumpft.

ABB.10

zu beobachten. Überall erscheinen «Altersflecken». Es sind dies vergrößerte Ansammlungen von Pigmentzellen, die unregelmäßig angeordnet sind. Mit zunehmendem Alter bekommen wir mehr Leberflekke und verlieren Blutkapillaren, die die Hautzellen versorgen. So ändert sich allmählich der rosa Farbton der jungen Haut. Mit dem Schrumpfen des Unterhautfettgewebes treten Blutgefäße und Knochen hervor, und an den Beinen erscheinen Krampfadern als kleine, blaue Linien.

Ein haarsträubendes Vermögen

Unser Alter kann man auch gut am Zustand der Haare ablesen. Im folgenden Abschnitt wollen wir einen Vorgang untersuchen, der das Selbstbewußtsein von Millionen von Männern und Frauen auf eine schwere Probe stellt: altersbedingten Haarausfall. Die Haarpracht ist für viele Menschen so bedeutend für das Wohlbefinden, daß von kommerziellen Forschungsinstituten Millionenbeträge dafür ausgegeben werden, um diesen Aspekt des Alterns zu verstehen – und aufzuhalten. Einer der frühen Haarforscher war ein gutaussehender junger Mann namens John Breck. Er war bekannt für sein Temperament, und sein Entsetzen über den ständig fortschreitenden Haarausfall, den er täglich im Spiegel beobachten konnte, verursachte mehr als nur einen Wutausbruch.

Der Feuerwehrhauptmann aus Massachusetts hatte bereits mit 25 fast sein gesamtes Haar verloren. Die Ärzte erklärten ihm, daß dagegen kein Kraut gewachsen sei und daß er sich damit abfinden solle. Doch genau das tat er nicht. Statt dessen kündigte er und beschäftigte sich fortan hauptberuflich mit Versuchen, die Reste seines Skalps zu retten.

Als erstes verwandelte er seine Wohnung in ein Haarforschungslaboratorium. Er braute allerhand (nutzlose) Tinkturen, um den Haarausfall zu stoppen. Er erfand und verbesserte Methoden der Kopfmassage. Und irgendwann eröffnete er im Städtchen Springfield sogar eine Haarklinik. Schließlich kam er durch die Erfindung einer Reihe von Haarshampoos für normales, trockenes und fettiges Haar auch noch zu Geld. Damit war der Grundstein gelegt – Produkte unter seinem Namen werden in den USA heute noch verkauft. Dennoch gelang es Breck nicht, auch nur ein einziges Haar auf seinem Kopf wieder zum Sprießen zu bringen.

Haare und Beruf

Wie John Breck zu seinem Leidwesen feststellen mußte, sind die Veränderungen unseres Haarwuchses nur ein weiteres Beispiel für den unaufhaltsamen Vorgang des Alterns. Erst vor ganz kurzer Zeit – und unter bestimmen Bedingungen – gelang es, medikamentös in diese Vorgänge einzugreifen. Die Veränderungen unserer Haarpracht betreffen bekanntlich zwei Aspekte: Unsere Haare werden weniger, und die verbleibenden verändern ihre Farbe. Nach einem kurzen Blick auf die Anatomie der Haare wollen wir auf beide Punkte näher eingehen.

Haare entstehen in den Haarfollikeln der Haut (Abb. 11). Die Haut eines Erwachsenen enthält ca. 5 Millionen solcher Follikel, etwa 120 000 davon bilden das Haupthaar. Die Haare selbst sind natürlich kein lebendes Gewebe und können daher auch nicht wachsen. Allein die Follikelzellen bewirken die Verlängerung. Als sogenannte Keimzentren werden diese Zellen von eigenen Blutgefäßen versorgt. Wenn sie ordnungsgemäß funktionieren, erzeugt jedes Follikel ein Haar, indem es tief innen lange Proteinketten absondert und diese an das Ende des entstehenden Haares anlagert. Das entstehende Haar wird dann mechanisch durch eine Hautpore nach außen geschoben.

Die Follikel der Kopfhaut leisten ganze Arbeit: Alle zusammen können in 24 Stunden ca. 30 Meter Proteinketten erzeugen, die für 11 Kilometer Haar pro Jahr ausreichen (ein typisches Kopfhaar wächst etwa 1,3 cm pro Monat). Die Follikel sind allerdings nicht alle gleichzeitig aktiv. Der Haarwuchs erfolgt vielmehr in Zyklen. Jeder Haarfollikel produziert während einer Zeitspanne von drei bis fünf Jahren Protein und legt dann eine Ruhepause von etwa drei Monaten ein. Dann beginnt er von neuem, wobei die Gründe hierfür unklar sind. Zellen mit unterschiedlichen Wachstumszyklen sind gleichmäßig über die Kopfhaut verteilt; etwa 10 % der Follikel befinden sich jeweils in der Ruhephase.

Ein Follikel enthält aber nicht nur haarproduzierende Zellen. Es gibt noch weitere Zellen, die für die Färbung des entstehenden Haares sorgen. Diese Zellen heißen Melanozyten. Wie Sie bereits wissen, produzieren sie Melanin, das Proteinpigment, das auch unsere Hautfarbe bestimmt. Die Melanozyten geben ihr Pigment in die Haarwurzel ab, wo es direkt in das entstehende Haarprotein eingebaut wird. Wird reines Melanin produziert, wird das Haar (je nach Pigmentmenge) braun bis schwarz. Wenn eine Abart des Pigments, das Phäomelanin, entsteht, wird das wachsende Haar rötlich bis blond. Stellt die Pigmentzelle ihre Funktion ein, entsteht ein weißes Haar. Wie Sie schon erraten haben, geschieht genau dies beim Altern.

Alterndes Haar

Beim Altern werden die Keimzellen betroffen, die das Haarprotein herstellen, sowie die Melanozyten, die für die Farbe sorgen.

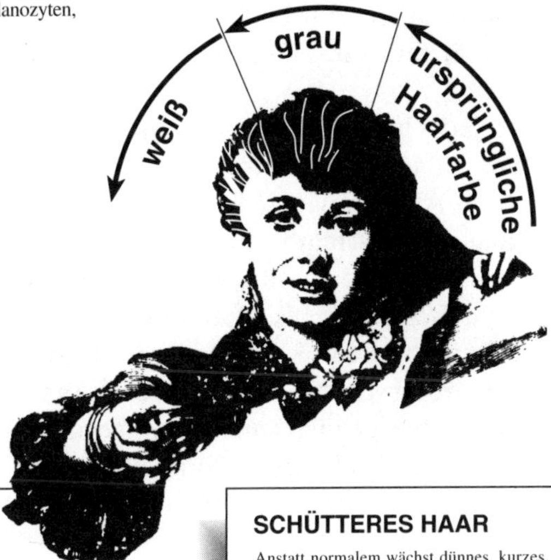

HAARFOLLIKEL

Bereich der Keimzellen und der Melanozyten.

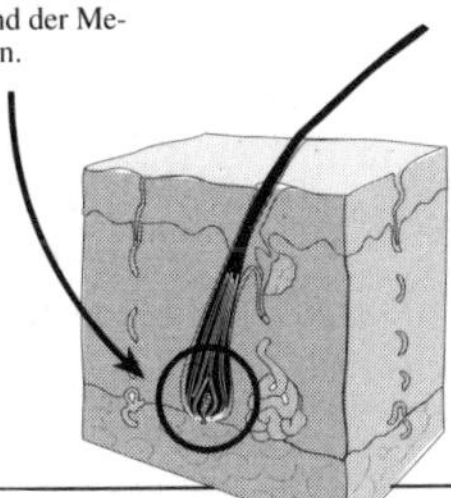

ERGRAUENDES HAAR

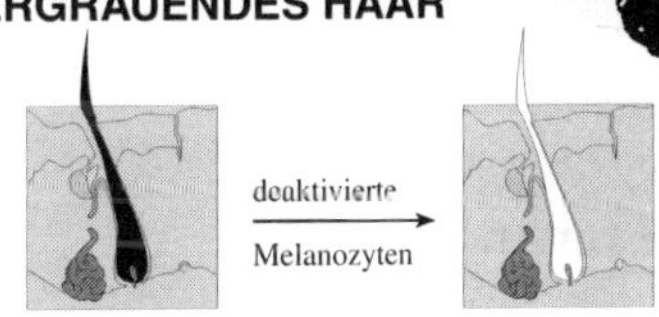

Die Melanozyten stellen ihre Arbeit langsam ein. Das Haar wird erst grau, dann weiß.

HAARAUSFALL

Die Keimzellen sterben allmählich ab. Ausfallende Haare werden nicht mehr ersetzt.

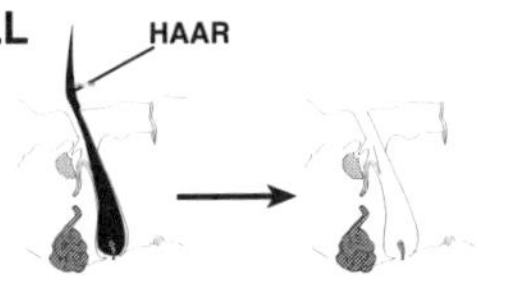

SCHÜTTERES HAAR

Anstatt normalem wächst dünnes, kurzes, weißes Haar. Von weitem sieht der Kopf kahl aus. Der Vorgang erfolgt in drei Schritten.

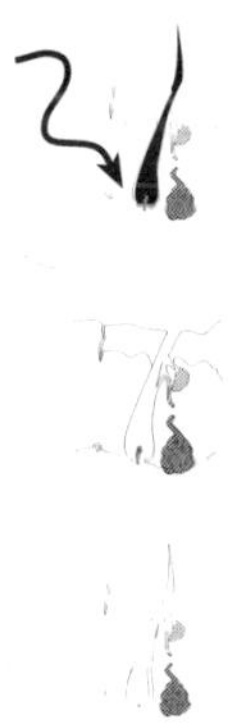

1 Ein normaler Haarfollikel erhält ein Signal, das Haar anders herzustellen.

2 Das bisherige Haar fällt aus.

3 Es bildet sich ein Flaumhaar.

ABB. 11

Das Haarwachstum kann tiefgreifende Auswirkungen auf den Berufsweg eines Menschen haben. Als gutes Beispiel kann der amerikanische Filmschauspieler Michael Landon gelten. In seiner Jugend war er ein Leichtathletikstar, der mit über 64 Metern einen nationalen Speerwurfrekord aufgestellt hatte. Er bekam ein Stipendium an einer guten Universität und sah einer vielversprechenden Sportlerkarriere entgegen.

Was jedoch kaum jemand wußte: Landon war abergläubisch. Er glaubte, daß er seinen Erfolg seinem langen, braunen Haar zu verdanken hatte. Ähnlich wie Samson aus der Bibel setzte er seine Kraft mit der Länge seines Haares gleich und war überzeugt, daß seine Karriere beendet sein würde, sollte er sein Haar verlieren. Dieser Alptraum wurde zu Beginn seines Studiums Realität. In einem Initiationsritual wurde er von älteren Studenten gewaltsam festgehalten, die ihm dann seine Haare abschnitten. Das brachte ihn völlig aus der Fassung. Im Sport erreichte er nicht mehr annähernd seine bisherigen Leistungen und verließ am Ende der Saison schließlich die Universität. Zur großen Begeisterung von Millionen Menschen auf der ganzen Welt wurde er daraufhin Schauspieler.

Dünnerwerden und Ergrauen

Hätte Michael Landon gewußt, daß jeder erwachsene Mensch durchschnittlich etwa 70 bis 100 Haare am Tag verliert, hätte er vielleicht nicht so merkwürdig reagiert. Dieser natürliche Haarverlust findet bei Männern und Frauen statt. Wie Sie vielleicht selber schon festgestellt haben, kann er durch Ernährung, Krankheit, Streß und andere Faktoren beeinflußt werden.

In jüngeren Jahren werden ebenso viele oder mehr Haare neu gebildet wie ausfallen. Mit zunehmendem Alter gerät diese empfindliche Balance langsam aus dem Gleichgewicht, und wir verlieren mehr Haare als nachwachsen. Warum ist das so? In höherem Alter befiehlt die Uhr des Lebens den Keimzentren in manchen Follikeln, die Arbeit einzustellen. Dort werden dann keine Proteine mehr produziert, und das Haar fällt aus. Obwohl dieser Haarausfall meist nur bei Männern vermutet wird, sind doch Männer und Frauen davon betroffen.

Es gibt jedoch eine Ausnahme. Schütteres Haar hat genetische Ursachen und tritt vorwiegend bei Männern auf. Im Unterschied zum altersbedingten Haarverlust werden die Follikel hier nicht zerstört, sondern sie produzieren lediglich eine andere Art Haar, nämlich nur noch einen dünnen Flaum. Von weitem entsteht der Eindruck, die Person werde allmählich kahlköpfig.

Altern ist also nicht immer unweigerlich mit Haarausfall verbunden. Aus noch unverstandenen Gründen kann Haar sogar neu wachsen, manchmal an unerwarteten Stellen. Bei Männern können die Augenbrauenhaare länger und dichter wachsen, und manchmal wachsen sogar Haare auf der Innenseite der Ohrmuscheln. Bei Frauen entwickelt sich bisweilen Gesichtsbehaarung, vor allem am Kinn. Dieser Haarwuchs steht möglicherweise im Zusammenhang mit der Hormonumstellung nach den Wechseljahren.

Grauwerden

Ein weiteres Zeichen des Alterns ist das Ergrauen der Haare. Sowohl Ausmaß als auch Beginn sind individuell sehr unterschiedlich.

In Wirklichkeit gibt es gar kein graues Haar; der Alterungsprozeß sieht lediglich irgendwann weißes Haar vor. Was uns grau erscheint, sind lediglich Zwischenstadien im Übergang zu völlig weißem Haar. Dieser Vorgang tritt spätestens im Alter unausweichlich auf, kann sich aber auch bereits in früheren Jahren einstellen. Viele Menschen haben bereits lange vor der Lebensmitte graues oder sogar weißes Haar.

Die Biochemie des Ergrauens

Je älter wir werden, um so weniger funktionierende Melanozyten haben wir noch. Damit wird immer weniger Melaninpigment in das entstehende Haar eingelagert, und das Haar wird immer heller. Wenn schließlich gar kein Melanin mehr gebildet wird, entsteht ein weißes Haar. Das Haar entfärbt sich also eher, als daß es sich «weiß färbt».

An den Veränderungen unserer Haut läßt sich das Alter am deutlichsten feststellen. Wir merken das jeden Morgen beim Blick in den Spiegel. Wir betrachten unsere Falten, das schüttere Haar, den Hängebauch und die Cellulitis. Irgendwann beginnen wir wahrscheinlich, gegen die Zeit anzukämpfen. Dieser Kampf kann Depressionen, aber auch wissenschaftliche Kreativität auslösen und garantiert der Kosmetik- und Pharmaindustrie Milliardenumsätze. Bis heute besteht jedoch keinerlei Aussicht, ihn zu gewinnen.

Jetzt geht's um Bewegung

Daß wir älter werden, stellen wir auch morgens beim Aufstehen fest. Es geht dabei um das Zusammenspiel unserer Muskeln mit Knochen und Gelenken. Wir können uns nicht mehr so gut bewegen.

Im nächsten Kapitel wollen wir uns ansehen, welche Veränderungen in Gelenken, Muskeln, Knochen und Bändern beim Altern vor sich gehen und wie Gewebsveränderungen unsere Bewegungsfähigkeit beeinflussen. Wir beginnen diesmal wieder mit einem historischen Beispiel.

5

Das Altern von Knochen, Muskeln und Gelenken

«Wie bitte?» rief die Mutter über den Küchentisch. «Du willst wohl unseren guten Namen völlig ruinieren!» Die junge Florence Nightingale zuckte zusammen.

«Kommt gar nicht in Frage, daß meine Tochter Nachttöpfe schleppt», erklärte der Vater, «und dazu noch in einem Spital!» Er verließ den Raum, und Florence schien schon der Mut zu verlassen.

«Sieh nur, was du deinem Vater angetan hast ...», meinte ihre Mutter. «Schon wieder diese verrückte Idee. Aber wenn du noch nicht einmal deinen Vater erträgst, wie willst du es dann bei einem Arzt aushalten?»

Florence Nightingale stand auf und ging auf ihr Zimmer. Seitdem sie ihrer wohlhabenden Familie angekündigt hatte, daß sie Krankenschwester werden wollte, gab es ständig Ärger. Für die Nightingales war Krankenpflege so ziemlich das Niedrigste, was sie sich vorstellen konnten. Für Florence war es das einzige, was sie wirklich tun wollte.

Glücklicherweise bestärkte sie der Widerstand ihrer Eltern nur in ihrem Entschluß. 1853, mit 33 Jahren, verließ sie ihr Elternhaus, um in ihrem Traumberuf zu arbeiten. Ihre anfängliche Unsicherheit verflog im Nu. Sie lernte ihr Metier und gewann rasch an Selbstvertrauen. Als sie 1854 in den Krimkrieg zog, strotzte sie vor Kraft und Selbstsicherheit.

Ihre Leistungen als Begründerin der modernen Krankenpflege, die durch sie praktisch über Nacht zu einem geachteten Beruf wurde, und ihre selbstlose Aufopferung für verwundete britische Soldaten ließen sie zu einem internationalen Symbol für Mut und Mitgefühl, ja zu einer Legende werden. Seltsamerweise beschränkte sich ihr Mut und ihre Entschlossenheit auf nur 632 Tage, die sie im Dienste der Armee verbracht hatte. Zurück in England, litt sie wieder an den gleichen Angstzuständen wie früher in ihrem Elternhaus. Sie wurde ziemlich schnell bettlägerig und blieb es noch 54 Jahre lang.

Die Kraft der Unbeweglichkeit

Die Gründe ihrer Krankheit sind rätselhaft geblieben. Damals wurde Herzdilatation und Neurasthenie diagnostiziert, worunter man «einen Schwäche- oder Erschöpfungszustand des Nervensystems, der zu geistigem und körperlichem Leistungsabfall führt» Verstand. Das war im wesentlichen eine Nicht-Diagnose. Moderne Mediziner erklären diese über 50jährige Bettlägerigkeit eher mit psychologischen als mit körperlichen Argumenten. Obwohl Nightingale sich wirklich krank gefühlt haben mag, kann es sich doch auch um eine Einbildung, um Hypochondrie gehandelt haben. Immerhin war ihr Geist davon nicht im geringsten betroffen. Sie löste weiterhin Erdbeben im britischen Gesundheitssystem aus, indem sie eine Krankenpflegeschule gründete, sich zum öffentlichen Gesundheitssystem in Indien äußerte und einen Artikel über den Hygienezustand in Krankenhäusern veröffentlichte. Regelmäßig saßen Generäle, Minister, Ärzte und Vizekönige an ihrem Bett und suchten ihren Rat. Sie hatte große Schwierigkeiten, mit dieser Aufmerksamkeit zurechtzukommen. Sie wurde tyrannisch, aufbrausend und jahrzehntelang nachtragend. Bis zu ihrem Tod mit 90 Jahren gab sie weiterhin ihre Anweisungen, verließ aber nicht mehr ihr Bett. Dr. George Pickering, ein Arzt des 20. Jahrhunderts, der die psychoneurotische Theorie von Nightingales Leben propagierte, meinte einmal: «Eines weiß ich ganz bestimmt, ich hätte nicht der Arzt sein wollen, der versuchen sollte, Frau Nightingale über ihre Krankheit aufzuklären.»

Tief in unseren Knochen

Es ist eine Sache, sich Bewegungsschwierigkeiten einzubilden, und eine andere, als Alterserscheinung wirklich darunter zu leiden. Wenn wir älter werden, verändern sich auch all die Strukturen, mit denen wir uns gegen die irdische Schwerkraft stemmen. Deshalb soll es in diesem Kapitel um die Alterserscheinungen unserer Knochen, Muskeln und Gelenke gehen.

Ebenso wie unsere Haut ein Muster an Flexibilität ist, ist unser Knochensystem ein Muster für innere Stabilität. Seine Hauptfunktion besteht darin, uns nicht wie gigantische Amöben aussehen zu lassen, sondern daß wir uns geschickt bewegen können und dennoch unsere Organe geschützt sind. Knochen bestehen im wesentlichen aus drei Substanzen:

(1) Mineralien, insbesondere Calcium (insgesamt bis zu 45 % des Knochenvolumens);
(2) Knochengewebe (Zellen und Blutgefäße; etwa 30 % des Volumens), und
(3) Wasser (25 %).

Ingenieure haben oft bewundert, daß Knochen so außerordentlich stark und dennoch gleichzeitig so flexibel sind. Menschliche Knochen können einem Druck von etwa 1,7 Tonnen pro Quadratzentimeter standhalten, etwa viermal soviel wie Stahlbeton. Entfernt man die Mineralien, ist das, was übrigbleibt, so flexibel, daß man es verknoten kann.

In unserem Körper gibt es verschiedene Arten von Knochen, was die Beschreibung des Alterungsvorgangs erschwert. Es gibt kompakte lange Knochen (in Oberschenkeln und Armen), kurze Knochen mit schwammartiger («Spongiosa»-)Struktur (in den Handgelenken und Knöcheln), flache Knochen (Rippen und Schädel) und ganz merkwürdig geformte Knochen, die entweder aus kompaktem oder aus schwammartigem Material sein können. Die Vorgänge beim Altern unterscheiden sich je nach Art der Knochen.

Obwohl das Skelett extrem stabil ist, wird doch ständig an ihm gearbeitet. Auch das Skelett eines Erwachsenen befindet sich in ständigem Umbau, wobei altes Material abgebaut und durch neues ersetzt wird. Dieses Kunststück wird im wesentlichen von zwei Zellarten bewerkstelligt. Die einen, die sogenannten Osteoklasten, bauen Knochenmaterial ab, indem sie es resorbieren oder demineralisieren. Die anderen, die Osteoblasten, tun das Gegenteil. Sie fügen unserem Skelett neues Material hinzu. Diese zellulären Bauarbeiter sind so fleißig, daß sie das gesamte Skelett in einem Zeitraum von etwa sieben Jahren vollständig erneuern. Im höheren Lebensalter schaffen sie das jedoch nicht mehr so gut; dies trägt viel zum Alterungsprozeß des Skeletts bei (Abb. 12).

Wieviel anorganisches Material im menschlichen Körper enthalten ist, läßt sich am besten an der Aschenmenge nach der Einäscherung eines Toten erkennen. In modernen Krematorien entweichen praktisch sämtliche organischen Substanzen und das Wasser; übrig bleiben Calcium, Blei, Zink und Kalium in Form von weißer Asche. Diese Stoffe stammen überwiegend aus den Knochen. Was also in die Urne gefüllt wird, ist ausschließlich Material, das auch zu Lebzeiten des Verstorbenen schon nicht «lebendig» war.

Der menschliche Knochen

Hier einige der zahlreichen Strukturelemente, aus denen ein Knochen besteht.

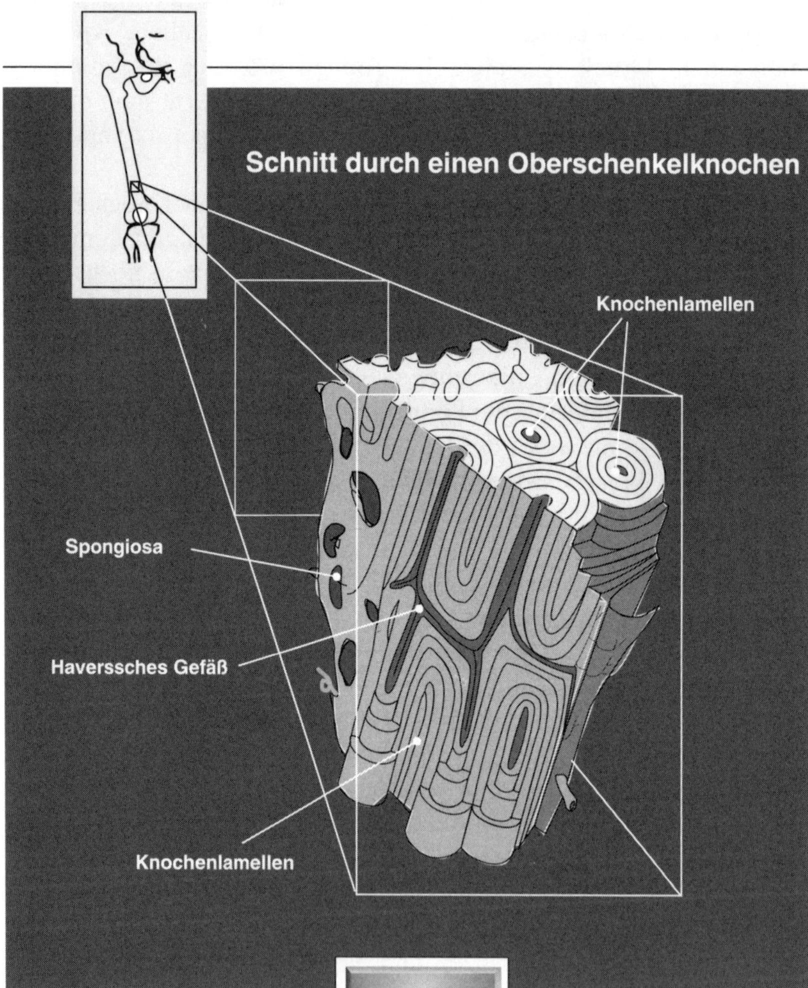

ABB. 12

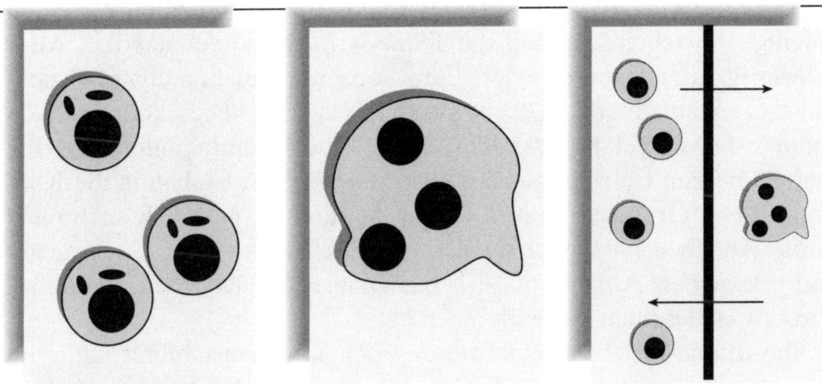

OSTEOBLASTEN
bilden Knochengewebe

Das Skelett des menschlichen Embryos besteht zunächst aus Knorpel. Dieser wird nach und nach durch Knochenmaterial ersetzt. Auch beim Erwachsenen wird die Knochensubstanz ständig erneuert.

OSTEOKLASTEN
bauen Knochengewebe ab

Osteoklasten sind mehrzellige Riesenzellen an der Knochenoberfläche. Zellausläufer führen ins Knocheninnere und lösen dort durch Säuren und Enzyme das Knochengewebe langsam auf. Sie sind besonders häufig in Knochenvertiefungen und tragen möglicherweise zu deren Bildung bei.

DIESE AKTIVITÄTEN
bauen das Skelett um

Im Skelett besteht eine empfindliche Balance zwischen Knochenab- und -aufbau. Dieses Gleichgewicht verschiebt sich im Alter. Dadurch kommt es zur Demineralisierung der Knochen, die so auch leichter brechen.

Altern und Brechen

Der Alterungsprozeß in den Knochen verläuft um einiges langsamer als die Vorgänge im Krematorium und bewirkt das genaue Gegenteil. Statt der organischen Stoffe verliert der Knochen beim Altern Mineralien. Die Abbautätigkeit der Osteoklasten übersteigt den Knochenaufbau durch die Osteoblasten, wodurch die Knochenmasse allmählich abnimmt. Dadurch werden die Knochen auch weniger stabil.

Am Altern der Knochen sind aber nicht nur diese beiden Zelltypen beteiligt. So scheint es, daß der Dünndarm mit zunehmendem Alter Schwierigkeiten hat, einige der zum Knochenaufbau benötigten Grundsubstanzen aufzunehmen, zum Beispiel Calcium. Dies könnte durch Vitamin-D-Mangel bewirkt werden. Dieses Vitamin unterstützt die Aufnahme von Calcium aus der Nahrung und den Einbau in die Knochen. Wenn Grundsubstanzen fehlen, können sie natürlich auch nicht in die Knochen eingebaut werden. Dadurch werden diese schwächer und schwächer. Außerdem wird das Innere der Knochen allmählich porös, was dieselben Auswirkungen hat.

Die dramatische Verschlechterung der Knochenstabilität kann auf viele Arten gezeigt werden. Ein Beispiel ist die Fähigkeit zur Heilung eines Knochenbruchs in unterschiedlichen Lebensaltern (Abb. 13). Ein junger Knochen bricht so wie ein junger Zweig, der von einem Baum abgebrochen wird. Zuerst müssen beide stark gebogen werden, bevor es zu dem Bruch kommt. Bei dem Bruch selbst entstehen viele kraftabsorbierende Bruchlinien, was für die Wundheilung von Vorteil ist. Ein Bruch mit vielen kleinen Bruchlinien kann viel leichter repariert werden als ein glatter Durchbruch, der vielleicht noch geschient werden muß.

Beim Altern werden die Knochen nicht nur schwächer, sondern auch spröder. Solche Knochen brechen wie ein alter, vertrockneter Ast. Die Bruchstelle ist meist glatt, der Knochen nur noch wenig biegsam. Diese Art von Brüchen heilen nicht nur infolge ihrer Struktur schwieriger; wie wir noch sehen werden, läßt auch das Reparaturvermögen mit dem Alter nach.

Die Rolle des Geschlechts

Seit einiger Zeit ist bekannt, daß es beim Altern geschlechtsbedingte Unterschiede gibt. Besonders ausgeprägt sind diese bei der Knochenstärke. Gemessen werden hier zwei Werte: die gesamte Knochenmasse, davon verlieren Männer 3 % pro Lebensjahrzehnt und Frauen 8 %,

KNOCHEN-BRÜCHE

bei jungen Menschen

Junge Knochen enthalten wenig Hohlräume und viel faseriges Material und brechen selten glatt. Die vergrößerte Bruchfläche erleichtert die Heilung.

bei älteren Menschen

Durch Substanzverlust sind die Knochen porös. Hier gibt es oft glatte Brüche, die schwerer heilen.

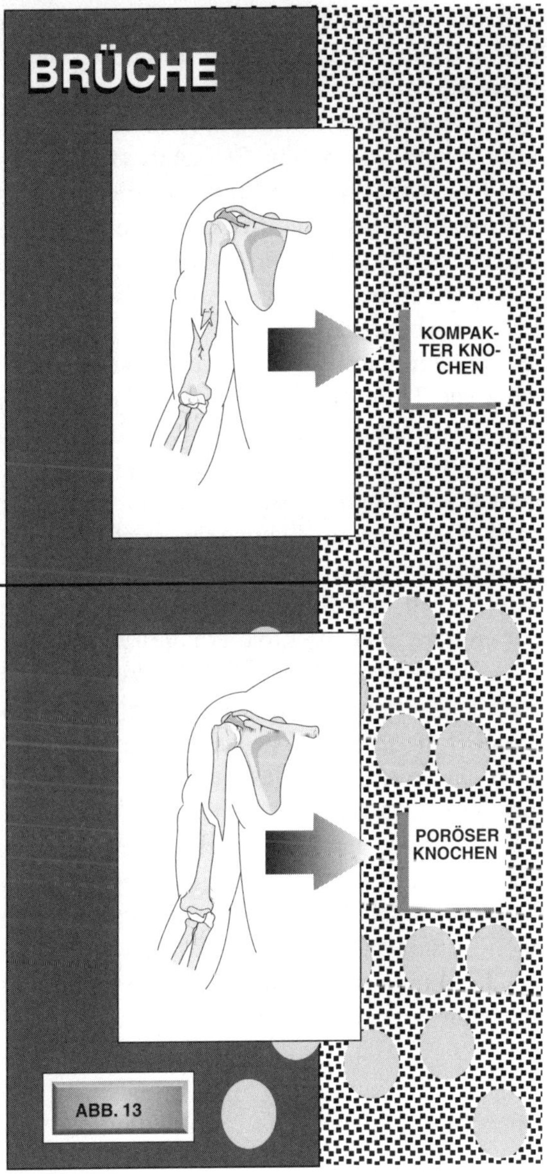

ABB. 13

und die Mineraliendichte im Erwachsenenkörper. Diese nimmt bei Männern insgesamt um 15 % und bei Frauen um 30 % ab.

Diese Zahlen sind Durchschnittswerte eines langsamen, kontinuierlichen Prozesses. Bei beiden Geschlechtern beginnt die Verringerung der Knochenmasse langsam. Sie setzt etwa mit Ende 30 ein und beschleunigt sich allmählich. Bei Frauen erfolgt der Abbau dann schließlich doppelt so schnell wie bei Männern. Am stärksten sind Frauen nach den Wechseljahren betroffen, wahrscheinlich weil plötzlich das Hormon Estrogen (früher Östrogen geschrieben) fehlt. Etwa mit 70 verlangsamt sich der Abbau dann wieder etwas.

Der Demineralisierungsprozeß ist so vorhersagbar, daß einige Forscher die Definition von Osteoporose als Krankheit in Frage stellen und sie als natürlichen Vorgang betrachten. Diese Überlegung wird dadurch unterstützt, daß die Knochendichte bei Osteoporosepatienten keinen Unterschied zu der anderer Menschen aufweist. Weiterhin ist auch massiver Knochenmasseverlust nicht immer mit Krankheitssymptomen verbunden. Durch die Entdeckung eines Genes, das an den Symptomen beteiligt sein könnte, hat die Osteoporoseforschung wieder eine neue Perspektive erhalten. Dazu aber später mehr.

Alles in allem trägt also das komplizierte Wechselspiel zwischen Nährstoffaufnahme, Knochenzellen und Mineraliengehalt zum Altern des Knochengewebes bei. Allerdings ist es (bisher) unmöglich, einen genauen Zeitplan für das Auftreten der einzelnen Alterserscheinungen anzugeben. In einem der späteren Abschnitte werden wir die Auswirkungen unterschiedlicher Lebensweisen, etwa der Ernährung und der körperlichen Betätigung, auf die Geschwindigkeit des Alterns untersuchen. Doch schon jetzt steht fest, daß die Uhr des Lebens unerbittlich auch in unseren Knochen tickt. Das gilt auch für die größten Helden des Jahrhunderts. – Selbst wenn sie beschlossen haben, ihre letzten 50 Jahre im Bett zu verbringen.

Gelenkpflege

Im letzten Abschnitt ging es um die Faktoren, die unser Skelett stabil machen. Jetzt geht es um die Beweglichkeit, die ja auch im Alter nachläßt. Dabei sind vor allem die Gelenke wichtig.

Um die Alterserscheinungen unserer Gelenke zu untersuchen, schauen wir uns zunächst ihren Aufbau an. Gelenke können nach mehreren Kriterien eingeteilt werden, zum Beispiel nach den Bewegungen, die sie ausführen können. Danach gibt es drei Arten von Gelenken

Drei menschliche Gelenktypen

Alle Gelenke altern, je nach Typ aber unterschiedlich.

Gelenke können nach verschiedenen Kriterien eingeteilt werden, etwa nach der Beweglichkeit. Hier drei Beispiele.

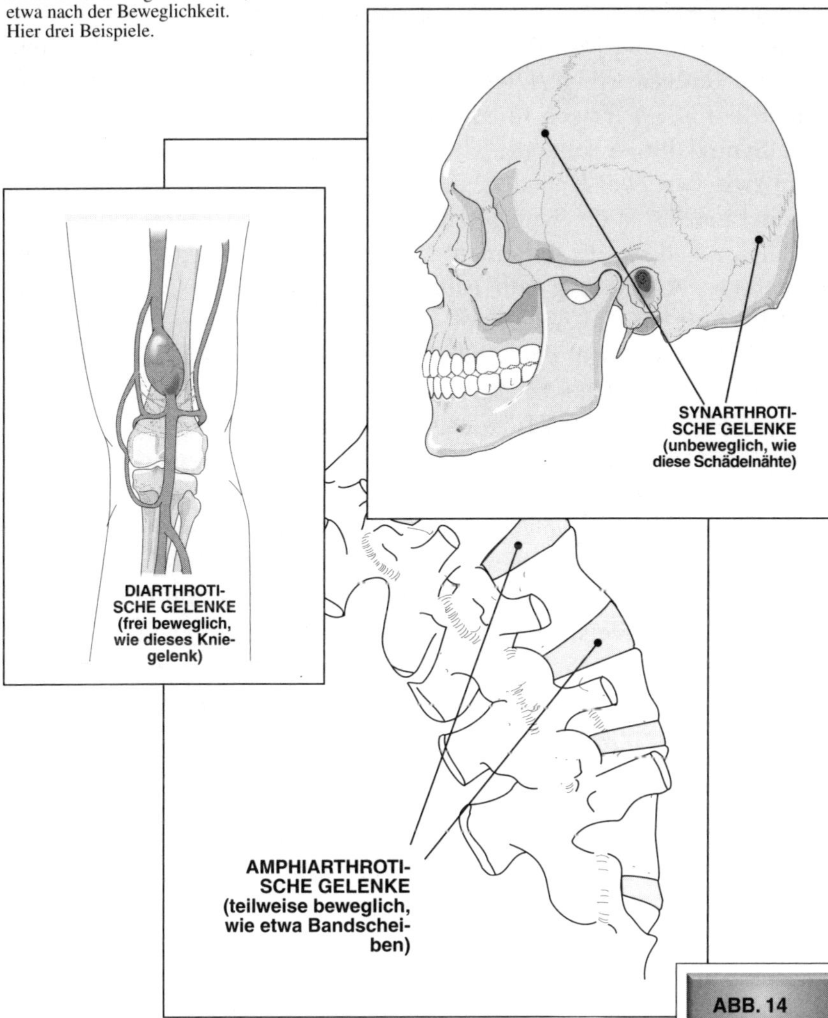

ABB. 14

(Abb. 14): diarthrotische Gelenke, die frei beweglich sind (zum Beispiel Knie und Schultern), amphiarthrotische Gelenke, die nur einen geringen Bewegungsspielraum haben (etwa die Bandscheibengelenke), sowie synarthrotische Gelenke, die sich gar nicht bewegen (wie die Verbindungen zwischen den einzelnen Schädelplatten).

Für die reibungslose Beweglichkeit dieser Gelenke sind zahlreiche Gewebe verantwortlich. Diese formen Sehnen, Bänder und Knorpel. Außerdem ist auch noch Flüssigkeit im Spiel, die sogenannte Gelenk- oder Synovialflüssigkeit, die von speziellen Zellen in den Zwischenraum zwischen zwei Knochen, den Synovialspalt, abgegeben wird. Ein Beispiel hierfür ist das Kniegelenk.

Bänder sind Fasern mit einem runden Querschnitt, die aus einer regelmäßigen Anordnung von Bindegewebe bestehen. Dieses Gewebe besitzt relativ wenige Zellen und eine große Menge eines extrazellulären Füllstoffs, der von den Zellen selbst produziert wird. Dieser Füllstoff oder «die Matrix» besteht überwiegend aus den Proteinen Kollagen und Elastin, die den Bändern ihre Festigkeit verleihen. Und diese ist wichtig, denn Bänder verbinden die Knochen miteinander und kontrollieren zusammen mit den Sehnen unsere Bewegungen.

Sehnen sind Bindegewebsstränge, die Muskeln mit den Knochen verbinden. Auch sie bestehen aus Kollagen und Elastin. Einige Sehnen (zum Beispiel in Hand- und Fußgelenken) werden von einer Schicht sehr stabilen Bindegewebes umhüllt, den Sehnenscheiden. Zwischen den Sehnen und den Sehnenscheiden befindet sich ebenfalls Synovialflüssigkeit. Durch diesen Aufbau können sich die Sehnen besonders reibungsarm bewegen und werden außerdem in ihrer richtigen Position gehalten.

Die meisten Knochen in unseren beweglichen Gelenken enthalten eine als Gelenkknorpel bezeichnete Substanz, die eine transparente, aber außerordentlich stabile Schutzschicht auf den Knochenenden bildet. Dadurch wird die Reibung im Gelenk vermindert und verhindert, daß sich die Knochen gegenseitig abreiben. Spezielle Zellen erzeugen ständig neuen Gelenkknorpel, der den Reibungsverlust ersetzt.

Das Altern der Gelenke

So wichtig die Gelenke für unsere Beweglichkeit sind, gibt es doch überraschend wenig Forschungsmaterial über ihr Altern, so daß Aussagen darüber etwas schwierig sind. Die vorhandenen Daten scheinen aber zu bestätigen, was Krankengymnasten schon lange wissen: Die

Wie altern Gelenke?

Im Alter werden die Gelenke weniger beweglich.

Hier ein typisches Gelenk mit Synovialspalt. Im Alter verlieren Sehnen, Gelenke und Knorpel an Stabilität. Ausgelöst werden diese Entwicklungen jedoch bereits vor der endgültigen Ausbildung des Skeletts. Die gezeigten Vorgänge können zu jeder Zeit im Erwachsenenalter auftreten.

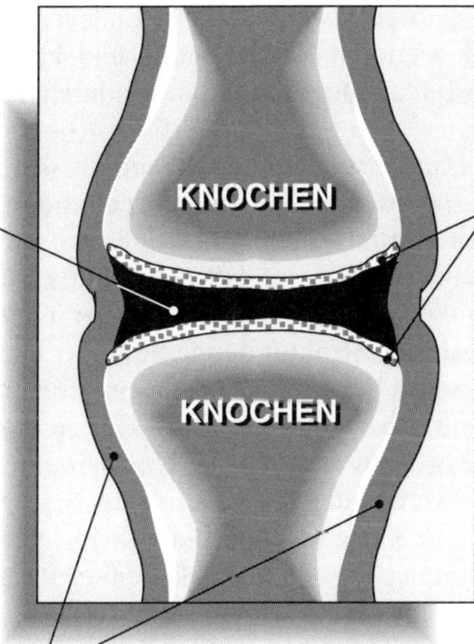

SYNOVIALFLÜSSIGKEIT
Diese Flüssigkeit (nicht in allen Gelenken vorhanden) wird im Alter dünnflüssiger und federt Stöße schlechter ab.

GELENKKNORPEL
Vermindert normalerweise die Reibung. Im Alter wird er undurchsichtig, brüchig und nutzt sich ab. Das verursacht Schmerzen und schränkt Bewegungen ein.

SEHNEN UND BÄNDER
Veränderungen der Kollagen- und Elastinzusammensetzung, Narbenbildung und Calciumablagerungen schwächen Sehnen und Bänder; sie werden weniger dehnbar und elastisch.

VERSCHLEISSERSCHEINUNG
Gelenke werden täglich stark beansprucht. Deshalb werden im alter Verschleißerscheinungen spürbar. Die körpereigenen Reparaturmechanismen können die optimale Funktion nicht wieder herstellen. Elastisches und spannkräftiges Gewebe wird durch faseriges, verkalkendes Material ersetzt. Dadurch enstehen Schmerzen, die Gelenke versteifen und lassen sich nicht mehr so gut bewegen.

ABB. 15

Gelenkigkeit ist vor dem 20. Geburtstag am höchsten und nimmt danach stetig ab (Abb. 15).

Im Laufe der Zeit finden innerhalb der Kollagen- und Elastinfasern unscheinbare, aber sehr wichtige Veränderungen auf molekularer Ebene statt. Diese führen dazu, daß die einstmals schön geordnet nebeneinander liegenden Elementarfasern, aus denen Sehnen und Bänder aufgebaut werden, ausfasern. Das bedeutet, daß die äußeren Kräfte, die auf Sehnen und Bänder wirken, nicht mehr so gut aufgefangen werden können. Ihre Spannkraft nimmt ab, und sie werden empfindlicher gegen Verletzungen. Kleine Beschädigungen führen zur Bildung von unelastischem Knorpelgewebe und zur Einlagerung von Calcium. Dies führt zu einer weiteren Beschädigung und kostet das Gewebe letztlich seine Flexibilität und Elastizität. Dadurch entstehen Bewegungsprobleme.

Doch nicht nur Bänder und Sehnen verändern sich mit dem Alter. Auch der anfangs durchsichtige Gelenkknorpel ändert langsam seine Struktur. Bereits im dritten Lebensjahrzehnt wird er undurchsichtig gelb. Manche Forscher nehmen an, daß sich damit auch die Schutzwirkung verändert. Außerdem wird immer weniger Gelenkknorpelsubstanz erzeugt, wodurch die Struktur dünner, weniger elastisch und nicht mehr so glatt wird. Selbst bei normalen Belastungen kann in alterndem Gewebe ein umfangreiches Brechen, Zerfasern und Aufdröseln der Elementarfasern festgestellt werden. Die Knochen, die von der Knorpelschicht geschützt werden und nach wie vor der Schwerkraft unterliegen, bauen sich ab. Am Ende wird die Beweglichkeit eingeschränkt.

Viele Forscher nehmen an, daß in den Gelenken die gleichen Veränderungen in der Kollagen- und Elastinproduktion stattfinden wie in der Haut. Die Gelenke des Menschen, die stark von der Neuproduktion dieser Proteine abhängig sind, leiden weiterhin unter einer Veränderung, die den gesamten Körper betrifft. Wie wir später noch genauer sehen werden, nimmt die Fähigkeit des Kreislaufs, Nährstoffe in ausreichender Menge in alle Bereiche des Körpers zu transportieren, dramatisch ab. Diese mangelnde Blutversorgung könnte sich auch deutlich auf die Kollagen und Elastin produzierenden Zellen auswirken.

Die Vorstellung, daß die Veränderungen der Gelenke etwas mit der eingeschränkten Zellfunktion zu tun haben, liegt zwar auf der Hand, wird aber in der Fachliteratur nicht unbedingt unterstützt. Dort ist die Vorstellung einer «Schädigung durch Abnutzung» immer noch weiter verbreitet als die der «Schädigung durch Verlust von Genfunktion». Ein wichtiges Ziel dieses Buches ist es jedoch, die Vorstellung zu zerstören, man könne wohldefinierbare biochemische Prozesse einfach durch einen nicht weiter präzisierbaren «Einfluß der Zeit» erklären. Es ist zwar richtig, daß vor allem die Gelenke die Hauptlast unseres täglichen Kampfes gegen die Schwerkraft tragen, es ist aber auch richtig, daß sie diesen Kampf zunächst einmal mehrere Jahrzehnte lang ohne die geringsten Abnutzungserscheinungen bestehen. Dann erst treten Veränderungen auf. Und diese Veränderungen sind das, was wir verstehen wollen.

Muskeln

Wann immer ich über Gelenke spreche, fallen mir sofort die Muskeln ein, die diese unterstützen und bewegen. Dann denke ich an die faszinierenden Fähigkeiten, mit denen unser Körper mit der Schwerkraft auf unserem Planeten fertig wird. Einigen Menschen ist sogar die Alltagsbelastung noch nicht genug. Sie trainieren ihre Muskeln für Situationen, die ziemlich gefährlich erscheinen. Eine solche fand 1984 im englischen Romsey statt – ein wundervolles Beispiel für die Kraft des menschlichen Muskelsystems.

Es war ein ziemlich feuchter Februartag. Auf einem Acker vor der Stadt war ein ungewöhnliches Gerüst aufgebaut. Es sorgte für einiges Aufsehen, denn es wurde von einem einzelnen Mann auf den Schultern getragen, so wie Atlas die Weltkugel trug. Neben ihm lag ein großer Haufen Reifen. Die Aufgabe der umstehenden Helfer war es, jeweils einen Reifen nach dem anderen auf das Gerüst zu laden.

Der Mann mit dem Gerüst auf den Schultern hieß Gary Windebank, und er wollte einen neuen Weltrekord im Stemmen von Gewichten aufstellen, was ihm auch gelang. Erst beim 97. Reifen ging er in die Knie. Bis dahin hatte er 654 kg Reifen gestemmt, ein Rekord, den er über zehn Jahre lang halten konnte.

Diese Heldentat verdankte er der erstaunlichen Kraft und der Konstruktion der menschlichen Muskulatur (und der immer wieder überraschenden Tatsache, von wie wenig Geist sie sich in Bewegung setzen läßt); außerdem ihrer fast wundersamen Spannkraft. Bis ins siebte Lebensjahrzehnt kann menschliches Muskelgewebe viel von seiner Kraft erhalten. Im nächsten Abschnitt nehmen wir unsere Muskeln unter die Lupe und schauen uns an, wie sie altern.

Muskeltypen

Im Körper gibt es drei Typen von Muskelgewebe:

(1) Glatte Muskulatur: Diese Art von Muskeln befindet sich vor allem in den Gefäßwänden, im Verdauungstrakt und in den Geschlechtsorganen. Gewöhnlich umhüllen sie die Organe. Glatte Muskeln können nicht willentlich beeinflußt werden.
(2) Herzmuskelgewebe: Es bildet den größten Teil des Herzgewebes aus, wirkt mit speziellen Nervenzellen zusammen und erzeugt und kontrolliert den Herzschlag. Auch der Herzmuskel ist durch den Willen nicht beeinflußbar.
(3) Skelettmuskelgewebe: Diese Muskeln bewegen die Knochen und verleihen uns unsere Mobilität. Sie können bewußt bewegt werden. In unserer Diskussion soll es vor allem um Skelettmuskeln gehen.

Was Skelettmuskeln tun

Die Tätigkeit der Skelettmuskeln besteht darin, sich kurzzeitig zu verkürzen; diesen Vorgang bezeichnet man als Kontraktion. Weil sie immer an einem Knochen befestigt sind, ziehen sie diesen dabei zu sich heran. Dadurch entsteht eine Bewegung. Wenn sie sich entspannen, verlängern sie sich wieder auf die ursprüngliche Größe. Um sinnvolle Hin- und Herbewegungen durchführen zu können, befindet sich mindestens ein Muskel auf jeder Seite eines Knochens. Die Kontraktion eines Muskels bewirkt dabei gleichzeitig die Streckung des Gegenmuskels.

Ein Muskel kann sich auf zwei verschiedene Weisen zusammenziehen, wofür es unterschiedliche Gewebetypen gibt. Ein Gewebetyp wird als «schnellzuckende Motoneuronen» bezeichnet und dient für schnelle und kraftvolle Muskelbewegungen, wie sie für den Reifenheber von Romsey wichtig waren. Dann gibt es noch die «langsamzuckenden Motoneuronen», die für langandauernde «Haltearbeit» zuständig sind, zum Beispiel beim Stehen.

Alle Bewegungen erfordern jedoch eine hohe Koordination der verschiedenen Muskelgruppen und -bereiche. Dazu sind viele Nerven notwendig. Tatsächlich enthalten menschliche Skelettmuskeln zahlreiche Nerven, die direkt mit dem Gehirn verbunden sind. Es gibt aber auch Nerven, die vom Muskel ausgehen und wieder zu ihm zurückführen. Diese Nerven erzeugen unsere Reflexbewegungen und sind nicht durch den Willen kontrollierbar.

Die Zellverbindung

Die Befehlsstruktur zwischen Nerv und Muskel ist nicht nur für die Körperbewegungen sehr wichtig, sondern auch für das Überleben der Zellen. Wenn der Muskel keine Befehle mehr bekommt, etwa weil eine Nervenverbindung zerstört ist, beginnt er zu schrumpfen. Das Material der Muskelfasern wird an anderer Stelle im Körper wiederverwendet, und die Bewegung, die der Muskel ausführen sollte, geht verloren. Diese Gewebe sind hervorragende Beispiele für das Prinzip «Benutze es oder baue es ab», das vielen biologischen Prozessen zugrunde liegt. Wie wir gleich sehen werden, bildet diese unerfreuliche ständige Inventur des Muskelgewebes einen Hauptgrund für das Altern unserer Skelettmuskulatur.

Bevor wir das Altern der Muskeln beschreiben, müssen wir uns mit einigen besonderen Aspekten der Muskelphysiologie befassen, nämlich ihrer Nährstoffaufnahme, der Abfallentsorgung, ihrer Fähigkeit, Energie zu verwenden, sowie ihrem inneren Aufbau.

Für ihre Tätigkeit brauchen die Muskeln Nährstoffe und Sauerstoff. Damit versorgen sie sich aus dem Blut, das die Gefäße durchströmt. Das Blut transportiert auch die Abfallprodukte des Muskelstoffwechsels und entsorgt sie über Leber, Nieren und Lunge.

Wie sehen Skelettmuskelzellen aus?

Jede einzelne Zelle ernährt sich selbst und entsorgt selbst ihren Abfall. Betrachtet man ein Stück Skelettmuskelgewebe unter dem Mikroskop, erkennt man Tausende zylindrischer Zellen, die aussehen, als habe sie der spanische Maler El Greco gemalt. Sie sind bleich, länglich und liegen parallel nebeneinander. Sie heißen Myofibrillen, haben im Gegensatz zu den meisten anderen Zelltypen mehrere Zellkerne und sind sehr unterschiedlich lang. Manche sind so winzig, daß Hunderte von ihnen in einem Stecknadelkopf Platz hätten. Andere sind fast 30 cm lang, für Zellen eine geradezu aberwitzige Größe (Abb. 16).

Sie sind auch aberwitzig stark. Einmal ist es jemandem gelungen, einen Schubkarren mit 3757 kg Ziegelsteinen 74 m weit zu schieben. Das ist jedoch noch gar nichts im Vergleich zu ähnlich gebauten Muskeln anderer Lebewesen. Ein Käfer aus der Gattung der *Scarabaeidae* kann das 850fache seines eigenen Körpergewichts tragen. Der Weltrekord-Schubkarrenschieber müßte sich im Vergleich dazu 96 Tonnen Ziegel aufladen.

Skelettmuskeln

Tausende von Muskelfasern bilden einen Muskel. Muskelfasern bestehen aus Myofibrillen, parallel angeordnetem vielkernigen Riesenzellen, die vom Sarkolemm umhüllt sind. Die Energie für die Bewegungen liefern die Mitochondrien.

Bei einer Muskelkontraktion bewegen sich parallel innerhalb der Myofibrillen angeordnete Proteine (Sarkomere) gegeneinander.

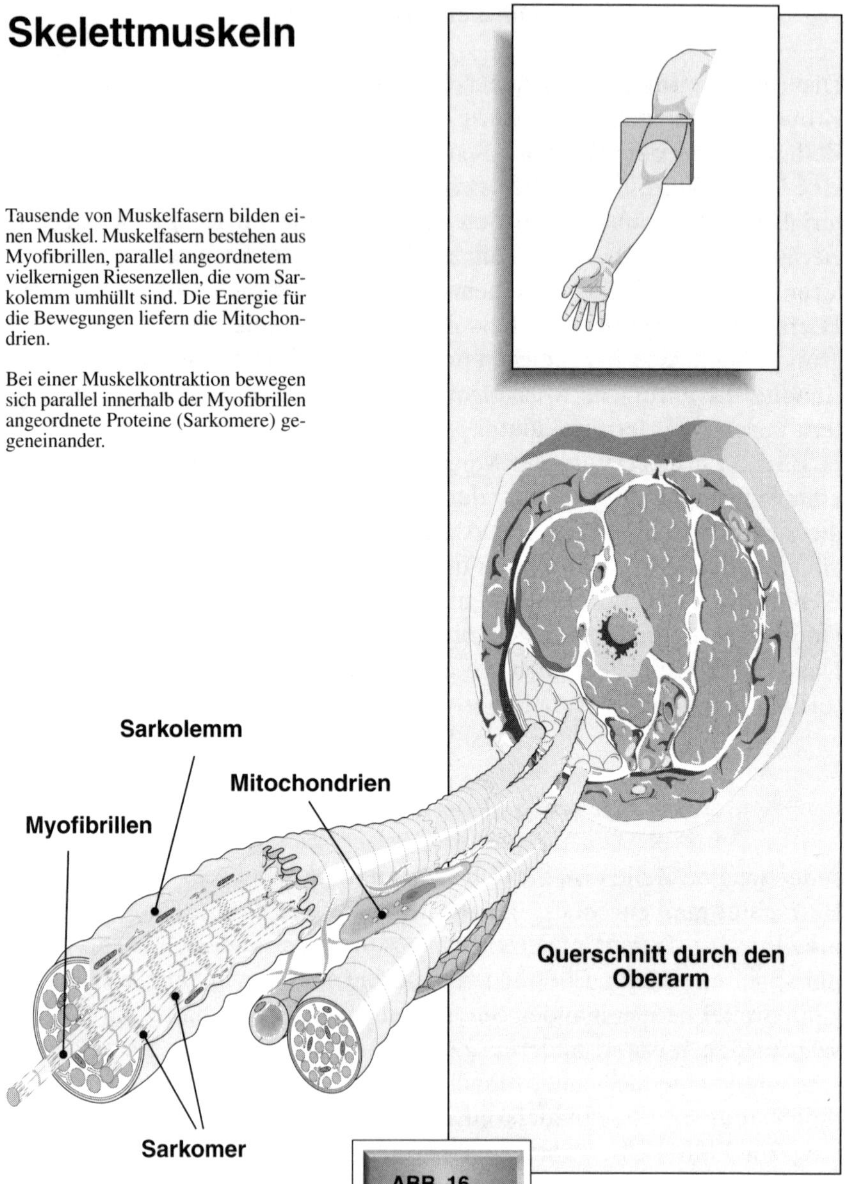

ABB. 16

Das Innere zählt

Egal ob bei Menschen oder Insekten, Muskeln arbeiten mit Hilfe von Proteinen, die sich in den Muskelzellen befinden. Diese Proteine sehen beim Menschen unter dem Mikroskop so ähnlich aus wie Ruderer auf einer römischen Galeere. Bei einer Muskelkontraktion bewegen sich die hintereinander angeordneten Proteine alle gleichzeitig in einer Richtung, wie Ruderer bei einem Schlag, und ihre Kräfte addieren sich. Wir können die Einzelheiten hier nicht besprechen, aber diese Proteine entscheiden jedenfalls durch ihre Anwesenheit, ob sich etwas bewegt oder nicht. Und darauf kommt es schließlich an.

Wie bereits erwähnt, entnehmen die Muskeln ihre Nährstoffe und den Sauerstoff aus dem Blut. Aber die Nährstoffe müssen zunächst in eine Form umgewandelt werden, mit der die Muskeln etwas anfangen können. Und hier kommen wieder die Mitochondrien ins Spiel. Wie Sie sich erinnern, sind die Mitochondrien die Kraftwerke der Zellen, auch die der Myofibrillen. Diese kleinen Dynamos verwandeln die Nährstoffe im Blut in eine chemische Substanz, die von den Muskeln direkt zur Energiegewinnung genutzt werden kann. Ohne diese Umwandlung könnten wir keinen Finger krumm machen.

Es muß also eine Menge Bedingungen erfüllt sein, damit ein Muskel korrekt arbeitet. Er muß richtig befestigt sein, er muß in ständigem Kontakt mit seinen Kommandozentren stehen, er benötigt Nahrung, und seine Abfälle müssen entsorgt werden. Um Arbeit zu leisten, müssen die Muskelzellen sich in geordneter Weise bewegen, und dazu brauchen sie ihre eigenen kleinen Kraftwerke. Wenn auch nur eine dieser Bedingungen nicht mehr erfüllt ist, kann der Muskel seine Arbeit nicht mehr richtig ausführen. Und wie wir gleich sehen werden, kümmert sich die Uhr des Lebens nicht nur um Bänder, Sehnen und Gelenke, sondern auch um alle anderen Bestandteile des Muskelapparates.

Der Alterungsprozeß

Um das Altern der Muskeln zu verstehen, müssen wir zunächst wissen, wie die Muskelleistung gemessen wird. Dies ist nicht einfach, weil Muskeln so erstaunlich vielseitig auf äußere Einflüsse reagieren. Treibt die Versuchsperson Sport? Ist es ein Mann oder eine Frau? Wie ernährt sie sich? Will man die statische (isometrische) oder die aktive (isotonische) Stärke einer bestimmten Muskelgruppe messen? Bevor man Verallgemeinerungen macht, muß man sehr, sehr viele Variablen berücksichtigen. Deshalb kann es auch nicht verwundern, daß die Vorgänge rund um das Altern der Muskeln teilweise umstritten sind.

Dennoch kann man sicher einige allgemeine Aussagen machen. Bis zu unserem vierten Lebensjahrzehnt scheint die Muskelkraft noch nicht meßbar abzunehmen. Selbst bis Ende 50 ist der Verlust noch minimal. Erst zwischen 60 und Anfang 70 gehen etwa 10–20 % der Muskelkraft verloren, was aber im Vergleich zu den Veränderungen anderer Organsysteme immer noch sehr wenig ist. Bis zum 90. Lebensjahr schwindet dann allerdings 30–40 % der ursprünglichen Muskelkraft, wobei die Beinmuskulatur stärker betroffen ist als die der Arme und Hände.

Ein Beispiel für den Tribut des Alters

Die Auswirkungen des Alterns auf unsere Muskulatur kann man gut erkennen, wenn man sich das Alter von Sportlern bei Wettkämpfen ansieht. Der älteste Mensch, der jemals bei Olympischen Spielen eine Goldmedaille gewonnen hat, war 42 Jahre alt. Das war 1920. Der älteste Spieler der amerikanischen Basketball-Liga war 41, der älteste Boxweltmeister 38. Der älteste Mensch, der jemals einen Leichtathletikweltrekord aufgestellt hat, war 41, das war im Jahre 1909. Muskeln gehören zu den Geweben, die dem Altern am besten widerstehen. Dennoch findet auch hier ein eindeutiger Abbau statt, der selbst durch sportliche Betätigung nicht vollständig aufgehalten werden kann (siehe Teil 3).

Aber nicht nur die Muskelkraft insgesamt nimmt ab, bestimmte Fähigkeiten verschlechtern sich auch selektiv. So werden die schnellzukkenden Motoneuronen, die kraftvolle Bewegungen erzeugen, rascher abgebaut als die langsamzuckenden, die die Haltearbeit verrichten. Das hat zur Folge, daß unser Körper dem Schwerkraftfeld länger Widerstand entgegensetzen kann, als wir selber mit schweren Gegenständen hantieren können.

Was geschieht

Wie kommt es zu diesem Funktionsverlust? Und warum ist er in diesem Fall so von äußeren Gegebenheiten wie der Lebensführung abhängig? Immerhin haben die Forscher, die sich intensiv mit solchen Fragen beschäftigen, bereits einige interessante Ergebnisse parat.

Unsere Kraft läßt im Alter hauptsächlich wegen der geringeren Muskelmasse nach. Es hat den Anschein, daß einzelne Muskelfasern irgendwann beginnen, sich zurückzubilden. Nicht alle Fasern altern gleich schnell, und auch verschiedene Muskelgruppen zeigen unterschiedliche Alterserscheinungen. Die abgebauten Fasern werden zunächst durch Bindegewebe und später durch Fett ersetzt.

Die nächste Frage ist: Warum werden diese Fasern abgebaut, warum sterben sie? Die Antwort hierauf wird letztlich davon abhängen, welche Zelle in welchem Muskel betroffen ist. Außerdem gibt es mehrere Hypothesen. Hier zunächst zwei Vorstellungen im Überblick:

Die erste Hypothese geht davon aus, was mit einem Muskel geschieht, der nicht mehr beansprucht wird. Wenn Muskelgewebe keine Nervenreize mehr empfängt, wird es abgebaut (es «atrophiert»). Es gibt Hinweise, daß auch Muskelzellen abgebaut werden, nicht etwa weil etwas mit *ihnen* nicht stimmt, sondern weil die Nervenverbindungen gestört sind, die sie eigentlich reizen sollten. Auch die dadurch erzwungene Untätigkeit des Muskels löst den Abbau aus.

Eine ähnliche Hypothese geht von einer eingeschränkten Durchblutung aus. Mit zunehmendem Alter werden nicht mehr alle Gewebebereiche gleich gut durchblutet und damit mit Nährstoffen und Sauerstoff versorgt. Eine Muskelzelle stirbt unter solchen Bedingungen ab. Auch dies würde natürlich zu einer Schwächung des Muskels führen.

Eine zweite Hypothese argumentiert mit der Energieversorgung der Zellen. Wie bereits mehrmals erwähnt, werden die Muskeln durch die Mitochondrien mit Energie versorgt. Es gibt Hinweise, daß mit dem Alter hierbei gewisse Schwierigkeiten auftreten. Die Muskelfasern würden demnach durch Energiemangel inaktiv, atrophierten und stürben ab.

Kann man das glauben?

Obwohl es nicht zu bezweifeln ist, daß inaktive Muskeln atrophieren, ist der genaue Vorgang umstritten. Selbst die gerade erwähnten Hypothesen werden nicht von allen Forschern geteilt. Die bereits aufgeführten Variablen müssen auch auf molekularer Ebene berücksichtigt werden. Und selbst wenn diese Hypothesen eine Teilerklärung liefern, so verlagern sie doch nur das Problem auf eine andere Ebene, zum Beispiel: Warum sterben denn die Nervenzellen ab, wenn wir älter werden? Warum funktionieren die Mitochondrien nicht mehr richtig? Schließlich haben sie viele Jahrzehnte lang tadellos funktioniert, sogar schon im Mutterleib. Viele Fragen bleiben noch offen.

Was machen wir mit unserer äußeren Erscheinung?

Egal ob wir das Altern der Knochen, Gelenke, Sehnen oder Muskeln betrachten, in jedem Fall werden unser äußeres Erscheinungsbild und unsere Bewegungen dramatisch davon betroffen. Es scheint rätselhafte Signale zu geben, die einfach von Zeit zu Zeit ausgelöst werden und die den Zellen befehlen, ihre normalen Aktivitäten einzustellen. Wenn das empfindliche Gleichgewicht zwischen Knochenbildung und -abbau in Richtung Mineralverlust verschoben wird, werden unsere Knochen brüchig. Wenn bestimmte Knorpelzellen in unseren Gelenken ihre Arbeit einstellen, können wir uns nicht mehr so gut bewegen. Und wenn Muskelzellen nicht mehr genug Nervenreize oder Energie erhalten, verlieren sie an Masse. Sie verwandeln sich in Bindegewebe und schließlich in Fett.

Was sollen wir von einem anscheinend vorgegebenen Plan zu unserer Zerstörung halten? Wie erklären wir uns diesen Ablauf von Ereignissen, von denen jeder einzelne von uns betroffen zu sein scheint? Im letzten Abschnitt hatten wir festgestellt, daß das Altern offenbar unabhängig von der natürlichen Auslese zu sein scheint, da es erst nach der reproduktionsfähigen Zeit einsetzt. Dennoch scheinen Alterserscheinungen das Ergebnis eines absichtlichen, genetisch gesteuerten Prozesses zu sein. Gibt es wirklich «Altersgene», die unseren Zellen befehlen, zu einem bestimmten Zeitpunkt ihre Tätigkeit einzustellen? Gibt es molekulare Signale, die die Zeit messen können? Wurden diese Signale in unserer Jugend zu unserem Vorteil eingesetzt, und wenden sie sich im Alter gegen uns?

Lesen Sie weiter! Wir haben bisher nur einen ersten Eindruck von der Macht der Uhr des Lebens über unseren Körper erhalten. All diese Fragen werden sich noch weiter zuspitzen, wenn wir uns über das Altern des Nervensystems unterhalten. Das soll das Thema des nächsten Kapitels sein.

6

Das Altern des Gehirns

Es war ein grauenvolles Bild. Zu sehen war ein glutäugiges Monstrum, das eine blutende, kopflose Leiche verschlang. «Sind Sie sicher, daß das schon 200 Jahre alt ist?» flüsterte mir mein Kollege ins Ohr. «Es sieht eher aus wie ein abstraktes Gemälde eines KZ. Oder vielleicht wie ein Cartoon von Jeffrey Dahmer.» Der Kommentar meines Kollegen, der sich auf einen kannibalistischen amerikanischen Serienmörder bezog, wurde von den anderen Zuhörern amüsiert belauscht. Er kam gerade recht, denn der Vortrag handelte von einem eher düsteren Thema – dem Sterben und Tod berühmter Maler. Das Dia zeigte ein Gemälde von Francisco de Goya aus einer seiner «schwarzen Perioden». Ich rutschte unruhig auf meinem Stuhl hin und her.

«Das Bild heißt ‹Saturn frißt seine Kinder›», begann der Vortragende. «Es ist ein sehr schönes Beispiel für die Veränderungen in Goyas Malstil, die in seinen mittleren Jahren auftraten.»

Wie der Redner weiter erläuterte, war Goya bis zu seinem 46. Lebensjahr ein talentierter, aber absolut konventioneller Maler. Seine Bilder waren hübsch anzuschauen, pittoresk, vorhersehbar und langweilig. Erst eine Begegnung mit dem Tod entfesselte in ihm das Genie, möglicherweise aber auch ein Ungeheuer, und Goya malte wie noch nie zuvor. Diese Begegnung und ihre Auswirkungen auf die Kunst waren das Thema des Vortrags. Mir fiel es immer noch schwer hinzusehen.

Wir wissen nicht, was wirklich geschah. Wir wissen nur, daß es plötzlich kam. Im Jahre 1792 klagte Goya über Schwindel, Übelkeit und Halluzinationen. Seine rechte Körperhälfte war gelähmt, er hörte ein ständiges Klingeln, und seine Sprache wurde schleppend. Obwohl er sich größtenteils wieder erholte, blieb er doch taub und stark sehbehindert. Er wurde depressiv und schwermütig.

Der Redner präsentierte einige mögliche Erklärungen. In der Mitte des 20. Jahrhunderts machte ein britischer Wissenschaftler ein Virus dafür verantwortlich. Er hatte eine Gruppe von Patienten untersucht, die an einer als Vogt-Koyanagi-Syndrom bezeichneten Virusinfektion litten und sehr ähnliche Symptome wie Goya zeigten, einige davon waren vorübergehend, andere, wie zum Beispiel die Sehstörungen, dauerhaft.

«Aber die interessanteste Erklärung erhielten wir zu Beginn der 70er Jahre», fuhr der Redner fort. «Ein Mediziner behauptete in einem Artikel im *New York State Journal of Medicine*, daß Goyas Krankheit nichts mit einer Virusinfektion zu tun hatte. Er hatte bisher unveröffentlichtes Material über Goyas Maltechnik untersucht, darunter auch Hinweise über die Zusammensetzung seiner Farben. Der Arzt kam zu dem Schluß, daß Goya an einer starken chronischen Blei- und Quecksilbervergiftung litt, weil diese Schwermetalle in großen Mengen in seinen Farben vorkamen.»

Schwermetallvergiftungen wurden bereits für zahlreiche medizinische Phänomene von historischer Bedeutung verantwortlich gemacht. Der Autor konnte nachweisen, daß Goya schon mit 32 an ersten Anfällen mit diesen Symptomen litt, die ihn jedesmal am Malen hinderten, von denen er aber immer wieder genas. Er arbeitete weiter und wurde wieder krank. Die Tatsache, daß Goya der Vater von 19 tot- oder mit Mißbildungen geborenen Kindern war, unterstützen seine Hypothese. Chronische Bleivergiftung führt zu Spermaveränderungen.

«Diese Vergiftung stellt einen schweren Angriff auf das Nervensystem dar und imitiert in vielerlei Hinsicht Symptome, die sonst in hohem Alter auftreten», fuhr der Redner fort. «Aber mit einem Unterschied. Ab seinem 46. Lebensjahr wurden seine Bilder genial, und unter dem Einfluß der Persönlichkeitsveränderungen entstand zeitlose Kunst. Betrachten Sie nur dieses Bild ...»

Am 16. April 1828 starb Goya an einem Hirnschlag. Ob er ein Genie war oder nicht, seine schrecklichen Bilder gingen mir den ganzen Tag nicht aus dem Kopf. Goya würde das gefallen haben.

Was wir als nächstes betrachten

Im folgenden nehmen wir die Karriere Francisco de Goyas als Musterbeispiel für Alterungsvorgänge des Zentralnervensystems. In vielerlei Hinsicht machte der Maler bereits in frühen Jahren Erfahrungen mit dem Alter, die sonst natürlicherweise erst sehr viel später auftreten. Nervengewebe verändert sich und führt unweigerlich zu Verhaltensänderungen. Um diese Vorgänge näher zu betrachten, ist dieses Kapitel in drei Teile aufgegliedert. Zunächst untersuchen wir einige Veränderungen unseres Wahrnehmungsvermögens, die sich mit dem Alter einstellen. Dann schauen wir uns an, welche anatomischen Veränderungen hier zugrunde liegen. Schließlich betrachten wir die Lebensspannen einzelner Nervenzellen und diskutieren verschiedene aktuelle Hypothesen, die diese altersbedingten Funktionsänderungen zu erklären versuchen.

Wir beginnen mit einer der größten Ängste, die wir im Zusammenhang mit dem Altern unseres Gehirns haben.

Die Veränderungen

Viele haben große Angst davor, im Alter «senil» zu werden. Schon das Wort hat einen Beigeschmack von Siechtum und Verfall: erschreckende geistige Unfähigkeit, fehlende Kontrolle über die Körperfunktionen, Rückfall in kindliches Verhalten, Umkehrung der sozialen Rollen von Eltern und Kindern. Viele Erwachsene fürchten bereits bei den ersten, harmloseren Alterserscheinungen unseres Gehirns (zum Beispiel zeitweiligem Gedächtnisverlust), daß sie bald auch mit sämtlichen sonstigen Schwächen des Alters konfrontiert werden.

Alle diese Ängste beziehen sich auf einen einzigen Aspekt des Alterungsprozesses: den Einfluß des Alters auf unsere Nerven und damit auf unsere geistigen Fähigkeiten. Zuverlässige wissenschaftliche Daten sind schwer zu bekommen, weil man die «Denkfähigkeit» nur schwer messen kann. Mit dem Alter scheinen einige geistige Fähigkeiten ab-, andere dagegen sogar zuzunehmen. In der Fachliteratur zeichnen sich jedenfalls einige Trends ab, die ich nun kurz darstellen will. Es sollte jedoch immer bedacht werden, daß auch diese Untersuchungen zum Teil subjektiv sind.

Intelligenz

Weil Intelligenz nicht mit einer einzigen Definition hinreichend beschrieben werden kann, gibt es auch keine geeignete Möglichkeit, ihre Veränderung im Laufe des Lebens zuverlässig festzustellen. Oft werden Intelligenztests eingesetzt, um wenigstens einen Anhaltspunkt zu haben. Die ersten dieser Tests wurden 1905 in Frankreich entwickelt, um geistig zurückgebliebene Kinder von geistig nicht zurückgebliebenen zu unterscheiden. Obwohl man mit solchen Tests gewisse Vorhersagen treffen kann, sind doch viele der Meinung, daß damit nur die Fähigkeit gemessen wird, mit Intelligenztests umzugehen – und sonst nichts.

Weil es die Tests nun aber schon eine Weile gibt, kann man zumindest Meßwerte miteinander vergleichen. Spitzenwerte des Intelligenzquotienten (IQ) werden im Alter zwischen 20 und 25 Jahren erreicht. Danach fallen die Werte langsam ab. Was aber hat das zu bedeuten? Für einige Forscher zeigt ein solches Ergebnis, daß die Fähigkeiten, die mit dem Test festgestellt werden sollen, mit zunehmendem Alter nachlassen.

Allerdings müssen diese Meßwerte im Zusammenhang mit anderen Fähigkeiten gesehen werden, die Intelligenztests ebenfalls beeinflussen. So soll der Wortschatz eines 45jährigen das Dreifache eines 20jährigen betragen. Über den Daumen gepeilt, enthält das Gehirn eines 60jährigen etwa viermal soviel Informationen wie das eines 20jährigen. Diese gespeicherte Datenmenge erlaubt «weise» Urteile und Entscheidungen, die auf komplexen Erfahrungen und Vergleichsmöglichkeiten beruhen, die sich über Jahrzehnte erstrecken. Weiterhin wird gefordert, daß insbesondere im Hinblick auf die Berufseignung auch die sozialen Fähigkeiten gemessen werden müßten; es wurde auch ein sogenannter «Reifequotient» (engl. «maturity coefficient», MQ) vorgeschlagen. Obwohl natürlich auch solche Tests ähnliche Probleme wie die IQ-Messungen aufweisen, gehen ihre Verfechter davon aus, daß durch die zusätzlichen Merkmale die Abnahme des «reinen IQ-Wertes» im Alter wieder ausgeglichen würde.

Gedächtnis

Aber ist jede Messung von Alterungsvorgängen, die das menschliche Gehirn betreffen, rein subjektiv? Nein. Wenn wir älter werden, verändert sich das Gehirn meßbar. Es schrumpft und enthält mehr Flüssigkeit. Auch sein Gewicht nimmt ab, durchschnittlich um 5–10 % zwischen dem 20. und dem 90. Lebensjahr. Man erwartet, daß diese Veränderungen auch Einfluß auf die Gehirnleistung haben, aber worin diese genau bestehen, bleibt nach wie vor rätselhaft. Meßbare Zusammenhänge zwischen Alter und Gehirnfunktion konnten jedoch bei der Gedächtnisleistung festgestellt werden.

Man unterscheidet verschiedene Arten von Gedächtnisleistungen. Da gibt es zum Beispiel das deklarative Gedächtnis, das uns an Dinge erinnert wie «Parke dein Auto nicht unter einem Baum, in dem viele Vögel sitzen». Eine andere Art von Gedächtnisleistung wird durch das prozedurale Gedächtnis erbracht. Damit können Sie Fahrrad fahren, selbst wenn Sie schon jahrelang keines mehr gesehen haben. Dann gibt es noch das Kurzzeitgedächtnis, das einen Moment lang alles speichert, was um Sie herum vorgeht, und das Langzeitgedächtnis, das Sie auch nach vielen Jahren noch an Ihre Tante Frieda erinnert.

Das Schwierigste in der Gedächtnisforschung ist, solche Formen des Gedächtnisses mit biologischen Strukturen, etwa bestimmten Geweben, in Verbindung zu bringen, und, in der Altersforschung, bestimmte Verhaltensänderungen mit konkreten physiologischen Veränderungen bestimmter Gehirnregionen zu verknüpfen. Das Problem besteht darin, daß an jedem der vorhin genannten «Gedächtnisse» Tausende Nervenzellen in den unterschiedlichsten Hirnregionen beteiligt sind.

Erste Forschungsergebnisse lassen erkennen, daß durch die altersbedingten Veränderungen vor allem zwei Bereiche des Gehirns betroffen sind. Dabei handelt es sich zum einen um den Frontallappen, den Gehirnbereich, der sich unmittelbar hinter der Stirn befindet und in dem vermutlich gewisse Gedächtnisfunktionen mit dem Alter nachlassen, sowie zum anderen um eine C-förmige Region im Hirninneren, dem sogenannten Hippocampus, wo ebenfalls dramatische Abbauprozesse zu beobachten sind.

Die Auswirkungen dieser Veränderungen lassen sich in vielfältiger Weise im Labor nachweisen, aber die Korrelation mit einer spezifischen Gehirnregion gerät oft zu einem Ratespiel. So besteht zum Beispiel ein Test für das Kurzzeitgedächtnis aus einer Liste mit 24 Wörtern, von denen möglichst viele behalten werden sollen. Eine 20jährige Versuchsperson erinnert sich nach einer bestimmten Zeit noch an durchschnittlich 14 Wörter, eine 40jährige an elf, eine 60jährige an neun und eine 70jährige nur noch an sieben.

Es gibt Hinweise, daß das Langzeitgedächtnis ebenfalls betroffen ist. Hier scheinen jedoch nicht bestimmte gespeicherte Informationen verlorenzugehen, sondern die Zugriffsmechanismen betroffen zu sein. Das kann durch ein ziemlich spektakuläres Experiment gezeigt werden. Es ist möglich, das Gehirn durch schwache elektrische Ströme mit einer Elektrode an bestimmten Stellen zu reizen. Weil sich im Gehirn keine Schmerzrezeptoren befinden, kann ein solches Experiment bei vollem Bewußtsein der Versuchsperson durchgeführt werden. Durch die Reizung ist es möglich, bei der Person ganz bestimmte, oftmals lange verschüttete Erinnerungen wachzurufen. Wie zum ersten Mal durch die Pionierarbeiten von Wilder Penfield gezeigt werden konnte, sind diese lange verschollenen Erinnerungen an so speziellen Punkten abgespeichert, daß sogar «Landkarten der Erinnerung» erstellt werden können.

Als Ergebnis dieser und anderer Experimente konzentrieren sich viele Forscher nunmehr darauf, wie der Alterungsprozeß unsere Fähigkeit, die in unserem Gehirn gespeicherten Erinnerungen abzurufen, beeinflußt. Damit hofft man auch, einem Phänomen auf die Spur zu kommen, das vielen alternden Menschen bekannt ist: Etwas «liegt einem auf der Zunge», aber man kommt nicht darauf.

Schlaf

Eine Methode, altersbedingte Nervenveränderungen zu untersuchen, ist, Körperfunktionen zu betrachten, die ebenfalls das menschliche Bewußtsein beeinflussen. Eine solche ist der Schlaf. Wie beim Altern wissen wir auch hier nicht genau, warum wir schlafen. Am wahrscheinlichsten ist, daß es sich um einen Erholungsvorgang handelt. Allerdings findet im Schlaf eine beträchtliche Hirnaktivität statt, und auch der Körper bewegt sich leicht. Es kann also nicht nur darum gehen, Energie zu sparen. Wie wichtig der Schlaf für uns ist, merken wir vor allem dann, wenn wir ohne ihn auskommen müssen. Er ist sowohl für das menschliche Wohlbefinden wie für die Gesundheit notwendig; zu wenig Schlaf löst ernsthafte Bewußtseinsveränderungen aus.

Unser Schlafbedürfnis ist nicht während des ganzen Lebens konstant. Säuglinge schlafen 20 Stunden am Tag und mit einem Jahr noch etwa 13 Stunden. Zwischen zehn und 20 Jahren schlafen wir etwa neun, mit 40 sieben, mit 50 sechs und ab 65 noch etwa fünf Stunden. Das heißt nicht, daß wir immer weniger Schlaf *brauchen*, sondern daß wir im Durchschnitt weniger Zeit schlafend im Bett verbringen.

Diese Veränderungen können erhebliche Auswirkungen auf die Lebensqualität im Alter haben. Zum besseren Verständnis wollen wir zunächst die normalen Schlafphasen eines typischen Acht-Stunden-Schlafes einer 20jährigen Frau untersuchen.

Durch die Entwicklung immer empfindlicherer EEGs (diesen Maschinen, die Hirnströme messen können) haben die Schlafforscher verschiedene Phasen während des Schlafes unterscheiden können, die sich durch typische elektrische Aktivitätsmuster voneinander unterscheiden. Sie können in die Hauptphasen «orthodoxer (Non-REM)»- und «paradoxer (REM)»-Schlaf unterteilt werden. Diese verschieden tiefen Schlafzustände werden durch eine Gehirnstruktur namens *formatio reticularis* gesteuert.

Der Non-REM-Schlaf wird weiter in vier Bereiche unterteilt:

Stadium 1: Leichtschlaf. Das EEG zeigt schnelle und unsynchronisierte Aktivität, die mehr dem Wachzustand als dem normalen Schlaf ähnelt.

Stadien 2 und 3: Tieferer Schlaf. Das EEG beruhigt sich deutlich. Die Wellen synchronisieren sich, es entstehen gleichmäßige und vorhersagbare Muster.

Stadium 4: Tiefschlaf. Dieses Stadium zeigt sehr typische, breite Wellenmuster mit einzelnen Spitzen. In dieser Phase haben wir am stärksten «abgeschaltet». Wir träumen nicht, und die meisten Körperfunktionen zeigen eine sehr geringe Aktivität.

Altersbedingte Veränderungen

Einige Veränderungen können ziemlich genau vorhergesagt werden. Die erste betrifft Stadium 1 der Tiefschlafphase. Je älter wir werden, desto länger liegen wir nachts wach. Während wir in etwa gleich lange schlafen, brauchen wir länger, um den Non-REM-Schlafzustand zu erreichen. Und wenn wir jeden Morgen zur selben Zeit aufstehen, sammelt sich im Laufe der Jahre ein regelrechtes «Schlafdefizit» an, bei Männern bereits mit Anfang 30 beginnend, bei Frauen etwa mit dem 50. Lebensjahr.

Bereits mit Ende 20 liegen wir immer öfter nachts wach. Diese Perioden treten während des gesamten Schlafzyklus auf. Dabei zeigt das EEG einen voll aufgewachten Zustand an. Später besteht bis zu 20 % der Nacht aus diesen Aufwachphasen. Spätestens mit 65 gibt es nur noch selten eine vollständig durchschlafene Nacht. Schlafuntersuchungen bei 73- bis 92jährigen ergaben, daß die Versuchspersonen bis zu 21mal in einer Nacht aufwachten. Bis zu einem Alter von 70 Jahren sind Männer stärker als Frauen davon betroffen, danach geht es beiden Geschlechtern ähnlich.

Mit zunehmendem Alter wird der Schlaf auch immer unruhiger und weniger tief. Ältere Menschen werden viel leichter geweckt, unabhängig von der Schlafphase, in der sie sich gerade befinden.

Altersbedingte Veränderungen von Intelligenz, Gedächtnis und Schlafstruktur können auch miteinander verknüpft sein. Eines der interessantesten Beispiele für eine solche Verknüpfung ist der Fall eines jungen amerikanischen Kriegshelden, der sich 1960 ereignete.

Willis Boshears, ein dekorierter Koreakriegsveteran, war auf dem amerikanischen Luftwaffenstützpunkt Wethersfield in England stationiert. Nach einer Neujahrsfeier lud er eine Bekannte namens Jean Constable zusammen mit ihrem Freund zu sich nach Hause ein. Boshears schlief gleich ein. Später verließ Constables Bekannter das Haus, nachdem er Boshears kurz geweckt und sich verabschiedet hatte. Boshears war sofort wieder eingeschlafen. Das nächste, woran sich Boshears später erinnern konnte, war, daß er die Frau in seiner Nähe spürte und er seine Hände um ihren Hals gelegt hatte. Als er wieder aus seinem Schlaf erwacht war, stellte er fest, daß er in der Nacht Jean Constable erwürgt hatte.

Dieser «Mord durch einen Schlafwandler» ist ein klassisches Beispiel für die Verknüpfung von Bewußtsein, Schlaf und Gedächtnis. Boshears hatte im Schlaf jemanden umgebracht und diesen Vorgang mit unterschiedlichen Bewußtseinszuständen registriert. Diese Verknüpfung von Bewußtsein, Schlaf und Gedächtnis ist in der westlichen Rechtstradition anerkannt, und Boshears wurde freigesprochen. Anerkannt heißt jedoch nicht verstanden. Die Tatsache, daß das Gedächtnis ausgeschaltet, die Intelligenz aber voll aktiv, und beides während des Schlafes der Fall sein kann, ist ein hervorragendes Beispiel dafür, wie schwierig es ist, die rätselhaften Arbeitsaufteilungen der verschiedenen Hirnbereiche zu verstehen. Wissenschaftler, die das Altern untersuchen, müssen sich auch mit dieser Arbeitsteilung befassen. Das ist einer der Gründe dafür, warum diese Forschungen so schwierig und die experimentellen Daten so unbestimmt und manchmal kaum zu glauben sind.

Selbst wenn die Arbeitsteilung der Gehirnbereiche völlig verstanden wäre und wir die Verbindungen zum Verhalten zwischen verschiedenen Bewußtseinszuständen kennen würden, wäre die Datenlage immer noch in sich unbefriedigend. Durch die Beschreibung der Veränderungen unserer Intelligenz, des Gedächtnisses und unseres Schlafes würde sich nur eine oberflächliche Beschreibung dessen ergeben, *was wirklich* passiert. Die Frage des «Warum» oder besser des «Wie» würde fast völlig außer acht gelassen. Um diese Fragen exakter beantworten zu können, müßten wir das Gehirn öffnen und einzelne Nerven untersuchen. Viele Forscher haben genau das getan und versucht, diese Vorgänge als Verhalten von Zellgruppierungen und einzelnen Zellen zu beschreiben. Die Ergebnisse ihrer geradezu heldenhaften Anstrengungen sollen unser nächstes Thema sein.

Nervenzellen

Grundlage unserer nervlichen Aktivität sind die Nervenzellen oder Neuronen. Ein menschliches Gehirn besteht aus etwa 100 Milliarden solcher Nervenzellen, die durch etwa 100 Billionen Verbindungen miteinander verknüpft sind. In jeder Sekunde laufen an diesen Verknüpfungsstellen unbeschreiblich viele chemische Reaktionen ab. Sie alle sind hochkoordiniert, unglaublich effizient und benötigen sehr viel Energie: 20 % der Nahrungsenergie werden im Gehirn verbraucht; intensive Geistestätigkeit kann genausoviel Energie verbrauchen wie Muskelarbeit während eines Trainings.

Eine einzelne Nervenzelle sieht etwa so aus wie ein aufgeschreckter Wischmop. Der Stiel des Wischmops heißt Axon, die Fransen stehen nach allen Richtungen ab und heißen Dendriten, und der Bereich, wo die Fransen in den Stiel übergehen, heißt Zelleib. Obwohl es viele Typen von Nervenzellen gibt, haben alle diesen Grundaufbau. Und alle haben im Prinzip auch die gleiche Aufgabe, nämlich so heftig miteinander zu kommunizieren wie Teenager am Telefon.

Die oben genannten Strukturen wurden vor etwa 100 Jahren von dem Forscher Ramón y Cajal zum ersten Mal beschrieben. Vorher dachte man, das Gehirn bestehe aus einer Art Hafergrütze, einer mehr oder weniger formlosen Pampe, der es irgendwie gelingt, komplexe geistige Aufgaben auszuführen. Doch als Cajal einen neuentwikkelten Farbstoff auf einen dünnen Hirngewebsschnitt auftrug und diesen dann unter dem Mikroskop betrachtete, sah er etwas Wunderbares: Die einzelnen Zellen waren in angefärbtem Zustand sichtbar voneinander zu unterscheiden und glichen fein gearbeiteten Kristallen oder winzigen kleinen Sonnen. Cajal nannte sie «Kronleuchter-» oder «Sternzellen». Und wie zu seiner Zeit üblich, hinterließ er filigrane Zeichnungen dieser hochkomplexen Welt, die er entdeckt hatte.

Diese wunderschönen Strukturen haben aber nicht nur einen ästhetischen Reiz, sondern sie dienen der Kommunikation der Zellen (Abb. 17). Wie Sie vielleicht wissen, werden Reize innerhalb von Nervenzellen in Form von elektrischen Impulsen weitergegeben, ähnlich also wie beim Telefon. Ein EEG ist nichts anderes als eine eher primitive Abhöranlage der Kommunikation der Nervenzellen im Gehirn. Jedesmal, wenn Sie Ihren Arm heben, mit den Augen blinzeln oder mit einer Zehe wackeln, kommunizieren Hunderte von Zellen miteinander. Und beim Lesen dieses Buches sind Tausende von Nerven in Ihrem Hinterkopf damit beschäftigt, ihren Nachbarzellen mitzuteilen, was Sie gerade sehen.

Wie sehen diese Mitteilungen genau aus? Wenn eine Nervenzelle erregt ist, das heißt, sie gerade etwas mitzuteilen hat, dann erfolgt im selben Moment ein elektrischer Impuls in ihrem Inneren. Jetzt kann sie eine benachbarte Zelle von diesem Zustand der Erregung in Kenntnis setzen. Dies tut sie aber nur, wenn der Impuls eine bestimmte Stärke, die sogenannte Reizschwelle, übersteigt. Ist er nicht stark genug, geschieht nichts, die Erregung wird nicht weitergegeben. Ist der Reiz stark genug, erfolgt die Benachrichtigung der Nachbarzelle, jedoch nicht auf elektrischem Weg, sondern durch einen chemischen Botenstoff. Inner-

Wie Nerven miteinander kommunizieren

Nervenzellen sind nicht direkt miteinander verbunden. Nervenimpulse müssen einen sog. Synapsenspalt überwinden, um vom «präsynaptischen» zum «postsynaptischen» Nerv zu gelangen (Ausschnitt rechts). Dies geschieht mit Hilfe von Neurotransmittern.

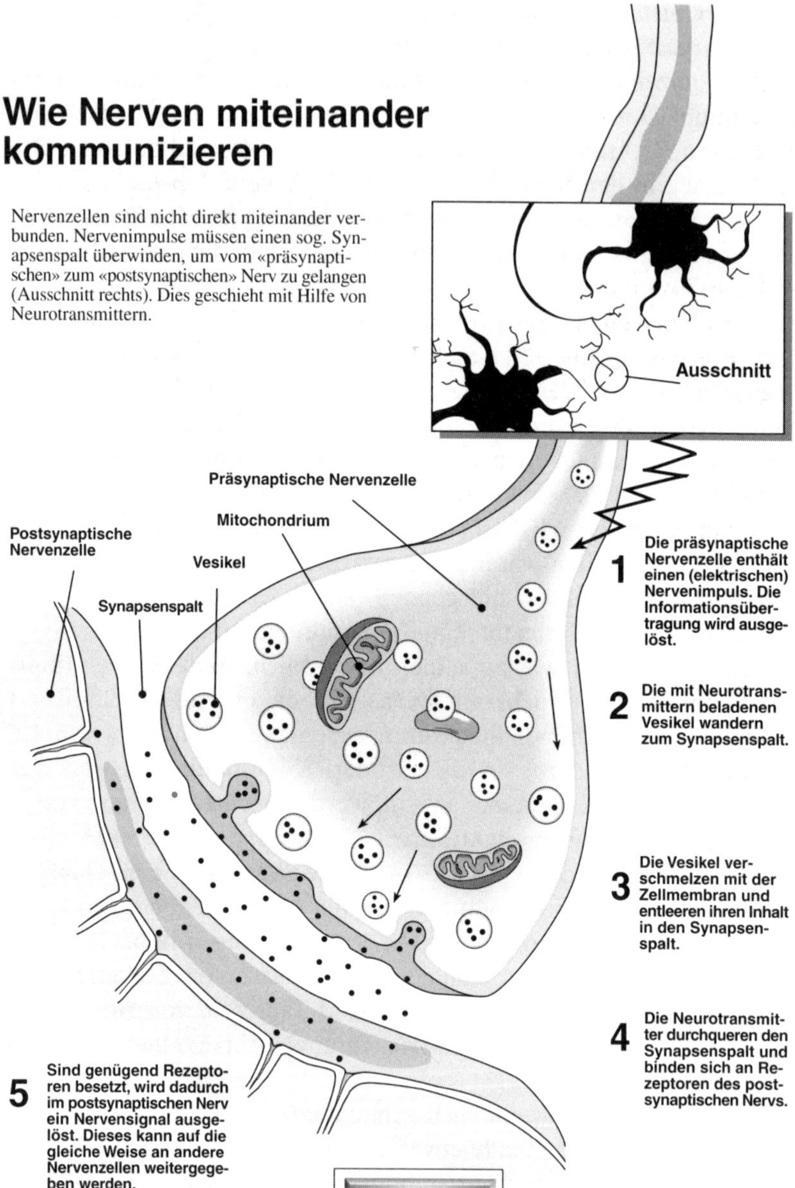

ABB. 17

halb der Nervenzelle wandert ein Nervensignal nur in eine Richtung: von den Fransen des Wischmops (den Dendriten) zum Stielende (dem Axon). Und das mit einer Geschwindigkeit von über 300 km/h. Ist das Signal am Ende der Zelle angelangt, muß es die Nachbarzelle erregen. Das ist aber leichter gesagt als getan. Denn zur Nachbarzelle besteht eine Grenze, eine etwa 20 Nanometer (milliardstel Meter) breite Membran, eine sogenannte Synapse, die überwunden werden muß.

Abb. 17 zeigt eine solche Synapse. Lassen Sie sich jedoch nicht davon täuschen, daß hier nur *eine* Nervenzell-Verbindung gezeigt wird. Es gibt Nervenzellen, die 100 000 Synapsen mit ihren Nachbarzellen ausbilden. Ich muß dabei immer an mein Universitätslabor denken, in dem zwei Telefone für zwei Mitarbeiter standen. Manchmal kamen auf beiden Leitungen Anrufe für mich, und ich hatte Schwierigkeiten, gleichzeitig damit zurechtzukommen. Und diesen Nervenzellen gelingt es, nicht nur zwei Signale gleichzeitig zu verarbeiten, sondern noch 99 998 andere!

Um eine so phantastische Koordinierungsleistung zu vollbringen, muß die Nervenzelle ihre Erregung über eine räumliche Entfernung, den Synapsenspalt, weiterleiten. Wie geschieht das? Ganz aus der Nähe betrachtet, befinden sich in jedem solcher Nervenenden, den sogenannten Endknöpfchen, größere Mengen eines Nervensignal-Botenstoffes, verpackt in kleine Bläschen, die wie eine kleine Flotte von Schiffen darauf warten, aus einem Hafen auszulaufen. Erreicht ein elektrischer Nervenimpuls ein Endknöpfchen, ist dies das Signal für die Bläschen, an den Rand des Endknöpfchens zu wandern und ihren Inhalt, die Botenstoffe oder Neurotransmitter, in den Synapsenspalt zu entleeren. Die Botenstoffe durchqueren den Spalt (20 Nanometer sind nicht sehr weit) und finden am gegenüberliegenden Ufer, an der Membran der Nachbarzelle, so etwas wie Empfangsanlagen vor. Diese winzigen Hafenkais sind jedoch eher molekulare Türschlösser, sogenannte Rezeptoren, in die jeweils ein Botenstoff-Molekül genau hineinpaßt. Erreichen genügend Botenstoff-Moleküle die Rezeptoren, dann wird *dadurch* in der Nachbarzelle ein Nervenimpuls ausgelöst. Dieser Impuls kann dann wieder auf elektrischem Weg innerhalb der Nachbarzelle zum nächsten Endknöpfchen weitergegeben werden und so weiter. Der ganze Vorgang der Signalübertragung spielt sich in wenigen tausendstel Sekunden ab.

Und in jeder Sekunde findet dieser Vorgang millionenfach in unserem Nervensystem statt, bei jedem Gedanken, bei jeder Bewegung, bei jeder Reizempfindung. Natürlich sind die Vorgänge in Wirklichkeit noch viel komplizierter, so gibt es zum Beispiel noch weitere Nervenzellen neben den Neuronen, die sogenannten Gliazellen. Diese funktionieren als «intelligente Nervenhülle»; etwa zehn Gliazellen umhüllen jeweils ein Neuron. Sie übernehmen viel mehr als nur eine Schutz- und Stabilisierungsfunktion – sie können sogar selbst Signale aussenden –, aber welche Rolle sie für das menschliche Denken spielen, das ist nach wie vor vollkommen unklar.

Die Uhr des Lebens tickt auch in den Neuronen und Gliazellen. Sie beeinflußt die Fähigkeit einer Nervenzelle, Signale auszusenden, das Zusammenwirken einzelner Neuronen und zu einem gewissen Grad auch spezifische Wahrnehmungsleistungen. Im folgenden wollen wir uns einigen Einzelheiten zuwenden.

Die Synapse

Die Hauptaufgabe der Nerven ist die Kommunikation, und deshalb müssen wir, wenn wir verstehen wollen, wie Nerven altern, besonders auf die Zellstrukturen achten, die die Kommunikation vermitteln. Hier stellen sich insbesondere Fragen wie: Kann man Veränderungen im Synapsenspalt beobachten? Was geschieht mit den Neurotransmittern im Alter und was mit den Rezeptoren?

Zunächst einmal sei angemerkt: Alle diese Bereiche sind betroffen, aber die Alterserscheinungen zeigen sich nicht überall gleich stark. So enthalten im Alter zum Beispiel bestimmte Zellen, die Bewegungen kontrollieren, weniger Neurotransmitter, während dies bei Nachbarzellen nicht der Fall ist. Auch der Neurotransmittergehalt von Nerven in dem Bereich, der den Schlaf reguliert, verändert sich, nicht jedoch der in unmittelbar benachbarten Nervenzellen.

Manche Zellen können keine Signale mehr von voll funktionstüchtigen Nachbarzellen empfangen. Warum? Weil Rezeptormoleküle fehlen. Dieser Effekt tritt interessanterweise auch bei Zellen auf, die durch die Parkinson-Krankheit betroffen sind.

Eine Reihe von Nerven, die alle den gleichen Neurotransmitter benutzen, scheint vom Altern besonders betroffen zu sein, zum Beispiel die sogenannten «cholinergen» Nervenzellen. Dies geht mit Gedächtnisverlust einher. Mit Hilfe von Drogen, die diese Nerven unabhängig vom Alter beeinflussen, konnten bereits interessante Beobachtungen gemacht werden. Junge Menschen, denen in einem Experiment Drogen verabreicht wurden, die cholinerge Nerven beeinflussen, zeigten in Gedächtnistests vorübergehend ähnliche Werte wie ältere Menschen, die nicht unter Drogen standen.

Diese Ergebnisse deuten darauf hin, daß beim Altern kaum merkliche Veränderungen unseres Nervensystems stattfinden. Wir wissen noch nicht sehr viel über diese «stillen» Veränderungen, aber durch neue molekularbiologische Techniken (oft auch als «Gentechnologie» bezeichnet) nimmt unser Wissen ständig zu. Mehr darüber wird in Kapitel 14 zu lesen sein.

Andere Veränderungen unserer Nerven sind alles andere als unmerklich. Schon lange bekannt sind die schwerwiegenden Erscheinungen, von denen als nächstes die Rede sein soll.

Allgemeine Charakteristika

Der wichtigste Faktor des Alterns des Nervensystems ist schnell zu benennen: Nerven sterben ab. Täglich verliert jeder Mensch 30 000 bis 50 000 Nervenzellen, und mit 65 sind etwa 10 % der Nervenzellen, die Sie in Ihrer Jugend hatten, verschwunden. Die synaptischen Verbindungen verschwinden ebenfalls, und mit ihnen auch die Gedächtnisinhalte oder Verhaltensweisen, sofern sie nicht auch noch woanders gespeichert sind. Tragischerweise bilden sich bereits vier Wochen nach der Geburt Nervenzellen nicht mehr neu.

Zu diesem Verlust an Nervenzellen gibt es zwei Theorien: Die erste klingt etwas deprimierend und heißt Modell der neuronalen Zerrüttung, die andere ist das hoffnungsvollere Modell der neuronalen Plastizität. Wir schauen uns kurz die Hauptargumente beider Theorien an.

Das Modell der neuronalen Zerrüttung

Die Frage ist, wieviele Nervenzellen absterben müssen, bevor eine bestimmte Verhaltensweise oder Erinnerung vollständig ausgelöscht ist. Darauf gibt es keine einfache Antwort. Das Gehirn speichert seine Erinnerungen, ja sogar verschiedene Eigenschaften eines Objekts, an verschiedenen Stellen. Denken Sie zum Beispiel an den Patienten, der ein Nashorn auf einem Foto nicht erkannte, aber eines beschreiben und zeichnen konnte, sobald ihm die Buchstabenfolge N-A-S-H-O-R-N vorgelegt wurde.

Auch wenn eine solche mehrfache Speicherung gleicher Daten an verschiedenen Stellen («Redundanz») vorkommt, geht das Modell der neuronalen Zerrüttung davon aus, daß der Verlust an Gehirnzellen schließlich auch Verhaltensänderungen mit sich bringt. Das Modell nimmt an, daß im Alter irgendwann die Reservekapazität des Gehirns aufgebraucht ist. Die zunehmende Zerstörung des Hirngewebes führt zu einem Abbau von sensorischen, motorischen und intellektuellen Fähigkeiten. Wenn «übergeordnete» Nervenzellen betroffen sind, die andere Nerven kontrollieren, führt dies zum Ausfall einer ganzen Reihe von Funktionen. Wenn man die zahlreichen Querverbindungen im Gehirn berücksichtigt, kann man sich vorstellen, daß solche Ausfälle sehr weitreichende Folgen haben können. Dieses etwas deprimierende Modell sagt für alternde Menschen unausweichlich negative Verhaltensänderungen durch das Absterben von Gehirnzellen voraus.

Es gibt aber auch noch andere, etwas optimistischere Theorien. Um eine davon vorzustellen, möchte ich Ihnen von einem Mann namens Jedediah Buxton erzählen, der im 18. Jahrhundert lebte.

Jedediah konnte eine Frage beantworten, deren Lösung aus einer 28stelligen Zahl bestand. Die Frage lautete: «Wie viele Achtelzoll enthält ein Körper mit den Seitenlängen 23 245 789, 5 642 732 und 54 965 Yards?»

Der über 40jährige Mann, dem man bisher die geistige Reife eines Zehnjährigen zugeschrieben hatte, schaute gelangweilt aus dem Fenster, überlegte kurz und gab dann die richtige Antwort, die von einem Arzt im Auditorium bestätigt wurde. Die anwesenden Journalisten stürzten aus dem Saal und eilten in ihre Redaktionsstuben. Buxton verlangte von seinen Pflegern eines seiner Spielzeuge und lief ungeduldig im Raum hin und her. Schon wieder eines dieser dummen Spiele, die seine erwachsenen Freunde mit ihm treiben wollten. Seine Begabung hat Forscher über Jahrhunderte fasziniert.

Der Wissenschaft sind zahlreiche Fälle von unglaublichen Geistesleistungen bekannt. Früher wurden solche Menschen als «weise Idioten» bezeichnet. Obwohl uns solche Talente wertvolle Hinweise auf die Geheimnisse der Gehirnentwicklung liefern, bleibt doch meist unklar, was genau vor sich geht. Es ist bekannt, daß Schädigungen der linken Hirnhälfte durch eine erhöhte Nervenaktivität in der rechten Hälfte ausgeglichen werden können. Manche Forscher sind der Ansicht, daß Reservekapazitäten mobilisiert werden und geschädigtes Hirngewebe in seiner Funktion ersetzen können. So ist auch das Phänomen Jedediah Buxton mit einer solchen «neuronalen Plastizität» erklärt worden. Es ist möglich, daß der heranwachsende Embryo «weiß», daß etwas mit seiner Gehirnentwicklung schiefläuft, und der Organismus versucht, durch die Aktivierung anderer Nervenzellen und neuer Verknüpfungen wenigstens bestimmte Regionen leistungsfähig zu machen. Dabei könnte dann ein teilweise behindertes Kind mit unglaublichem Talent in Einzelbereichen entstehen.

Während es sich bei dieser Art von «flexibler Gehirnprogrammierung» noch weitestgehend um eine Hypothese handelt, sind die «neuronale Plastizität» und durch Erfahrung ausgelöste Gehirnveränderungen heute unbestritten. Eine weitere Theorie baut darauf auf und versucht, nicht nur die Entwicklung unserer Nervengewebe zu erklären, sondern auch ihr Altern. Dabei handelt es sich um das Modell der neuronalen Plastizität.

Das Modell der neuronalen Plastizität (NPM)

Verfechter des NPM haben für die Theorie der neuronalen Zerrüttung nur einen Kommentar übrig: Unsinn.

Der zentrale Gedanke des NPM geht davon aus, daß die Nervenverbindungen im Gehirn bei weitem nicht so unverrückbar sind wie früher angenommen. Es gibt Neuronen, die neue Axons oder längere Dendriten ausbilden, wenn benachbarte Nervenzellen beschädigt werden. Selbst Neuronen, die sich nicht regenerieren, können neue synaptische Verknüpfungen mit anderen, gesunden Nervenzellen ausbilden. Auch bei Lernvorgängen können durchaus noch neue Synapsenverbindungen zwischen Neuronen gebildet werden. Diese Forschungsergebnisse erwecken ganz und gar nicht den Eindruck, daß das Gehirn eine unveränderliche Struktur ist, sondern lassen es eher als ein lebendiges Organ erscheinen, das in ständigem Austausch mit seiner Umgebung steht.

Diese Vorstellungen können die Sichtweise auf das alternde Gehirn stark beeinflussen. Im NPM-Modell sind Zerstörung und Abbau von Nervenzellen nicht unbedingt etwas Endgültiges. Andere Neuronen können an die Stelle einer zugrunde gegangenen Nervenzelle treten, neue synaptische Verbindungen aufbauen und so die verlorenen Funktionen mindestens teilweise retten. Manche Forscher vermuten sogar, daß die Zahl der Synapsen mit dem Alter stark zunimmt. Es ist erwiesen, daß auch in höherem Alter geistigem Verfall durch bestimmte Trainingsprogramme noch erfolgreich entgegengewirkt oder dieser sogar wieder umgekehrt werden kann. Es ist durchaus möglich, daß durch neue Erfahrungen oder geistiges Training neue Nervenverbindungen entstehen. Dieses Modell behandelt das Gehirn nicht als ein langsam zerfallendes, immer stärker verkrüppelndes altes Organ, sondern vielmehr als aktive, flexible Denkmaschine, die vollständig zur Interaktion fähig bleibt, egal was die Uhr des Lebens dazu meint.

Die Lösung

Können diese Ideen miteinander vereinbart werden? Die Antwort lautet: «Noch nicht.» Wir müssen noch sehr viel darüber lernen, wie äußere Verhaltensweisen mit bestimmten Nervenkontakten in Verbindung zu bringen sind. Viele unserer Vorstellungen sind noch sehr spekulativ. So ist häufig darauf hingewiesen worden, daß zahlreiche Menschen auch noch in hohem Alter großartige Leistungen vollbringen können und daß dies gut zum NPM passen würde. So schrieb Bertrand Russell sein Buch *Human Society in Ethics and Politics* im Alter von 82 Jahren, und Leopold Stokowski dirigierte Charles Ives Vierte Symphonie mit 83. Frank Lloyd Wright begann mit seinen Plänen für das Guggenheim-Museum, als er 88 war, feierte während der Bauarbeiten seinen 90. Geburtstag und erlebte noch die Einweihung. Angesichts dieser Leistungen sollten wir uns doch wohl von der Idee verabschieden, daß das menschliche Gehirn im Alter unausweichlich abbaut. Zumindest würde uns diese Vorstellung gut gefallen.

Andere wenden hingegen ein, daß wir uns vor allem deshalb an solche Höchstleistungen im Alter erinnern, weil sie so selten sind. Sie verweisen auf die zahllosen Patienten in Altenpflegeheimen, die unter Senilität, Alzheimer, starken Gedächtnisstörungen, Schlaganfällen und vielen anderen Funktionsstörungen des Gehirns leiden. Sie vertreten die Meinung, daß bestimmte Verhaltensänderungen einfach unausweichlich sind, weil der Verlust von Nervenzellen ebenfalls unvermeidlich ist. Da könne das Gehirn auch noch so plastisch sein.

Egal welcher Theorie man nahesteht, man muß sich mit der zentralen biologischen Tatsache auseinandersetzen, daß Hirnzellen verlorengehen. Die Frage ist, ob die beobachtete Plastizität ausreichend ist, die Verluste auszugleichen. Diese Frage bleibt nach wie vor ungeklärt. Vielleicht ist sie auch (noch) gar nicht zu klären. Wir können noch nicht sagen, ob Bertrand Russell die Ausnahme oder die Regel war. Wir können nur hoffen, daß unsere Forschungsergebnisse mit dem übereinstimmen, was wir uns wünschen.

Im nächsten Abschnitt wollen wir uns etwas genauer ansehen, wie viele Zellen zugrunde gehen und wo dies geschieht. Wir werden uns die verschiedenen Bereiche des Gehirns anschauen, kurz die jeweilige Funktion beschreiben und dann betrachten, was sich beim Altern ändert. Ich muß jedoch vor voreiligen Schlußfolgerungen warnen. Aus der Tatsache, daß wir bereits einiges über die Funktion mancher Zellen wissen, könnten wir leicht schließen, daß ein Verlust dieser Zellen gleichbedeutend ist mit dem Verlust bestimmter Funktionen. Denken

Sie aber daran, daß wir es bei unserem Gehirn mit der kompliziertesten Struktur zu tun haben, die die Evolution hervorgebracht hat. Die Balance zwischen Zellverlust und Plastizität muß immer mit berücksichtigt werden, um ein klares Bild davon zu erhalten, wie das Altern unsere geistige Verfassung beeinflußt.

Von Dinosauriern und Neuronen

Wenn ich gedanklich in die Tiefen des Gehirns eintauche, erinnert mich das weniger an eine Anatomievorlesung als an eine Ausgrabung von Dinosaurierknochen. Lassen Sie mich das kurz erläutern.

Als kleiner Junge war ich immer von Ausgrabungen begeistert, vor allem wenn es um Dinosaurierknochen ging. Weil das meine Mutter wußte, bastelte sie einmal ein kleines «Dinosauriergerippe» aus alten Steakknochen und vergrub es im Garten. Am nächsten Tag hatte ich Geburtstag und durfte es ausgraben. Ich war überglücklich mit meinem Saurierfund, und wir verbrachten den Rest des Tages damit, weitere Gerippe zusammenzubasteln.

Ein wichtiges Hilfsmittel bei der Altersbestimmung von ausgegrabenen Gegenständen ist für Archäologen die Tiefe des Fundes. Mit einfachen Worten: Je tiefer Sie graben, desto älter sind normalerweise die Dinge, die Sie finden.

Dieses Prinzip gilt nicht nur für Ausgrabungen, sondern auch für die Hirnanatomie. Der Gesamtaufbau unseres Gehirns gehorcht ebenfalls der Regel «je tiefer, desto älter». In unserem Schädel gibt es entwicklungsgeschichtlich ganz alte Strukturen, die auch bei den meisten Wirbeltieren vorkommen, dann mittelalte, die wir mit anderen Säugetieren gemeinsam haben, und ganz neue, die uns von allen anderen Lebewesen unterscheiden. Wir wollen mit den ältesten Strukturen beginnen (Abb. 18).

Das Stammhirn

Die meisten von uns haben eine ungefähre Vorstellung davon, wie ein Gehirn aussieht. Die beiden Hälften scheinen wie zwei zusammengerollte Schlangen in den Schädel gepackt und um einen Stab – die Wirbelsäule – gewickelt, der von unten in das Gehirn hineinreicht. Der Übergangsbereich heißt Stammhirn.

Das Stammhirn hat viele entwicklungsgeschichtlich alte Funktionen,

Der Aufbau des Gehirns

Um zu verstehen, wie das Gehirn altert, müssen wir etwas über seinen anatomischen Aufbau wissen. Hier ein kurzer Überblick.

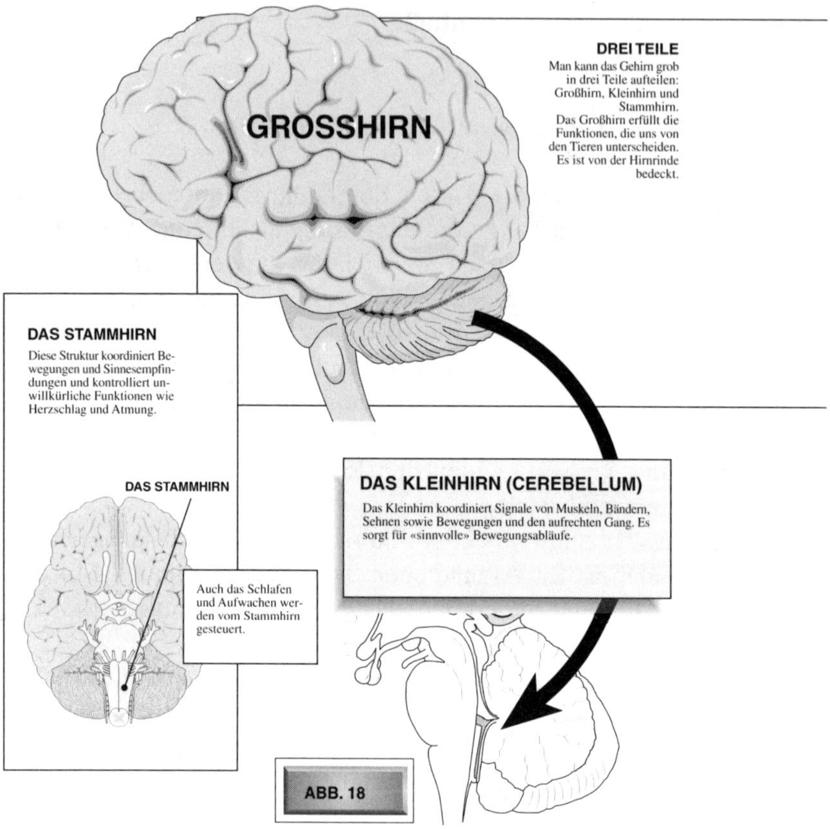

ABB. 18

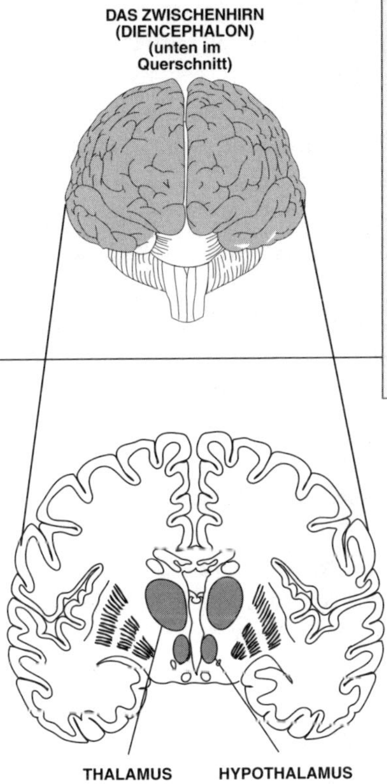

DAS LIMBISCHE SYSTEM

Sammelbezeichnung für eine Gehirnregion, die Gefühlsregungen wie Freude und Wut steuert.

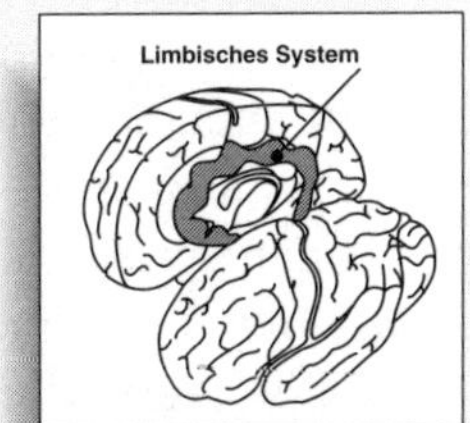

Im Diencephalon befinden sich Thalamus und Hypothalamus. Der Thalamus steuert u. a. die Weiterverarbeitung von Sinnesinformationen in unterschiedlichen Hirnregionen. Der Hypothalamus kontrolliert u. a. Körpertemperatur, Blutdruck, Appetit und Wach-Schlaf-Rhythmus.

die auch bei allen anderen Wirbeltieren vorhanden sind. Es kontrolliert unseren Atem und unseren Herzschlag. Im Stammhirn befindet sich das Aktivierungssystem, das den Wach-Schlaf-Rhythmus steuert. Es enthält auch eine längliche Gruppe von Nerven, die – jetzt kommt ein schwieriges Wort – *Locus coeruleus* heißt. Diese Zellen sind mit anderen Gehirnbereichen, die sehr viel weiter an der Oberfläche liegen, verbunden. Wenn wir durch irgend etwas aufgeregt oder alarmiert werden, benachrichtigen diese Zellen unser Bewußtsein. Dieser Bereich könnte auch etwas mit dem Aufwachen aus dem Schlaf zu tun haben, indem er mit bestimmten Neurotransmittern zusammenwirkt, und er ist vielleicht auch am Träumen beteiligt.

Das Stammhirn gehört zu den Bereichen, die im Alter nur sehr wenige Neuronen verlieren. Einzige Ausnahme ist hier der oben genannte *Locus coeruleus*, der im Alter von etwa 65 Jahren ziemlich plötzlich fast 40 % der Nervenzellen verliert. Vielleicht ist dieser Zellverlust für die zunehmenden Schlafstörungen im Alter verantwortlich. Hierbei handelt es sich aber nur um eine Spekulation.

Das Cerebellum (Kleinhirn)

Das Stammhirn wird von dem Kleinhirn oder Cerebellum umschlossen. Im Querschnitt erinnert es an Brokkoli. Diese schrumpelige Zellmasse hat zahlreiche Funktionen einschließlich der Kontrolle über Muskeln, Sehnen und Gelenke. Die Betonung liegt dabei auf Kontrolle. Die Tatsache, daß wir beim Laufen koordinierte Gehbewegungen machen, uns aufrecht hinstellen können und nicht umfallen, hat etwas mit Umschaltmechanismen im Cerebellum zu tun. Diese «integrativen Funktionen» werden durch Zellen vermittelt, die zu den kompliziertesten in unserem Gehirn gehören, den sogenannten Purkinje-Fasern. Eine solche Zelle kann mit Zehntausenden anderer Nerven kommunizieren, steht im Kontakt mit den höherentwickelten Gehirnbereichen und koordiniert unsere Bewegungen.

Es gibt Hinweise, daß das Cerebellum unseren Bewegungen Grenzen setzt. Wenn wir uns zum Beispiel hinknien, um einen Schnürsenkel zu binden, laufen unsere Beine nicht einfach los, und unsere Arme greifen nicht zur nächsten Keksdose.

Das Kleinhirn verliert mit zunehmendem Alter eine Menge Nervenzellen. Besonderes Augenmerk wurde hier auf die Purkinje-Fasern gerichtet. Der stärkste Verlust tritt kurz nach dem 60. Lebensjahr ein. Insgesamt verlieren wir etwa 25 % der Zellen, die wir als junge Erwachsene hatten. Dieser Verlust kann sich direkt auf unsere Bewegungen auswirken. Oft kann man sich im Alter nicht mehr so schnell fortbewegen, die Balance halten oder gut aufrecht stehen. Koordinierte Arm- und Beinbewegungen fallen schwerer. Insbesondere schnell aufeinanderfolgende feinmotorische Bewegungen sind betroffen. Und wie Sie sich erinnern, verkümmern Muskeln, die nicht mehr beansprucht werden. Der Verlust an Koordinierungsvermögen schränkt unseren Bewegungsspielraum im Alter ein. Diese Entwicklung kann vielleicht zu einem großen Teil auf den Zellverlust in unserem Kleinhirn zurückzuführen sein.

Das Diencephalon (Zwischenhirn)

Oberhalb des Cerebellums stoßen wir auf das Diencephalon. Es wird von zwei Strukturen bestimmt, dem Hypothalamus und dem Thalamus. Der Hypothalamus ist vielleicht der kleinste Diplomat der Welt (nicht viel größer als ein Daumennagel), und er verhandelt ständig zwischen Gehirn und Körper. Der Hypothalamus vermittelt unsere Gefühle, reguliert Körpertemperatur, Blutdruck und Appetit. Wenn er von außen erregt wird, kann er uns in Wut oder Angst versetzen. Er steht in ständigem Kontakt zu unserer Hypophyse, dem Zentrum der Hormonregulation, und einer anderen Struktur, die Sie sich vielleicht als kleinen «Big Ben» vorstellen können, der Zirbeldrüse, die die Funktion einer lichtempfindlichen «inneren Uhr» hat.

Direkt auf dem Hypothalamus sitzt der Thalamus. Die Hauptaufgabe dieses Organs besteht wie beim Cerebellum in der Kontrolle eintreffender Signale, aber nicht derer unserer Muskeln, sondern derer der Sinnesorgane. Sie können diese Seite unter anderem deswegen lesen, weil der Thalamus optische Signale von den Augen empfängt und sie in die dafür zuständigen Gehirnregionen weiterleitet. Der Thalamus kontrolliert auch das Gehör, den Geruchs- und Geschmackssinn und alle anderen Sinnesempfindungen. Ohne ihn wäre unser Gehirn unfähig, mit dem Rest der Welt in Verbindung zu treten.

Mit dem Diencephalon geht die Uhr des Lebens ganz anders um als mit dem Cerebellum. Mit 60 sieht das Hirngewebe nämlich noch genauso aus wie mit 20! Das betrifft sowohl die Verbindungen zwischen Hypothalamus und Hypophyse wie auch die Nerven innerhalb des Thalamus und die Fasern, die sich bis in die Zirbeldrüse erstrecken. Diese vom Alterungsprozeß unberührten Bereiche stellen ein Musterbeispiel für die Selektivität des Alterns dar. Nur wenige tausendstel Millimeter daneben werden andere Gehirnbereiche zu einem großen

Teil abgebaut. Warum das so ist, das gehört zu den großen Rätseln der Uhr des Lebens.

Limbisches System und Hippocampus

Das Diencephalon wird durch einen Bereich begrenzt, der einst «Riechhirn» hieß, weil dort unser Geruchssinn lokalisiert ist. Darüber hinaus hat sich herausgestellt, daß diese Region, die heute als «limbisches System» bezeichnet wird, außerordentlich wichtig für unser Gefühlsleben und für unsere Lernfähigkeit ist. Tieren kann man dünne Elektroden ins limbische System stecken und einige hübsche Experimente anstellen. Wenn man eine bestimmte Stelle mit einem sehr schwachen Strom elektrisch reizt, gerät das Tier sofort in Wut. Auf einen Reiz in einer anderen Region zeigt es Furcht, in einem weiteren Bereich Freude. Auch an Menschen wurden solche Versuche mit ähnlichen Ergebnissen durchgeführt, was zeigte, daß wir diese Gehirnfunktionen mit den meisten Wirbeltieren gemeinsam haben. Die Experimente zeigten, daß es wirklich einen Sitz der Gefühle im Gehirn gibt, und zwar in einem Bereich, den wir mit den Eidechsen gemeinsam haben. Wir sollten uns deshalb nicht allzuviel darauf einbilden.

Das limbische System steht in engem Zusammenhang mit einem Bereich, der Hippocampus (wörtlich «Seepferdchen») heißt. Diese Zone wurde mit unserer Fähigkeit in Verbindung gebracht, Informationen vom Kurzzeit- ins Langzeitgedächtnis zu übertragen. Zwischen unseren Erinnerungen und unseren Gefühlen besteht daher vielleicht nicht nur eine psychologische, sondern auch eine neurologische Verbindung.

Das limbische System und vor allem der Hippocampus scheinen am stärksten vom Altern betroffen zu sein. Bereits mit 30 beginnen verschiedene Bereiche des Hippocampus abzusterben. Der Verlust ist schleichend, aber erfaßt bis ins hohe Alter etwa 30 % der Nervenzellen in dieser Region. Ist das der Grund dafür, daß die Erinnerung oder das Lernen so vielen Menschen im Alter immer schwerer fallen? Niemand weiß das so genau, aber diese Schlußfolgerung erscheint naheliegend und für manche Forscher sogar zwingend.

Das Großhirn

Das limbische System wird von dem im Vergleich zu den anderen Gehirnbereichen gewaltigen Großhirn überwölbt. Das Groß- oder Endhirn (Cerebrum) besteht aus zwei Hälften oder Hemisphären, die wiederum in verschiedene Regionen unterteilt sind. Es ist umhüllt mit einer Art Einwickelpapier aus Nervenzellen, der sogenannten Hirnrinde oder Cortex, die etwa zwei bis fünf Millimeter dick ist. Lassen Sie sich aber nicht durch die geringe Dicke täuschen: Die Cortex enthält etwa 70 % aller Nervenzellen des zentralen Nervensystems! Wenn Sie sie wie eine Picknickdecke flach ausbreiten würden, erhielten Sie eine Fläche von 1 400 cm^2.

Diese dünne Hirnrinde ist der entwicklungsgeschichtlich jüngste Teil des menschlichen Gehirns. Hier entstehen die Geistesleistungen, die uns von allen anderen Lebewesen unterscheiden. Ob wir eine Sinfonie schreiben, uns über das Wetter beklagen, unseren Nachbarn um sein neues Auto beneiden oder uns Gedanken über den Ursprung des Lebens machen, all dies geschieht mit Hilfe unserer Hirnrinde. Merkwürdigerweise sieht sie, ganz anders als die anderen Bereiche unseres Gehirns, auch unter dem Mikroskop überall gleich aus. Sie gleicht einem wirren Dornengestrüpp von Nervenzellen. Tatsächlich ist dieses aber alles andere als wirr. Einzelne Bereiche der Hirnrinde sind ungeheuer spezialisiert und erfüllen Funktionen, die wir gerade erst erahnen.

Ist auch diese komplexe Struktur im Alter vom Abbau betroffen? Leider verlieren einige Bereiche der Hirnrinde dramatisch viele Nervenzellen. Nur ist völlig offen, was das bedeutet. Nachfolgend eine kleine Aufstellung, wieviel Prozent der Neuronen in einigen Bereichen des Gehirns im Laufe der Jahre verlorengehen. Sofern nicht anders angegeben, werden die Unterschiede zwischen 70- bis 80jährigen und 20- bis 30jährigen Menschen aufgeführt.

Motorische Bereiche (frontaler Cortex)
Zwischen 20 und 50 % verlorengehender Nervenzellen
(die Angaben verschiedener Studien schwanken erheblich).

Visuelle Bereiche (Okzipitaler Cortex)
Abnahme etwa 50 %. Starke Verluste bereits vor Erreichen des 40. Lebensjahres.

Auditive Bereiche (Temporallappen)
Je nach Studie Verluste von 30–50 %.

Präfrontaler Cortex (verschiedene Gedächtnisfunktionen)
Anscheinend kein Verlust.

Bei der Untersuchung der verschiedenen Sinnesorgane werden wir auf diese Hirnregionen wieder zu sprechen kommen und die Alterungseffekte näher beschreiben. Obwohl die genannten Ergebnisse ziemlich uneinheitlich erscheinen (und dieser Eindruck durch verschiedene andere Studien noch verstärkt wird), kann man doch einige Tendenzen festhalten. Die Nervenzellen, die für die «höheren» Funktionen zuständig sind, bleiben offenbar unberührt, während die Bereiche, die unsere Bewegungen und Sinnesempfindungen steuern und verarbeiten, stärker betroffen sind (Abb. 19). Es sieht fast so aus, als wolle uns der Alterungsprozeß unsere tierischen Verhaltensweisen und Körperfunktionen rauben, uns aber die Nervenzellen lassen, die das spezifisch Menschliche in uns ausmachen.

Wenn die Uhr des Lebens so etwas wie «biologische Gnade» besitzt, dann ist dies das beste Beispiel dafür.

Der merkwürdige Fall des Phineas Gage

Ich habe versucht, die Bedeutung des Verlustes von Nervenzellen auf das menschliche Verhalten nicht überzuinterpretieren. Dies hatte gute Gründe, dennoch möchte ich nicht den ebenso falschen Eindruck erwecken, daß Nervenzellverlust und menschliches Verhalten überhaupt nichts miteinander zu tun haben. Zur Verdeutlichung wollen wir einmal einen ebenso tragischen wie berühmten Fall betrachten, der bereits 1848 beschrieben worden ist. Es ging dabei um einen 25jährigen Bauarbeiter namens Phineas Gage.

Er war bekannt als ein kompetenter, besonnener Mann, beliebt bei seinen Kollegen, und er galt als intelligent und verantwortungsvoll.

All dies änderte sich eines Morgens. Gage arbeitete auf einer Baustelle in Vermont, als sich eine Explosion ereignete. Zum Entsetzen seiner Kollegen bohrte sich ein umhergeschleudertes Stück Eisen durch Gages Kopf. Jeder glaubte, er sei tot. Jeder, außer Phineas Gage selbst.

Zum noch größeren Entsetzen aller setzte er sich wieder auf und begann zu sprechen. Es wurde ein Arzt geholt, und am nächsten Morgen wurde das Eisenstück entfernt. Alles schien noch einmal gutgegangen zu sein. Gage war offensichtlich gesund, konnte die meisten seiner Bewegungen ausführen, sein Gedächtnis und seine Sinnesorgane waren kaum betroffen und so weiter. Tatsächlich schien alles wieder «normal» zu sein – bis auf eines: seine Persönlichkeit. Im Laufe der nächsten Wochen wurde immer deutlicher, daß sich Gage veränderte. Er sprach nur noch wenig und wurde unzuverlässig. Er traf unklare Entscheidungen

Wie viele Nervenzellen überleben im Alter?

Im Alter gehen zahlreiche Nervenzellen verloren. Hier einige statistische Angaben.

Anteil von Nervenzellen in bestimmten Regionen bei über 60jährigen im Vergleich zu jungen Erwachsenen. In manchen Regionen tritt fast kein Verlust auf.

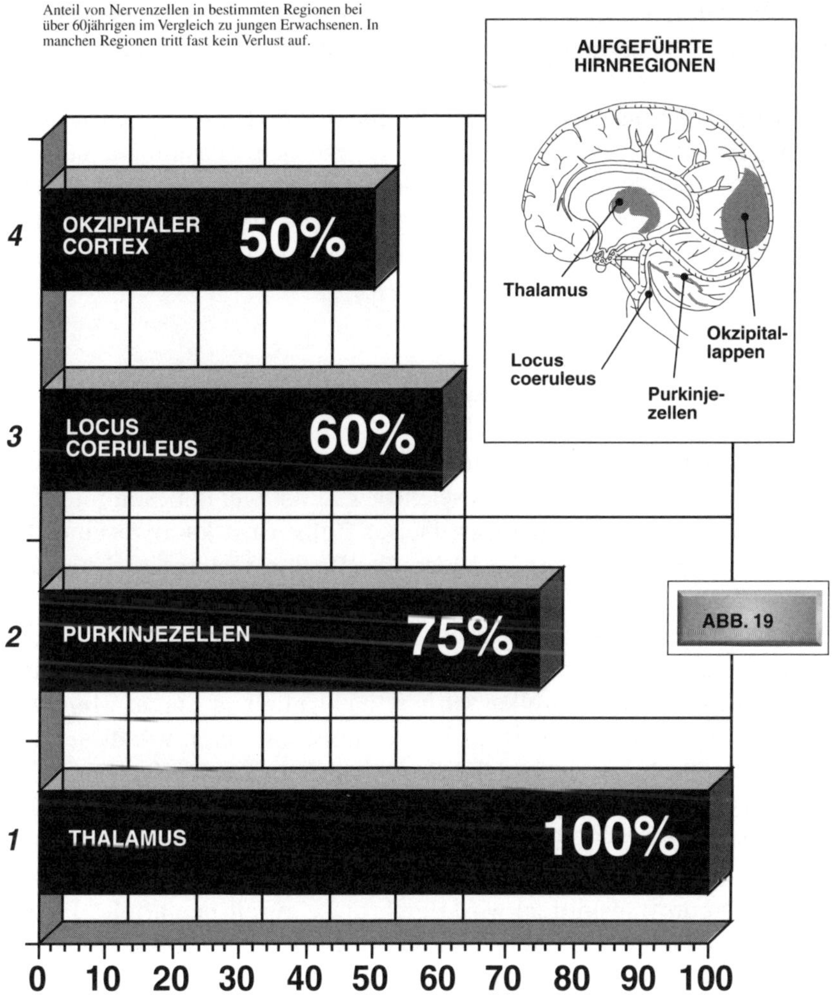

ABB. 19

und verlor daher bald seine Arbeit. Das Eisenstück hatte also doch *irgend etwas* in seinem Kopf verändert. Was genau, konnte nicht festgestellt werden, aber der Einfluß auf Gages Leben ist ein interessantes Beispiel dafür, wie eine Schädigung von Nervenzellen sich auf das Verhalten eines Menschen auswirken kann. Auch über ein Jahrhundert nach diesem Vorfall wissen wir immer noch nichts Genaues.

Der Fall Phineas Gage weist auf einen Punkt hin, der auch heute noch relevant ist. Wir beginnen gerade erst, den Zusammenhang zwischen einzelnen Nerven und dem Verhalten zu verstehen. Und wir wissen, daß im Laufe der Jahre das Gehirn erheblich an Masse verliert. (Das Gehirn eines jungen Erwachsenen wiegt etwa 1,4 kg; mit 65 Jahren hat es etwas mehr als 30 g verloren.)

Zusammengefaßt

Teile der neuronalen Zerrüttung werden dadurch bestätigt, daß, wenn wir älter werden, in der Tat ein selektiver Zellabbau in bestimmten Bereichen des Gehirns stattfindet. Dieser Zellverlust kann zu einer bestimmten Zeit auftreten, besonders zu Beginn unseres sechsten Lebensjahrzehnts.

Aber dieser Verlust an Nervenzellen stellt eigentlich das einzige zuverlässige Datenmaterial dar, das wir zur Verfügung haben. Warum? Der Verlust an Nervenzellen variiert nicht nur von einem Menschen zum anderen, sondern es ist auch nicht unbedingt klar, wie dieser Verlust der Zellzahl in einem lebenden Gehirn zu werten ist. Die Hirnstruktur, die «Verschaltung» der Nervenzellen miteinander, ist sehr stark von äußeren Einflüssen und von Erfahrung abhängig. Auch die Menge und die Verteilung von intrazellulären Molekülen (einschließlich der Neurotransmitter) wird durch die Umwelt beeinflußt. Es gibt sogar starke Hinweise dafür, daß unsere Lernfähigkeit in jedem Alter abhängig ist von der Verteilung bestimmter Stoffe in den Nervenzellen.

Wenn man nun also die Bedeutung der Nervenverschaltungen und die Gesamtzahl von Nervenzellen betrachtet, was bedeutet dann Nervenzellverlust *eigentlich*? Diese Frage steht im Mittelpunkt der Hypothese der neuronalen Plastizität, einer Theorie, die vor allem auf die Flexibilität des Gehirns hinweist. Es kann sein, daß Verlust von Nervenzellen und zunehmende Vernetzung der übriggebliebenen Zellen Hand in Hand gehen. Die «Plastizität» kann eine Reaktion auf den Tod von Zellen sein, eine Art Kompensationsreaktion, die uns erlaubt, länger geistig aktiv zu bleiben.

Schlußfolgerungen

Alle diese anatomischen und biochemischen Veränderungen scheinen sich mit unseren Alltagserfahrungen zu decken: Selbst wenn es erhebliche Zweifel gibt, welche Nervenverluste spezifisch für welche Verhaltensänderungen verantwortlich sind, wissen wir doch, daß sich mit dem Alter *etwas* ändert. Diese Veränderungen führen dazu, daß wir uns besser ausdrücken können und weniger schlafen. Sie erlauben uns, Weisheit zu erlangen, aber verschlechtern unser Erinnerungsvermögen.

Wir können dadurch sogar in vollkommen neue Welten versetzt werden. Neuronale Veränderungen wie bei Phineas Gage können zu eher tragischen als erleuchtenden Fußnoten der Medizingeschichte werden. Andere Veränderungen wecken das Genie in einem Menschen, wie zum Beispiel bei Goya. Wenn wir älter werden, betreten wir eine neue Welt, wir können Bilder durch die Brille des Verstehens sehen. – Auch wenn wir manchmal Probleme mit der Sehschärfe haben.

7

Das Altern von Herz und Kreislaufsystem

Sie lag in ihrem Bett, und ihr Mann saß an ihrer Seite. Er strich über ihre Stirn, als sei sie aus Porzellan. «Leiden schafft Wissen», sagte sie und zitierte im Fieberwahn ein eigenes Gedicht, «Und das Leben wird vollendet durch den Tod.»

Elizabeth Barrett Brownings letzter Tag war angebrochen. Alles in allem war es ein angemessenes Ende für eine der größten Dichterinnen ihrer Zeit und eine der interessantesten Liebesgeschichten. Sie hatte im Leben viel gelitten. Erst als sie ihren späteren Ehemann Robert kennengelernt hatte, fand sie etwas Erleichterung.

Das erste Unglück hatte sich ereignet, als sie noch bei ihrer Familie wohnte. Als eines von elf Kindern wuchs sie mit einem herrschsüchtigen Vater in einer reichen englischen Familie auf. Sie hatte einen Hauslehrer, der ihr Griechisch, Latein, Italienisch, Deutsch und Hebräisch beibrachte.

Mit 15 fiel Elizabeth vom Pferd. Durch die dabei erlittenen Wirbelsäulenverletzungen mußte sie auch die nächsten 16 Jahre noch im Elternhaus verbringen und wurde dort von ihrem Vater gehalten wie in einem goldenen Käfig.

Mit 31 verschlimmerte sich ihr Gesundheitszustand weiter: Zuerst dachte man, sie sei nur erkältet. Doch dann begann sie, Blut zu husten, und die schlimmsten Befürchtungen wurden wahr, es wurde Tuberkulose festgestellt. Auf Anraten des Arztes wurde Elizabeth nun zur ständigen Bettruhe gezwungen und für die nächsten fünf Jahre von ihrem Vater praktisch in Einzelhaft gehalten. Sie durfte nur wenig Besuch empfangen und wurde überdies abhängig von dem Morphium, das man ihr wie damals üblich als Medikament verschrieben hatte. Immerhin durfte sie schreiben – aber ihre Veröffentlichungen und Literaturkritiken erreichten kaum ein großes Publikum. Hätte es nicht einen jungen, vielversprechenden Dichter gegeben, Elizabeth Barrett wäre ihrem Gefängnis vielleicht nie entkommen.

Robert Browning trat im Jahre 1841 in ihr Leben. Sein sonniges Gemüt, sein unglaublicher Optimismus und die bald entbrannte Liebe für diese bleiche, bettlägerige Frau verwandelten beide. Sie führten lange eine heimliche Liebesbeziehung und heirateten schließlich 1846 gegen den heftigen Widerstand ihres Vaters. Eine Woche nach ihrer Hochzeit verließen sie England für immer und zogen nach Florenz.

Elizabeth lebte noch 15 Jahre. Ihr Zustand verbesserte sich dramatisch, und sie konnte voller Tatendrang arbeiten. Auf ihre Vergangenheit in England blickte sie nur noch mit Grausen zurück. 1849, mit 43 Jahren, brachte sie einen gesunden Jungen zur Welt. Doch danach hatte sie einige Fehlgeburten und litt wegen des großen Blutverlustes an chronischer Anämie. Auch wurde sie ihre Morphinsucht nie wieder los, obwohl es ihr in Italien gelang, sie mit großer Entschlossenheit und Willensstärke in den Griff zu bekommen. Dennoch kehrten langsam, aber unausweichlich ihre körperlichen Leiden zurück.

Ihr Ende nahte nach einer Reise nach Rom. Ihre Lungen machten Schwierigkeiten. Zunächst schien es sich nur um eine Erkältung zu handeln, doch daraus entwickelte sich eine chronische Bronchitis, die sie wieder ans Bett fesselte. Am Morgen des 29. Juni 1861 – Robert wollte ihr gerade die Suppe bringen – starb sie schließlich in seinen Armen.

Ein Abschnitt für die Herzen

Die Romanze zwischen Elizabeth und Robert Browning bleibt eine der größten Liebesgeschichten überhaupt. Er überlebte seine Frau noch um 28 Jahre, aber bis zu seinem Ende empfand er den Verlust seiner Frau als blutende Wunde. Mit 77 Jahren starb er nach einem Herzanfall. Er wollte neben seiner Frau in Florenz begraben werden, der Friedhof war jedoch mittlerweile geschlossen. Statt dessen wurde er in der Westminster Abbey beigesetzt, wo seine Gebeine noch heute ruhen.

Wir wollen die Liebesgeschichte der Brownings zum Anlaß nehmen, um die Auswirkungen der Zeit auf das menschliche Herz zu untersuchen. Dies wird zwar weniger romantisch, aber vielleicht trotzdem ganz interessant sein.

Um die altersbedingten Veränderungen von Herz und Kreislauf darzustellen, ist das folgende Kapitel in zwei Abschnitte eingeteilt. Zunächst geht es in aller Kürze um die Anatomie. Dabei wollen wir über die Funktionen sprechen, die das Blut beim Transport von Nährstoffen übernimmt, und wie dessen Sauerstoffgehalt sich auf das Überleben von Geweben auswirkt. Dann werden wir wieder über das Altern reden, insbesondere wie sich die Durchblutung auf den Alterungsprozeß auswirkt.

Struktur und Funktion des Herzens

Links ein Überblick über die Anatomie des Herzens, rechts eine Graphik, die seine Funktion verdeutlicht.

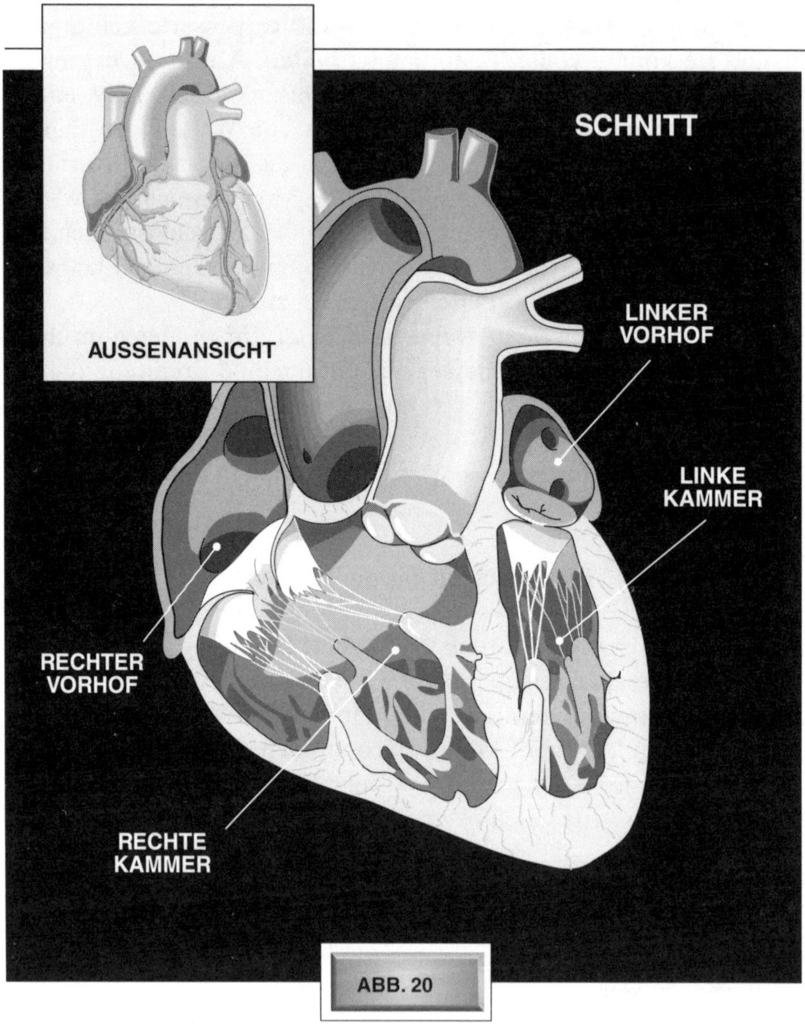

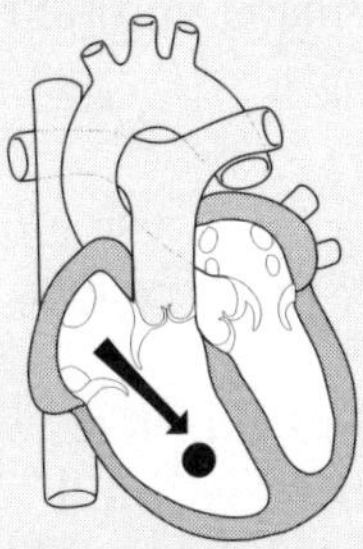

1 Ein sauerstoffarmes rotes Blutkörperchen gelangt aus dem Körper über den rechten Vorhof in die rechte Herzkammer (Pfeil).

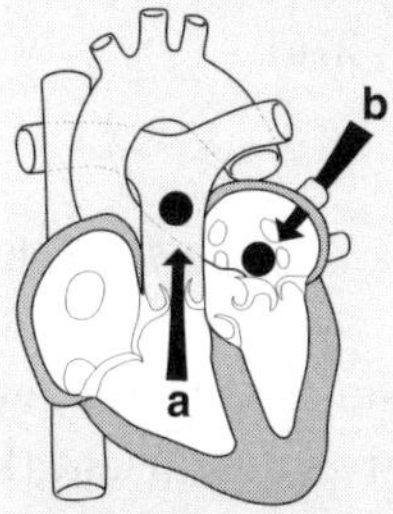

2 Der Herzschlag preßt das Blutkörperchen in ein Gefäß, das zur Lunge führt (a). Sauerstoffbeladen kehrt es in den linken Vorhof zurück (b).

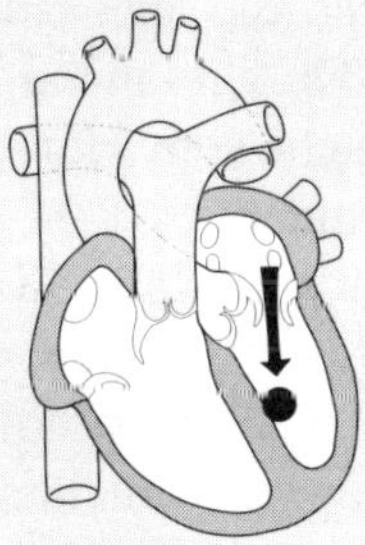

3 Durch eine Herzklappe gelangt es in die linke Herzkammer.

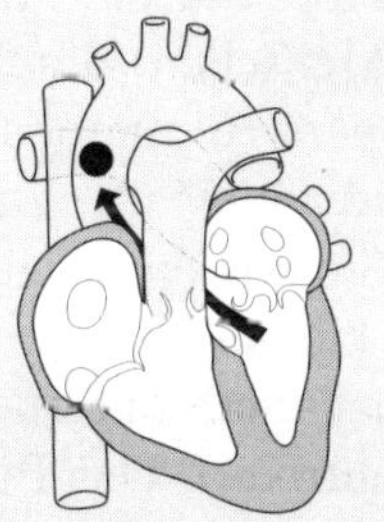

4 Mit der nächsten Herzkontraktion verläßt es das Herz wieder, jetzt in die Aorta und schließlich in ein Gewebe irgendwo im Körper.

Am Ende des Kapitels soll klarwerden, welch zentrale Rolle Herz und Kreislaufsystem beim Alterungsprozeß aller Körpergewebe spielen. In einem späteren Kapitel wollen wir dann noch untersuchen, wieweit die Leistungsfähigkeit des Herz-Kreislauf-Systems durch äußere Einwirkungen beeinflußbar ist. Hier werden wir jedoch feststellen müssen, daß einige Bereiche dieses Systems überhaupt nicht beeinflußbar sind. Einige Abbauprozesse dauern ein Leben lang und führen schließlich zum Tod.

Eine Einführung in die Anatomie des Herzens

Ballen Sie Ihre Hand zur Faust: Etwa so groß ist Ihr Herz, wenn es sich gerade zusammenzieht (kontrahiert). Entspannen Sie Ihre Faust, und Sie sehen, wie groß Ihr Herz im entspannten Zustand ist. Aus diesen beiden Bewegungen – Anspannen und Entspannen – besteht der Herzschlag, der sich wie eine Radiowelle rhythmisch durch den ganzen Körper zieht. Ein Herz schlägt auch dann noch eine Weile weiter, wenn es aus dem Körper entfernt ist. Sogar in Stücke geschnitten und in einer Schale mit Kochsalzlösung liegend, dauert die rhythmische Bewegung an.

Das Herz hat die Aufgabe, das Blut durch die (bei einem 1,80 m großen Menschen) durchschnittlich fast 100 000 km langen Blutgefäße des Körpers zu pumpen. Eine Blutzelle braucht vom Herzen zur großen Zehe und wieder zurück etwa zwölf Sekunden.

Wie Sie wissen, ist das Herz in Kammern unterteilt. Man kann es sich als kleines Pumpenhaus mit zwei Hälften vorstellen, wobei jede Hälfte nochmals unterteilt ist (Abb. 20), und zwar in Vorhof und Kammer (Ventrikel). Das Pumpenhaus besteht im wesentlichen aus Herzmuskelgewebe, einer der drei Muskelgewebearten, die es gibt. Der Herzmuskel heißt Myokard. Wie im Skelettmuskel sorgen auch hier kleine Proteine im Innern des Muskels für die Kontraktionen.

Wie funktioniert die Pumpe?

Die Pumpbewegung kommt durch eine hochkoordinierte Folge von Kontraktionen der einzelnen Ventrikel zustande. Kammern und Vorhöfe wechseln einander in der Kontraktion ab. Zwischen den Kontraktionen ruhen die Muskeln kurz und erholen sich in diesen Sekundenbruchteilen. Die Bewegungen werden durch ein «Mini-Gehirn» gesteuert, das direkt auf der Herzoberfläche sitzt. Dieses «Mini-Gehirn» heißt Sinusknoten und wird durch eine komplexe Ansammlung von Nervenfasern gebildet, deren einzige Aufgabe die Kontrolle der Herzbewegungen ist.

Der durch das Herz erzeugte Blutstrom verläuft im wesentlichen in zwei Richtungen. Zunächst muß das Blut Sauerstoff aufnehmen und Kohlendioxid abgeben; dazu muß es in die Lungen gepumpt werden. Hat dieser Gasaustausch stattgefunden, fließt das Blut zum Herzen zurück, um in die übrigen Körperbereiche weitergeleitet zu werden. Um diesen Blutfluß genau zu verstehen, verfolgen wir einfach ein rotes Blutkörperchen – nur diese transportieren Sauerstoff und Kohlendioxid –, das gerade in die Lunge gepumpt wird, um dort Sauerstoff aufzunehmen.

Aus dem Körper gelangt es zunächst in den rechten Vorhof. Dieser kontrahiert sich und pumpt das Blut direkt durch eine Art Ventil, die Herzklappe, in die darunter liegende rechte Herzkammer. Dort wartet unser Blutkörperchen einen kurzen Augenblick, bis sich auch die Herzkammer kontrahiert. Dadurch wird es durch eine weitere Herzklappe in ein Blutgefäß gepumpt, das in die Lungen führt. Was hier geschieht, werden wir bei der Besprechung der Lungenfunktion erfahren.

Nach seinem Aufenthalt in der Lunge fließt unser Blutkörperchen zum linken Herzvorhof zurück, wird gleich darauf in die linke Kammer gepumpt und verläßt schließlich das Herz über die Hauptschlagader, die Aorta. Diese verteilt das Blut in alle Körperbereiche. Nachdem die roten Blutkörperchen in den einzelnen Geweben Sauerstoff abgegeben und Kohlendioxid aufgenommen haben, kehren sie über die Venen wieder zum rechten Herzvorhof zurück.

Die Leistungsfähigkeit des Herz-Kreislauf-Systems kann man durch mehrere Meßwerte bestimmen. Am bekanntesten ist der Pulsschlag, die Zahl der Herzschläge pro Minute. Ein anderer Meßwert ist das Schlagvolumen, die Blutmenge, die mit jedem Herzschlag die linke Herzkammer in Richtung Aorta verläßt. Schließlich gibt es zum Beispiel noch das Herzminutenvolumen, die Blutmenge, die das Herz, wie der Name schon sagt, in einer Minute pumpt. Diese Werte sagen etwas über unseren allgemeinen Gesundheitszustand aus. Im Alter verändern sich alle diese Meßwerte.

Blutgefäße

Nicht nur das Herz, sondern auch unsere Blutgefäße altern. Bevor wir auf diese Alterserscheinungen zu sprechen kommen, schauen wir uns zunächst einige wichtige anatomische Eigenschaften an.

Es gibt zwei Arten von größeren Blutgefäßen, Arterien und Venen, sowie die feinen «Haargefäße», die Kapillaren. Arterien transportieren sauerstoffreiches Blut zu den Organen und gehen in den Geweben in die Kapillaren über. Durch die sehr dünnen Kapillarwände gelangen die roten Blutkörperchen in die Organe.

Die Wand einer Arterie besteht im wesentlichen aus drei Schichten. Das hohle Innere nennt man *Lumen.* Die innerste Schicht heißt *Tunica interna* und die mittlere *Tunica media.* Letztere besteht überwiegend aus glattem Muskelgewebe. Die äußerste Schicht, die *Tunica externa* oder *Adventitia,* besteht hauptsächlich aus Kollagen und Elastin, den beiden Proteinen, die auch in der Haut vorkommen.

Jede dieser drei Schichten besitzt spezielle Eigenschaften, um auf das in Stößen vorbeiströmende Blut zu reagieren. Insbesondere müssen die Arterien dehnbar sein, wenn gerade durch eine Herzkontraktion Blut durchgepumpt wird, und ihren ursprünglichen Durchmesser wieder annehmen, wenn der Druck in der Ruhephase zwischen zwei Herzschlägen nachläßt. Hierzu dienen insbesondere die Muskeln der *Tunica media.* Wie wir sehen werden, läßt die Elastizität der Arterien im Alter nach, was nicht ohne Folgen bleibt.

Venen

Bei ihrem Rückweg aus den Organen fließt das Blut in den bläulichen Venen zum Herzen. Die roten Blutkörperchen transportieren dabei Kohlendioxid, das in den Lungen gegen Sauerstoff ausgetauscht wird.

Venen sehen etwas anders aus als Arterien. Sie bestehen zwar aus denselben drei Schichten, diese enthalten aber deutlich weniger Muskelzellen und elastische Fasern. Sie sind aber immer noch elastisch genug, um sich Blutdruckschwankungen rasch anzupassen. Diese Schwankungen sind in den Venen jedoch lange nicht mehr so stark wie in den Arterien, denn das Blut hat ja bereits die Gewebe durchströmt. Deswegen können die Venenwände auch dünner sein.

Egal ob Kolibri oder Mensch, die meisten Tiere haben Herzen oder ähnliche Pumpensysteme entwickelt, um Sauerstoff zu ihren Zellen zu transportieren. Das Herz eines Blauwals, des größten Lebewesens der Erde, wiegt über eine halbe Tonne.

Das Kreislaufsystem im Alter

Mit diesen Grundinformationen können wir nun darangehen, die Auswirkungen der Uhr des Lebens auf unser Kreislaufsystem zu untersuchen. Die bisher vorliegenden Daten deuten auf zwei interessante Punkte hin: Es gibt Alterungsprozesse im Herz-Kreislauf-System, die rückgängig gemacht werden können. Dies kann zum Beispiel durch äußere Einflüsse, insbesondere Bewegung und Ernährung, erfolgen. Zweitens gibt es Alterungsprozesse, die nicht wieder rückgängig gemacht werden können, egal was Sie versuchen.

Was geschieht mit unserem Herzen und unseren Blutgefäßen im Alter? Die meisten Untersuchungsergebnisse stammen von Menschen verschiedenen Alters, die Sport getrieben haben. Wie bereits erwähnt, wird die Herzleistung stark davon beeinflußt, was wir essen und wieviel wir uns bewegen. Die hier angeführten Forschungsarbeiten haben diese beiden Faktoren berücksichtigt und haben die untersuchten Personen sowohl in Querschnitts- wie in Langzeitstudien analysiert.

Das erste Ergebnis dieser Untersuchungen betrifft die maximale Herzfrequenz. Sie nimmt mit dem Alter ab. Das zweite Ergebnis handelt von der maximalen Sauerstoffmenge, die unser Körpergewebe verarbeiten kann. Auch diese geht zurück. Hier findet im Lauf der Jahre eine langsame Abnahme statt. Mit 65 haben wir 30–40 % unserer maximalen Sauerstoffaufnahmekapazität, die wir als junge Erwachsene hatten, verloren. Diese beiden Ergebnisse lassen sich auf einen gemeinsamen Nenner bringen: Das Herz verliert im höheren Erwachsenenalter ständig an Kraft.

Diese Veränderungen haben vielerlei Ursachen. Ein Hauptgrund besteht darin, daß die linke Herzkammer bei jedem Herzschlag nicht mehr soviel Blut in die Aorta pumpen kann, also das Schlagvolumen sinkt, weil die Herzwand allgemein dicker wird. Durch diese Massenzunahme kann sich das Herz nicht mehr so stark zusammenziehen. Dies hat zur Folge, daß es länger dauert, bis eine bestimmte Menge Blut durch den Körper gepumpt wird. Damit sinkt auch das Herzminutenvolumen (Schlagvolumen x Pulsschlag), sofern der Pulsschlag unverändert bleibt.

Die Auswirkung auf unseren Körper ist, daß unseren Körperzellen dauerhaft weniger Sauerstoff zur Verfügung steht. Dies gilt auch bei körperlicher Anstrengung. Daher könnte ein Grund für unser Altern darin bestehen, daß unsere «maximale Sauerstoffaufnahme» ständig abnimmt.

Das Altern des Herzmuskels

Alles beginnt in der linken Herzkammer.

Im Laufe der Jahre wird die linke Herzwand dicker. Das hat Auswirkungen auf die Herzleistung:

Das Schlagvolumen sinkt.
Pro Herzschlag wird weniger Blut transportiert.

Das Herzminutenvolumen nimmt ab.
Bei gleichbleibendem Puls wird weniger Blut pro Minute gepumpt.

Die Sauerstoffaufnahme verringert sich.
Weniger Sauerstoff erreicht die Gewebe.

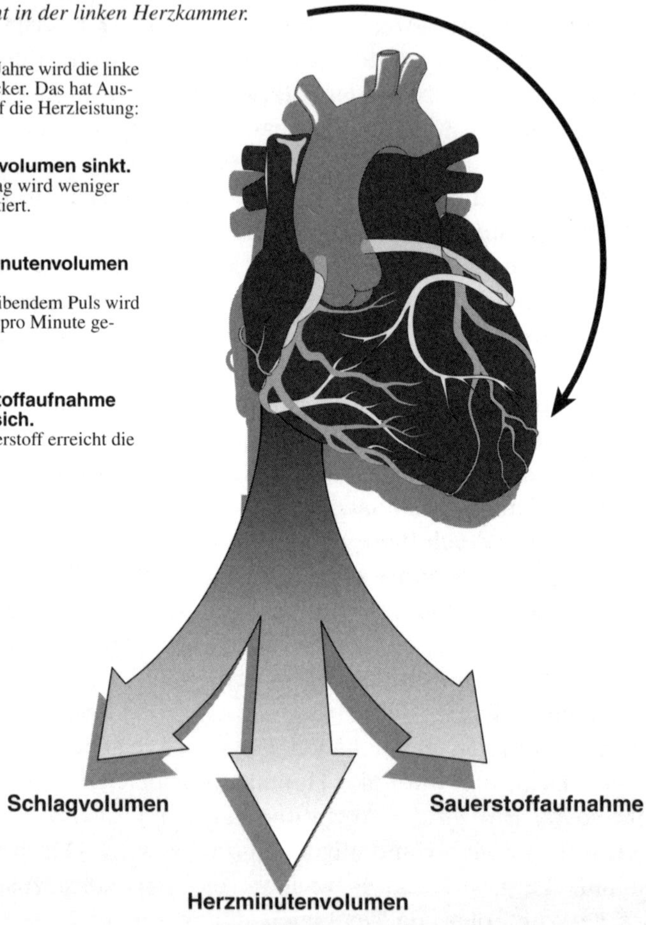

ABB. 21

Kurze Unterbrechung für eine interessante Ausnahme

Die Vorstellung, daß Blut und Ernährung etwas miteinander zu tun haben, ist bereits über 300 Jahre alt. Damals war allerdings noch nicht von Sauerstoff die Rede. Verfolgen Sie einmal dieses Lehrgespräch zwischen dem berühmten Mediziner William Harvey und seinen Schülern aus dieser Zeit: «Und wie ersetzt der Körper das Blut, das er verliert?» fragte der Dozent seine Schüler. «Na, durch unsere Nahrung!» rief ein eifriger junger Student. William Harvey rollte die Augen. Immer noch saß diese alte Vorstellung in den Köpfen und wurde auch weiterhin gelehrt, daß nämlich das Blut nach einem Durchlauf durch den Körper bereits verbraucht sei und durch die tägliche Nahrung ersetzt würde.

Diese Vorstellung war ganz offensichtlich irrig und führte in der ganzen Klasse – und nicht nur dort – zu falschen Vorstellungen vom Blutkreislauf. Dabei hatte doch gerade Harvey in einem eleganten Selbstversuch gemessen, wieviel Blut stündlich durch sein Herz strömte.

Die Auswertung seines Experiments ergab, daß stündlich dreimal soviel Blut durch sein Herz fließen mußte, wie er selber wog. Und wenn die gängige Vorstellung vom Blutersatz durch Nahrungsaufnahme wirklich richtig sein sollte, hätte dies bedeutet, daß er stündlich das Dreifache seines Körpergewichtes hätte essen und trinken müssen. Irgend etwas *konnte* nicht stimmen, und er zog die einzig richtige Schlußfolgerung: Es war (im wesentlichen) immer dasselbe Blut, das durch die Adern fließt, und bei dem Blutkreislauf handelt es sich um ein geschlossenes System.

Andere Gründe für das Altern

Obwohl Harvey herausgefunden hatte, daß der Blutkreislauf ein geschlossenes System darstellt, ist an der alten Vorstellung, daß die Gesundheit und die Menge der neu gebildeten Blutzellen durch die Ernährung beeinflußt werden kann, doch auch etwas Richtiges. Harvey hätte es vielleicht auch überrascht, wie stark die Blutverteilung in den Organen von Alterungsprozessen beeinflußt wird. Der Grund hierfür ist, daß nicht nur das Herz altert, sondern auch unsere Blutgefäße (Abb. 22).

Mit zunehmendem Alter setzen unsere Blutgefäße dem Blutstrom einen größeren Widerstand entgegen. Die übliche Erklärung dafür ist, daß die Gefäßwände unserer Arterien weniger flexibel werden, so daß sie die vom Herzen kommende Druckwelle nicht mehr so gut ausgleichen können. Tatsächlich kann man in älteren Arterien eine Verdik-

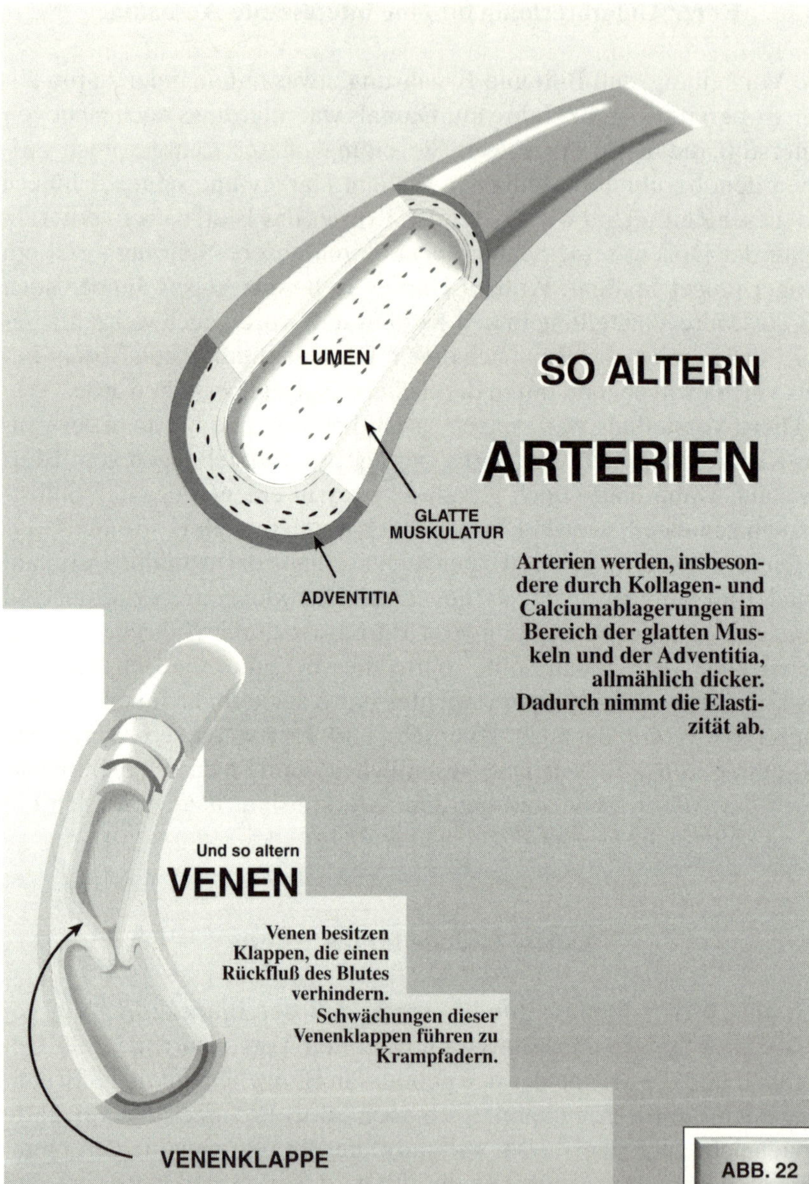
SO ALTERN
ARTERIEN
LUMEN
GLATTE MUSKULATUR
ADVENTITIA
Arterien werden, insbesondere durch Kollagen- und Calciumablagerungen im Bereich der glatten Muskeln und der Adventitia, allmählich dicker. Dadurch nimmt die Elastizität ab.
Und so altern
VENEN
Venen besitzen Klappen, die einen Rückfluß des Blutes verhindern. Schwächungen dieser Venenklappen führen zu Krampfadern.
VENENKLAPPE

ABB. 22

kung der Gefäßwände nachweisen (insbesondere Veränderungen in der Kollagenstruktur und durch Ablagerungen von Calcium).

Obwohl es intuitiv naheliegend erscheint, daß diese Verdickung der Gefäßwände etwas mit einem eingeschränkten Blutstrom zu tun hat, gibt es doch widersprüchliche Untersuchungsergebnisse. Klare Aussagen werden auch dadurch erschwert, daß mit steigendem Alter zunehmend hoher Blutdruck auftritt. In den USA ist etwa jeder fünfte Erwachsene davon betroffen.

Die Gefäßwände verdicken sich nicht nur nach außen. Als normale Alterserscheinung lagern sich auch auf der Innenseite Moleküle an und verringern den Durchmesser. Auch dadurch steigt der Widerstand, den das Herz überwinden muß, weiter an. Viele verschiedene Moleküle sind an diesem Vorgang beteiligt, darunter Cholesterin, Triglyceride und Lipoproteine.

Die meisten der oben erwähnten Daten wurden bei starker körperlicher Belastung der Patienten ermittelt. Sie spiegeln daher die Situation unter Streßbedingungen wider. Als weiteres Ergebnis konnte gezeigt werden, daß es einen weiteren biologischen Mechanismus gibt, der auch durch Training nicht überwunden werden kann (hierzu aber später mehr).

Schlußfolgerungen

Die wichtigste Erkenntnis aus diesem Kapitel ist, daß die Leistung des Herzens im Laufe der Jahre nachläßt – dadurch können die Gewebe nicht mehr ausreichend mit Sauerstoff versorgt werden, was schwerwiegende Folgen hat. Werden zum Beispiel die Nervenzellen, die die Muskeln steuern, nicht mehr richtig mit Sauerstoff versorgt, werden sie absterben, und damit schrumpfen auch die von ihnen bisher gesteuerten Muskeln. Dies haben wir bereits in Kapitel 5 gesehen.

Auch bei anderen Organen werden wir feststellen, wie wichtig die Herzfunktion ist. Das haben Sie sich wohl schon gedacht. Kreislaufstörungen haben Könige genauso hinweggerafft wie einfache Leute, sie haben die Gesellschaft verändert und den Lauf der Geschichte mitbestimmt. Und sie haben dazu geführt, daß ein englischer Dichter in Tränen ausbrach, der an einem einsamen Junimorgen in Florenz sein Herz brechen fühlte.

8
Das Altern der Lunge

«Ich kann nicht mehr leben in einer Welt, auf der es hübsche blonde, blauäugige Kinder gibt. Ich kann es einfach nicht!»

Diese Sätze stammen von einer der legendärsten Tänzerinnen der Welt, Isadora Duncan. Sie reagierte damit auf den schmerzlichen Verlust ihrer beiden Kinder, der fünfjährigen Deirdre und dem dreijährigen Patrick. Einige Jahre zuvor waren sie in einem Wagen ertrunken, der in einen Fluß gerollt war. Wann immer sie Kinder sah, die den beiden ähnelten, wiederholte sie ihre Worte. Ironischerweise sollte auch sie selbst in jungen Jahren bei einem Autounfall zu Tode kommen und dabei ebenfalls ersticken.

Isadora Duncan wurde 1878 in San Francisco geboren. Bereits früh entdeckte sie die alten griechischen Vorstellungen von freier Bewegung und Tanz wieder. Sie war sogleich davon gefesselt. Sie entwickelte diese alten Überlieferungen, die sehr im Kontrast zu den traditionellen Formen des Balletts ihrer Zeit standen, zu einer kreativen Kunstform für das 19. Jahrhundert weiter. Duncan gelang es, Sprache mit Bewegung, Spontaneität mit Grazie und, wie so viele Genies, Innovation mit ihrem Ego zu verbinden. Bereits zu Beginn ihrer Karriere bemerkte sie gegenüber einem Theaterproduzenten: «Ich habe eine Kunst wiederentdeckt, die 2000 Jahre verloren war. Meine neue Idee wird unsere ganze Epoche verändern.»

Sie hatte nicht zuviel versprochen, dies meinten sogar ihre Kritiker. Ihre Art zu tanzen verbreitete ihren Ruhm schnell über die ganze Welt. Isadora Duncan hatte eine ganze Reihe heftiger Liebesaffären mit Künstlern und reichen Männern, aus denen ihre Kinder (jeweils von verschiedenen Vätern) und ein Ruf hervorgingen, mit dem es sich nur noch in Paris leben ließ. Deshalb zog sie auch recht bald dorthin.

In Paris kamen ihre Kinder ums Leben. In einer Probenpause war sie mit Deirdre und Patrick essen gegangen und hatte dann einen Chauffeur beauftragt, die beiden nach Hause zu bringen. Der Wagen war am Ufer der Seine geparkt. Beim Ankurbeln des Motors hatte der Fahrer vergessen, den Leerlauf einzulegen – der Wagen setzte sich in Bewegung, rollte in den Fluß und sank sofort in die Tiefe. Die Kinder konnten nur noch tot geborgen werden.

Die Duncan sollte noch weitere Tragödien erleben, unter anderem den schrecklichen Selbstmord des einzigen Mannes, den die jemals heiraten wollte. Sie konnte auch nicht gut mit Geld umgehen, aber nun mußte sie dazu noch feststellen, daß mit diesem schrecklichen Ende ihrer Beziehung auch das Ende ihrer regelmäßigen Einkünfte verbunden war. Ihre letzten Jahre verbrachte sie daher fast völlig verarmt in der Nähe von Nizza.

In dieser traurigen Lage wurde sie vom Tod überrascht. Eines Tages hatte sie im Schaufenster eines Autohändlers einen leuchtendroten Bugatti entdeckt. Schon immer hatte sie für schnelle Wagen geschwärmt und bat deshalb um eine Probefahrt. Benoît Falchetto, der Inhaber der Autohandlung, erkannte seine berühmte Kundin sofort und bot ihr an, den Wagen am nächsten Tag für eine Probefahrt zu ihr nach Hause zu bringen.

Der nächste Abend war kalt. Isadora Duncan hatte vor ihrem Haus gewartet und war wieder hineingegangen, um einen Mantel zu holen. Als sie wieder herauskam, trug sie um den Hals einen langen Schal mit seidenen Fransen. Sie nahm auf dem Fahrersitz Platz, bemerkte aber nicht, daß ihr Schal aus dem Wagen hing. Sie ahnen schon, was passieren mußte: Zum Entsetzen der Anwesenden verfing sich der Schal in den Speichen des Hinterrades, und beim Anfahren wurde die berühmte Tänzerin erdrosselt. Wenige Tage später wurden die sterblichen Überreste der Isadora Duncan eingeäschert und neben ihren beiden Kindern beigesetzt.

Warum dieses Kapitel?

Ob es um die Karriere der Tänzerin geht, um ihren Tod oder um den ihrer Kinder, in jedem Fall waren die Lungen im Spiel. Wie bereits in den vorangegangenen Kapiteln erwähnt, scheint dieses Organ den Lebensumständen der Menschen besonders stark ausgeliefert zu sein. Das kommt daher, weil unsere Lunge den größten Kontakt aller inneren Organe mit der Außenwelt hat. In kein anderes Organ können Krankheitserreger so leicht so tief eindringen. Außerdem sind Lungen auch gegen andere Einflüsse als Mikroorganismen empfindlich. Wenn die Luftzufuhr zum Gehirn auch nur fünf Minuten lang unterbrochen ist, stellen sich irreversible Schäden ein.

Leider setzt auch der Alterungsprozeß unseren Lungen stark zu. Darüber wollen wir in diesem Kapitel sprechen. Auch hier möchte ich zunächst einen Blick auf die Anatomie und Physiologie werfen und anschließend die Auswirkungen des Alterns betrachten.

Eine kleine Reise durch die menschliche Lunge

Wie jedes andere Organ besitzt auch die Lunge beeindruckende biologische Eigenschaften. Sie besteht aus einem rechten und einem linken Flügel; der rechte ist in drei, der linke in zwei Lungenlappen aufgeteilt. Diese Lappen fühlen sich etwa so an wie ein feuchter Schwamm.

Beim Atmen gelangt die Luft durch Mund oder Nase in den Rachenraum und von dort in die röhrenförmigen Bronchien. In jeden der beiden Lungenflügel zweigt ein Bronchienast ab. Diese teilen sich anschließend in Millionen kleinerer Röhren auf, die wir Bronchioli nennen. Das ganze Röhrensystem ähnelt etwa einem umgekehrten Baum ohne Blätter, mit Tausenden winziger Verästelungen in jedem Flügel. Dieser Aufbau ist wichtig, denn dadurch entsteht eine sehr große Oberfläche für den Austausch von Sauerstoff und Kohlendioxid. Ausgebreitet würden die Lungen eines einzigen Menschen etwa die Fläche eines Tennisplatzes bedecken (Abb. 23).

Struktur und Blut

Am Ende eines jeden Ästchens befindet sich eine Struktur, die nicht so sehr wie ein Zweig aussieht, sondern eher, wenn wir schon bei den bildhaften Vergleichen sind, wie ein kleiner, aufgeblasener Kaugummi: die Lungenbläschen oder Alveoli. Dabei handelt es sich um eines der empfindlichsten und auch wichtigsten Gewebe unseres Körpers. Die Alveoli haben eine extrem dünne Wand (0,3 bis 1,7 μ, das heißt millionstel Meter), und mit jedem Atemzug dehnen sie sich und ziehen sich wieder zusammen.

Warum sind sie so wichtig? Diese Bläschen sind von einem Netz aus feinen Kapillaren umgeben, deren Durchmesser etwa dem eines einzelnen roten Blutkörperchens entspricht. So können die roten Blutkörperchen das Kohlendioxid, das sie als Abfallprodukt aus den Geweben mitgebracht haben, durch die dünne Bläschenwand hindurch abgeben und gleichzeitig Sauerstoff aufnehmen.

Dieser Austausch muß in enger Koordination mit dem Kreislaufsystem erfolgen. Blutkörperchen können in den Alveolen nicht einfach warten wie Eisenbahnwaggons auf dem Abstellgleis, bis der Gasaus-

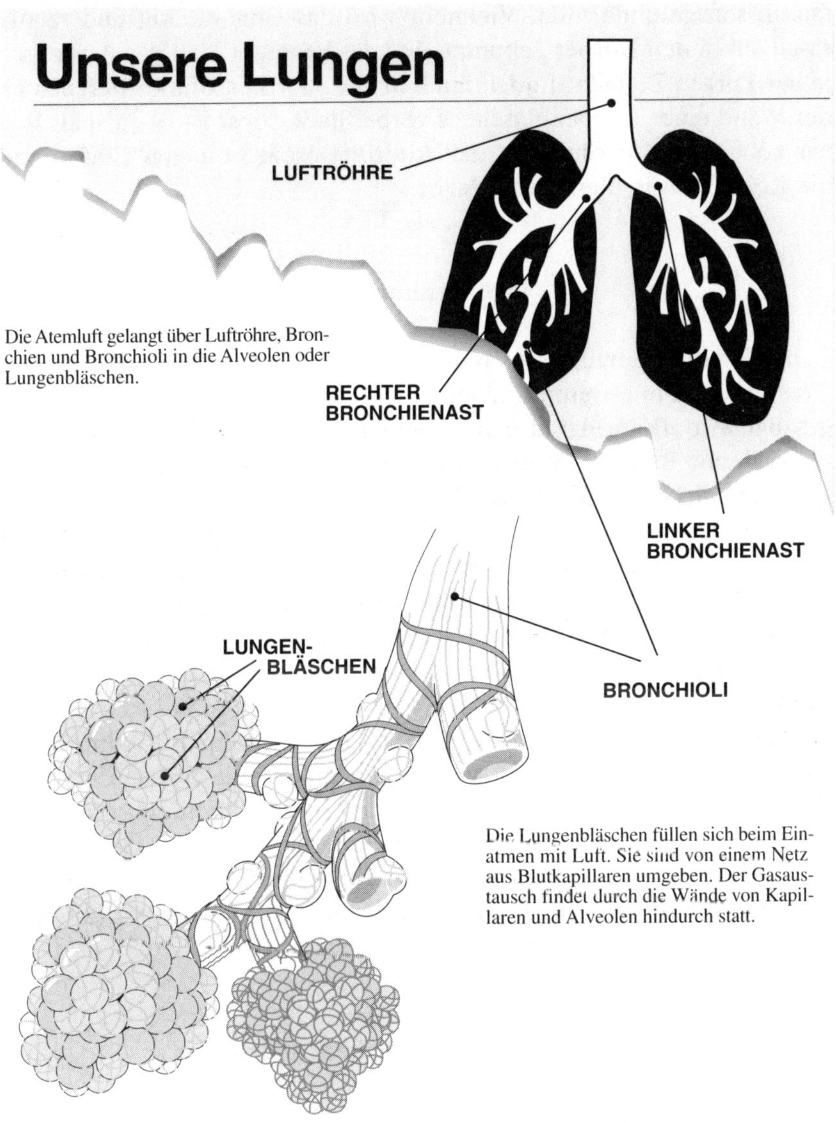

Die Atemluft gelangt über Luftröhre, Bronchien und Bronchioli in die Alveolen oder Lungenbläschen.

Die Lungenbläschen füllen sich beim Einatmen mit Luft. Sie sind von einem Netz aus Blutkapillaren umgeben. Der Gasaustausch findet durch die Wände von Kapillaren und Alveolen hindurch statt.

ABB. 23

tausch stattgefunden hat. Vielmehr wird das Blut ständig und relativ rasch durch den Körper gepumpt, und das bedeutet, daß der Austausch in der kurzen Zeit stattfinden muß, in der ein rotes Blutkörperchen an der Wand eines Lungenbläschens vorbeifließt, sonst ist es zu spät. Wie wir noch sehen werden, hat der Alterungsprozeß einigen Einfluß auf die Koordination dieser Vorgänge.

Die Atemmechanik

Beim Einatmen erzeugen wir mit Hilfe des Zwerchfells und einiger Brustmuskeln in unseren Lungen einen Unterdruck, wodurch Luft eingesaugt wird. Beim Ausatmen geschieht das Gegenteil.

Auch zur Beurteilung der Lungenfunktion sind medizinische Meßwerte entwickelt worden. Einige Meßwerte dienen dazu, das Gasvolumen der Lunge zu ermitteln. Andere Werte geben an, wieviel Luft beim Atmen ausgetauscht wird. Diese Messungen werden zum Teil in Ruhe und zum Teil bei hoher körperlicher Belastung durchgeführt, so daß ein umfassendes Bild über die Lungenleistung erstellt werden kann. Damit können auch die Auswirkungen des Alterns beschrieben werden.

Wenn die roten Blutkörperchen weniger Sauerstoff aufnehmen, kann das dazu führen, daß weniger Sauerstoff die Organe erreicht. Wenn die roten Blutkörperchen einwandfrei funktionieren, aber die Gefäßwände der Lungenbläschen oder der Kapillaren an Durchlässigkeit verlieren, wird der Gasaustausch ebenfalls behindert. Daher sind zur Beurteilung der Lungenfunktion nicht nur Atemmessungen, sondern auch mikroskopische Untersuchungen erforderlich.

Eine höchst ungewöhnliche Konstruktion

Trotzdem halten unsere Lungen auch ganz schön was aus. 16mal pro Minute füllen sie sich mit Luft aus unserer Umgebung und nehmen dabei Staub, Bakterien und Viren auf. Lungen können darauf trainiert werden, enormen Belastungen zu widerstehen, und seien sie noch so unsinnig. Nehmen wir zum Beispiel den Weltrekord, den der Franzose Jacques Mayol im Dezember 1983 vor Elba aufgestellt hat.

Es ging um den Weltrekord für Tieftauchen ohne Ausrüstung. Dafür war eine merkwürdige Konstruktion gebaut worden, mit deren Hilfe sich Mayol in die Tiefe lassen konnte. In 104 Sekunden sank er 104 m tief und kam in 90 Sekunden wieder an die Oberfläche. Insgesamt hatte er drei Minuten und 21 Sekunden die Luft angehalten. Seine Lungen (und sein ganzer Körper) waren einem Druck ausgesetzt, den niemals zuvor oder danach ein Mensch ausgehalten hat. Tatsächlich wird dieser Rekord immer noch gehalten. Manchmal möchte man an Darwins Aussage zweifeln, daß nur die Klügsten überleben.

Mayols Heldentat ist nur ein Beispiel für die erstaunlichen Fähigkeiten, mit denen unsere Lungen den Belastungen des Lebens standhalten. Tiefsee-Perlentaucher im Pazifik sollen die Luft über zehn Minuten lang anhalten können. Das am tiefsten gesunkene Schiff, aus dem sich ein Mensch noch ohne Ausrüstung retten konnte, lag 69 m unter der Wasseroberfläche. Und vielleicht erinnern Sie sich noch an die Kunststücke des Zauber- und Entfesselungskünstlers Harry Houdini, der sich wie ein Paket verschnürt kopfüber in einen Wassertank versenken ließ, aus dem er sich zur Begeisterung seiner Zuschauer immer wieder rechtzeitig zu befreien wußte.

Vorgänge beim Altern

Irgendwann fordert das Alter auch von unseren Lungen seinen Tribut. Wir wollen hier kurz beschreiben, welche Vorgänge sich im einzelnen abspielen und dann sehen, welche Auswirkungen sie auf die verschiedenen medizinischen Meßwerte haben.

Die erste Aufgabe eines Menschen direkt nach der Geburt besteht darin, seine Lungen zum ersten Mal mit Luft zu füllen. Der Atemzug, der zum ersten Schrei führt, ist fast 50mal so stark wie ein normaler Atemzug eines Erwachsenen. Anfangs atmet ein Säugling noch etwa 40- bis 60mal pro Minute ein und aus. Mit fünf Jahren ist dieser Wert auf 24–26 Atemzüge pro Minute gesunken, und nach der Pubertät sind es noch 20–22 Atemzüge (je nachdem, mit wem man zusammen ist). Erst mit etwa 25 Jahren wird die Atemfrequenz des Erwachsenen erreicht, etwa 16 Atemzüge pro Minute. Und dann beginnt das Altern.

Was geschieht?

Eine Schlußfolgerung läßt sich auf jeden Fall ziehen: Je älter wir werden, desto geringer wird der Sauerstoffgehalt des Blutes. Wir können nicht mehr soviel Sauerstoff aufnehmen und in unsere Körpergewebe pumpen wie in jüngeren Jahren. Selbst wenn man einmal den Einfluß

DIE ALTERNDE LUNGE

Im Alter erhält unser Blut durch die Lungen weniger Sauerstoff.

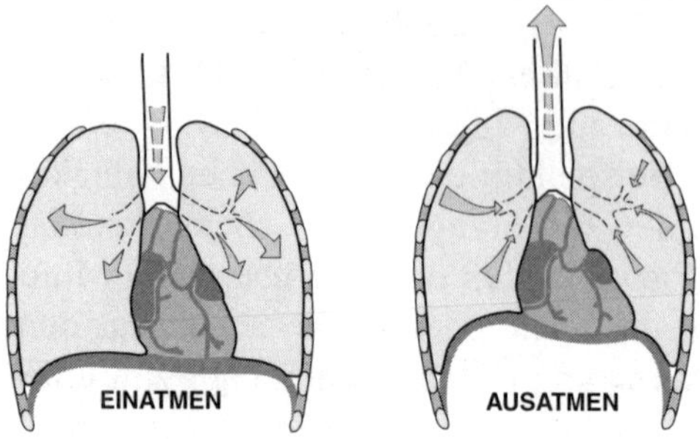

ATMEN...

Beim Einatmen erzeugen die Brustmuskeln ein Vakuum (links), beim Ausatmen einen Überdruck (rechts). Tiefes Durchatmen ist wichtig, um gasförmige Stoffwechselprodukte aus der Lunge zu entfernen und Platz für frische Luft zu schaffen.

...FÜHRT ZUM AUSTAUSCH VON MOLEKÜLEN

Rote Blutkörperchen bringen von ihrer Reise durch den Körper Kohlendioxid mit.

1) Das Kohlendioxid diffundiert von dem roten Blutkörperchen weg, durch die Alveolenmembran hindurch in das Lungenbläschen und wird ausgeatmet.

2) Sauerstoff nimmt den umgekehrten Weg und wird von den roten Blutkörperchen aufgenommen.

1 KOHLENDIOXID WANDERT IN DIE ALVEOLEN

2 SAUERSTOFF WANDERT IN DIE ROTEN BLUTKÖRPERCHEN

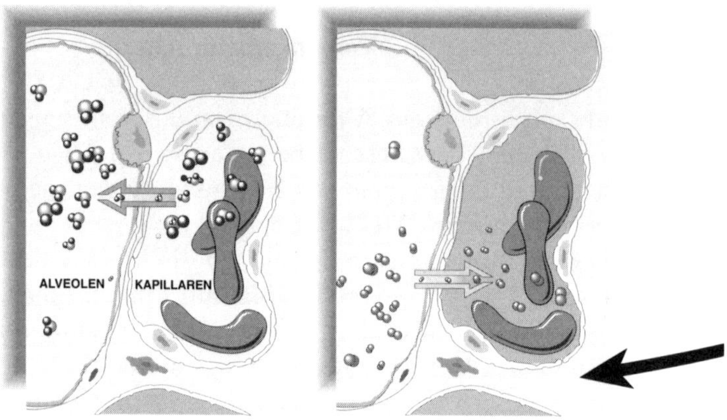

ABB. 24

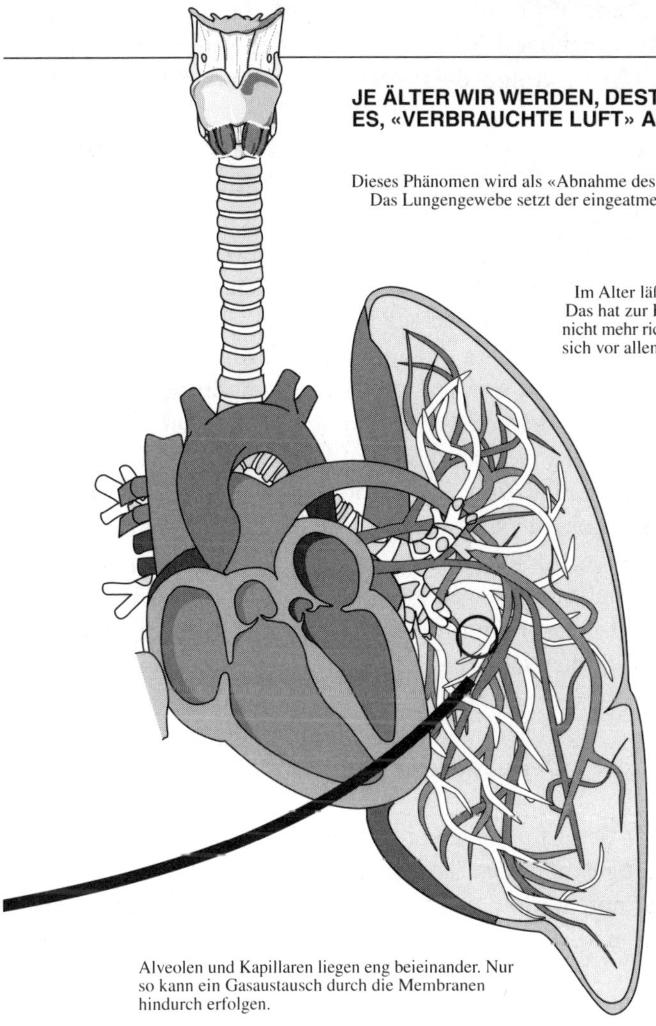

JE ÄLTER WIR WERDEN, DESTO SCHWIERIGER IST ES, «VERBRAUCHTE LUFT» AUSZUATMEN

Dieses Phänomen wird als «Abnahme des elastischen Zugs» bezeichnet: Das Lungengewebe setzt der eingeatmeten Luft Widerstand entgegen.

Im Alter läßt dieser Effekt langsam nach. Das hat zur Folge, daß «verbrauchte Luft» nicht mehr richtig ausgeatmet wird, sondern sich vor allem in den unteren Lungenbereichen ansammelt.

Damit können nicht mehr alle roten Blutkörperchen optimal mit Sauerstoff versorgt werden. Der Sauerstoffgehalt des Blutes sinkt. Dies ist einer der Gründe, warum ältere Menschen körperlich nicht mehr so leistungsfähig sind.

Alveolen und Kapillaren liegen eng beieinander. Nur so kann ein Gasaustausch durch die Membranen hindurch erfolgen.

von Krankheiten, Lebensführung (etwa Rauchen) oder langjährigem Kontakt mit Luftschadstoffen außer acht läßt, ist diese Wirkung der Uhr des Lebens unübersehbar. Für die Abnahme der Sauerstoffkapazität gibt es viele Gründe; einige davon werden wir noch besprechen (Abb. 24).

Ein erster Grund kann als eine Art atmosphärisches Parkplatzproblem beschrieben werden. Wenn wir älter werden, hat es die Lunge schwerer, die Luftmoleküle gleichmäßig zu verteilen. Dies ist auch schon in jüngeren Jahren ein Problem. Aufgrund der Schwerkraft sammelt sich das Blut immer leichter im unteren Bereich der Lungen an; deshalb kann sich das Blut um so besser mit Sauerstoff anreichern, je mehr Luft in die unteren Bereiche der Lungen vordringt.

Durch den Altersprozeß ist dies jedoch immer weniger der Fall. Das bedeutet, *daß eine gewisse Menge Blut die Lunge durchströmt, ohne neuen Sauerstoff aufgenommen zu haben.* Damit können auch die Körpergewebe entsprechend weniger mit Sauerstoff versorgt werden. Es entstehen also Auswirkungen, die sich auf den ganzen Körper erstrecken.

Zusammen mit vielen Forschern werden auch Sie sich jetzt fragen, wie es dazu kommt, daß immer weniger Luft in die unteren Bereiche der Lungen vordringt. Das Phänomen, das dafür verantwortlich ist, wird als elastischer Zug bezeichnet.

Der elastische Zug

Durch die Elastizität des Lungengewebes wird der eingeatmeten Luft Widerstand entgegengesetzt. Das ist gut so, denn sonst würden die Lungen beim Einatmen immer größer werden und beim Ausatmen nicht mehr zu ihrer ursprünglichen Größe zurückkehren. Außerdem werden durch diesen Druck unsere Atemwege offengehalten. Zwischen dem Druck, den die eingeatmete Luft auf das Lungengewebe ausübt, und den Atemmuskeln besteht eine empfindliche Balance.

Was würde bei einer Störung dieser Balance geschehen? Wenn die Zugänge zu den Lungenbläschen sich verengen würden, bevor das Ausatmen beendet ist, könnte die sauerstoffarme Luft nicht vollständig entweichen. Beim nächsten Einatmen wäre nicht mehr genug Platz für frische Luft vorhanden. Damit würde auch der Sauerstoffgehalt des Blutes sinken. Das würde zum langsamen Ersticken führen, und zwar auch ohne Schal um den Hals.

Etwas Ähnliches geschieht auch, wenn wir altern. Die Elastizität des Lungengewebes, der elastische Zug, läßt nach. Die oberen Bereiche der Lunge können sich immer noch füllen und wir können damit atmen. Aber die unteren Bereiche, durch die viel Blut fließt, füllen sich nicht mehr rechtzeitig oder überhaupt nicht mehr mit frischer Luft. Die Elastizität des Gewebes sinkt unter die Schwelle, die notwendig ist, um die Atemwege beim Ausatmen offenzuhalten. Dadurch wird «alte» Luft in den Lungenbläschen festgehalten, und der gesamte Körper wird mit weniger Sauerstoff versorgt. Weniger Sauerstoff führt zu einer Schwächung des gesamten Körpers, was besonders durch den großen Sauerstoffbedarf, den unsere Muskeln haben, verständlich wird. Das ist auch ein Grund dafür, daß uns schwere Arbeiten im Alter immer schwerer fallen.

Warum muß die Elastizität des Lungengewebes abnehmen?

Die Ursache für den Elastizitätsverlust liegt in den Lungenbläschen. Aus irgendeinem Grund sorgt die Uhr des Lebens dafür, daß wir beim Älterwerden eine Menge dieser elastischen Bläschen verlieren. Außerdem ändern die übriggebliebenen ihre Zusammensetzung, insbesondere ihren Elastin- und Kollagengehalt. Dadurch werden sie dicker und weniger elastisch, was sich natürlich auf die Elastizität des Lungengewebes insgesamt auswirkt. *Warum* diese Veränderungen in zeitlich vorhersagbarer Weise auftreten, ist jedoch unbekannt.

Es gibt noch weitere Gründe, warum wir unserer Atemluft mit zunehmendem Alter immer weniger Sauerstoff entnehmen können. Es treten zusätzlich Schwierigkeiten mit unserer Atemmuskulatur auf, mit den Nerven, die diese Muskeln steuern, den Gefäßen, die sie mit Blut versorgen und so weiter. Am Altern unserer Lungen sind viele Faktoren beteiligt. Die Alterserscheinungen selbst sind beträchtlich: Ein 70jähriger nimmt im Vergleich zu einem jungen Erwachsenen nur noch die Hälfte des Sauerstoffs auf.

Im Moment können wir nur über unseren Atemapparat staunen. Und tief betroffen sein darüber, wie empfindlich er ist, angesichts Geschichten von ertrinkenden Kindern im 19. Jahrhundert, verrückten Autounfällen im 20. Jahrhundert oder dem unausweichlichen Altern auch in unserer Brust.

9
Was geschieht mit dem Verdauungssystem?

Wenn es auch keine wahre Geschichte ist, dann ist sie wenigstens gut erfunden. Ludwig van Beethoven lag in seinem Bett und kämpfte mit den Krankheiten, die ihn das Leben kosten sollten. Sein Leib war aufgedunsen und voller Wasser, seine Leber arbeitete kaum noch, und seine Lungen waren kurz davor, den Kampf gegen eine Entzündung aufzugeben. Und natürlich seine Ohren: Verstopft mit den unangenehmen Ablagerungen der Otosklerose, hüllten sie sein Leiden in undurchdringliche Stille. Medizinisch gesehen war Beethoven ein Wrack.

Auch bereits früher hatte Beethoven häufig mehrere Krankheiten gleichzeitig zu ertragen. Möglicherweise litt er an Lupus erythematosus, einer Autoimmunkrankheit, bei der das Immunsystem körpereigenes Gewebe angreift. Außerdem litt er an ständigem Durchfall und einer Reihe anderer Verdauungsbeschwerden, die so schmerzhaft waren, daß er oft völlig entkräftet war. Die Kombination all dieser Leiden führte zu wiederkehrenden, schwächenden Anfällen von Depressionen. Diese schienen dem Komponisten ebenso zuzusetzen wie der Verlust seines Hörvermögens. In seinen letzten Jahren wurde er zu einem knurrigen, zänkischen Mann.

1815 bekam der bereits taub gewordene Komponist das Sorgerecht für seinen Neffen, einen Sohn seines kurz zuvor verstorbenen Bruders Caspar, zugesprochen. Obwohl sich Onkel und Neffe mochten, lagen sie doch ständig im Streit. Kurz vor der Aufnahmeprüfung zur Universität im Jahre 1826 erschoß sich der Junge. Völlig entsetzt schleppte Ludwig den verwundeten Neffen durch einen schrecklichen Schneesturm zum Haus eines Verwandten und kehrte in einer offenen Kutsche zurück. Dabei zog er sich eine Erkältung zu, von deren Folgen er nie wieder genesen sollte.

Der Morgen des 26. März war Beethovens letzter. Mit Lungenentzündung, Leberzirrhose und all seinen schmerzhaften Verdauungsstörungen lag er im Bett und wurde plötzlich aufgeschreckt. Ein Gewitter tobte über Wien. Er bat um ein Glas Wein, das aber nicht schnell genug gebracht wurde, worauf seine letzten Worte waren: «Schade, schade – zu spät!» Danach wurde er ohnmächtig.

Soweit die Tatsachen, der Rest ist Legende. Gleich nach seinen letzten Worten war eine Reihe von Donnerschlägen zu hören, einer davon direkt über Beethovens Haus. Ein Knall war so heftig, daß ihn der Sterbende noch wahrnahm, mit wildem Blick aus dem Koma aufschreckte und sich erhob. Er streckte seine geballte Faust zum Himmel, schüttelte sie heftig, fiel schließlich völlig erschöpft zurück in die Kissen – und starb.

Der nächste Abschnitt

Wie dichter Nebel umhüllen Legenden das Leben so mancher Berühmtheit, oder lenken zumindest von wichtigen Fakten ab. Obwohl meistens der Verlust des Hörvermögens als Grund für die schlechte Laune des Komponisten angesehen wird, trugen doch sicher auch seine Verdauungsbeschwerden einen großen Teil dazu bei, vieles sicher auch seine Leberzirrhose. Selbst wenn er nicht gerade als Säufer verschrien war, so war doch bekannt, daß er gerne trank. Sein Vater, ein Flame, war offensichtlich Alkoholiker.

Ich möchte von Beethovens Verdauungsbeschwerden zum Thema dieses Kapitels überleiten. Es soll um alternde Verdauungsorgane gehen, nicht nur um die berühmter Komponisten, sondern um die von uns allen. Dazu wollen wir eine Rundreise durch den Verdauungstrakt starten und uns die einzelnen Bestandteile genau betrachten. Wir werden sehen, wie eine Speise verdaut wird und welche Änderungen an bestimmten Stellen in verschiedenen Lebensaltern auftreten können. Wir werden uns auch den Ausscheidungsorganen, dem Dickdarm und der Blase widmen, und wir werden sehen, daß einige Organe das Älterwerden besser überstehen als oft angenommen.

Auch bei der Betrachtung des Verdauungssystems müssen wir die Auswirkungen von Ernährungs- und sonstigen Lebensgewohnheiten sowie von bestimmten, in früheren Jahren aufgetretenen Krankheiten berücksichtigen. Für diesen Bereich gibt es eine sehr große Menge medizinischer Daten, welche die Grundlage für unsere Betrachtungen liefern.

Die Verdauung beginnt im Mund

Natürlich benötigen wir auch hier zunächst einmal einige anatomische und physiologische Grundlagen. Verfolgen wir doch einfach einmal, was aus einer Speise wird, nachdem wir sie gegessen haben, zum Beispiel aus einer schönen, kalorienreichen Schokoladentorte, wie sie auch Beethoven schon geschmeckt haben könnte (Abb. 25).

Wenn die Mischung aus Kohlehydraten und Fett, aus der die Torte im wesentlichen besteht, in den Mund gelangt, wird sie zunächst von den Zähnen in einen homogenen Brei verwandelt. Beim Kauen wird diesem Brei Speichel zugemischt; damit beginnt bereits die chemische Aufspaltung der Nahrung. Speichel unterstützt nicht nur die Verdauung verschiedener Nahrungsbestandteile, sondern schützt auch Mund und Zahnfleisch vor bakteriellen Infektionen. Durch seine reinigende und geschmeidig machende Wirkung erlaubt der Speichel den Aromastoffen der Nahrung den bestmöglichen Zugang zu den Geschmacksknospen auf der Zunge. Schon der Speichel ist also ein ganz besonderer Saft.

Nach dem Kauen wird der bereits durch den Speichel angedaute Nahrungsbrei heruntergeschluckt. Die Speiseröhre hilft durch die wellenförmige Bewegung einer Reihe von Muskeln, die sie umgeben, beim Schlucken. Diese Bewegungen werden als Peristaltik bezeichnet. Sie ist so stark, daß die Nahrung auch in den Magen gelangt, wenn wir liegen. Am Mageneingang muß der Brei einen ringförmigen Muskel passieren, der den Magen abschließt und verhindert, daß Verdauungssäfte in die Speiseröhre gelangen. Funktioniert dieser Muskel nicht richtig, verspüren wir Sodbrennen.

Was geschieht beim Altern?

Mit zunehmendem Alter verändern sich zahlreiche Komponenten des Verdauungssystems Mund (Abb. 26). Die Speicheldrüsen produzieren zum Beispiel weniger Flüssigkeit. Deshalb haben ältere Menschen oft einen trockenen Mund. Durch die verringerte Speichelproduktion sind Zähne, Zunge und Zahnfleisch weniger vor bakteriellem Befall geschützt. Auch das Sprechen wird behindert, und es fällt uns schwerer, trockene Speisen zu schlucken. Weil Speichel auch den Kontakt von Aromastoffen mit den Geschmacksknospen herstellt, wird der Geschmackssinn beeinträchtigt.

Was beim Altern in unserem Mund geschieht, ist wissenschaftlich unumstritten. Ganz anders sieht dies für das Schlucken aus. Manche

WAS PASSIERT MIT DER SCHOKOLADENTORTE?

Aufgenommene Nahrung wird in etwa acht Stunden verdaut. Hier eine Darstellung, was aus dem Dessert zum Mittagessen wird.

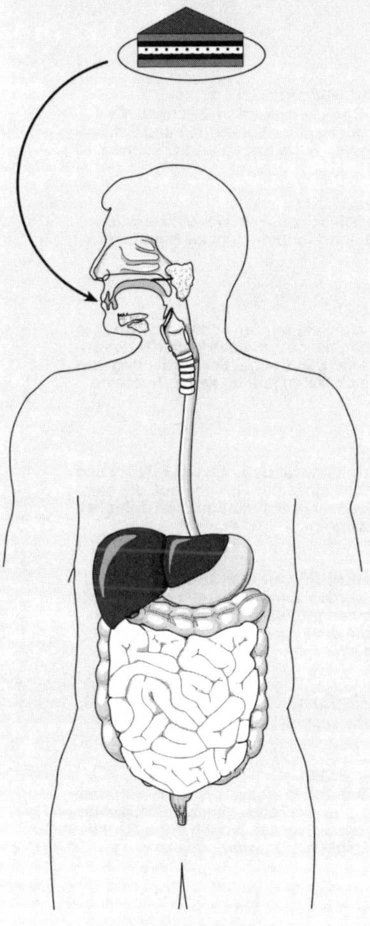

ABB. 25

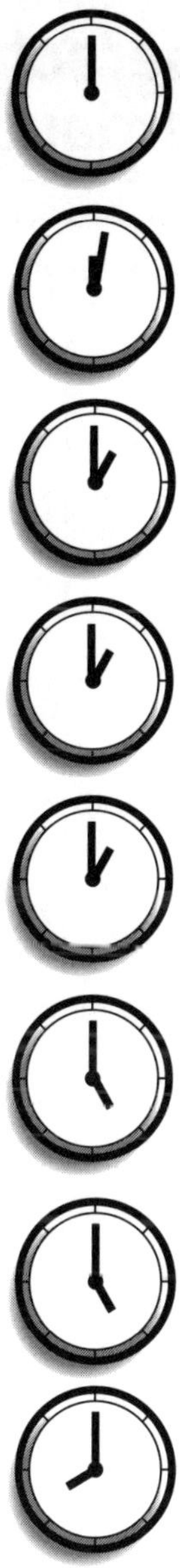

MUND
Die Torte wird zerkaut und durch Speichel vorverdaut. Durch die Speiseröhre gelangt sie zum Magen.

MAGEN
Magensäure verwandelt den Speisebrei in «Chymus». Dieser wird alle 20 Sekunden durch Muskeln bewegt.

DÜNNDARM
Hier wird der Chymus weiterbewegt und verdaut. Nahrungsstoffe werden durch die Darmwand aufgenommen.

BAUCHSPEICHELDRÜSE (PANKREAS)
Sekrete aus diesem Organ neutralisieren überschüssige Magensäure und tragen zur Verdauung von Fetten, Zuckern und Proteinen bei.

LEBER
Die Leber produziert Gallenflüssigkeit, die ebenfalls in den Dünndarm gelangt. Überschüssige Gallenflüssigkeit wird in der Gallenblase gespeichert. Die Leber ist auch ein wichtiges Entgiftungsorgan.

DICKDARM
Unverdauliche Nahrungsbestandteile gelangen in den Dickdarm, wo ihnen Wasser entzogen wird. Der Rest wandert als Kot in den Enddarm.

NIEREN
In den Nieren wird das Blut gefiltert und gereinigt. Abfallstoffe werden in der Blase gesammelt und als Urin ausgeschieden.

AUSSCHEIDUNG
Täglich werden etwa 150 g Stuhl ausgeschieden. Dieser besteht aus etwa 100 g Wasser sowie 50 g Bakterien und unverdaulichen Nahrungsbestandteilen.

Alterserscheinungen des Verdauungssystems

Die einzelnen Verdauungsorgane altern sehr unterschiedlich.

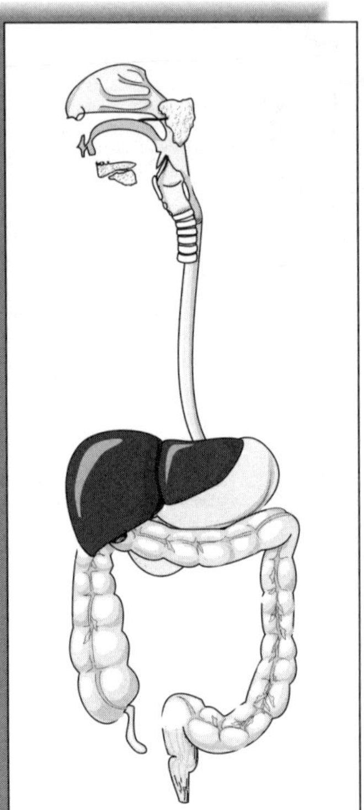

ABB. 26

SPEICHELDRÜSEN
Die Speichelsekretion läßt nach. Es kommt zu Mundtrockenheit und Schwierigkeiten beim Kauen und Sprechen.

SCHLUCKEN
Die Schluckmuskeln werden schwächer; dies führt jedoch nicht zu Behinderungen.

MAGEN
Die Muskeln werden schwächer, und die Zusammensetzung des Magensaftes ändert sich. Außer bei der Verdauung von Fleisch treten jedoch keine Probleme auf.

LEBER
Es treten Veränderungen in Zellzahl und Aufbau einzelner Gewebe auf, die sich jedoch nicht auf die Funktionsfähigkeit auswirken.

BAUCHSPEICHELDRÜSE
Es werden weniger fettabbauende Substanzen produziert. Dies kann jedoch durch die Leber voll ausgeglichen werden.

DÜNNDARM
(siehe rechts)

DICKDARM
Es entstehen weniger Schleimsubstanzen, und die Enddarmmuskeln erschlaffen etwas, beides jedoch ohne Funktionseinschränkungen.

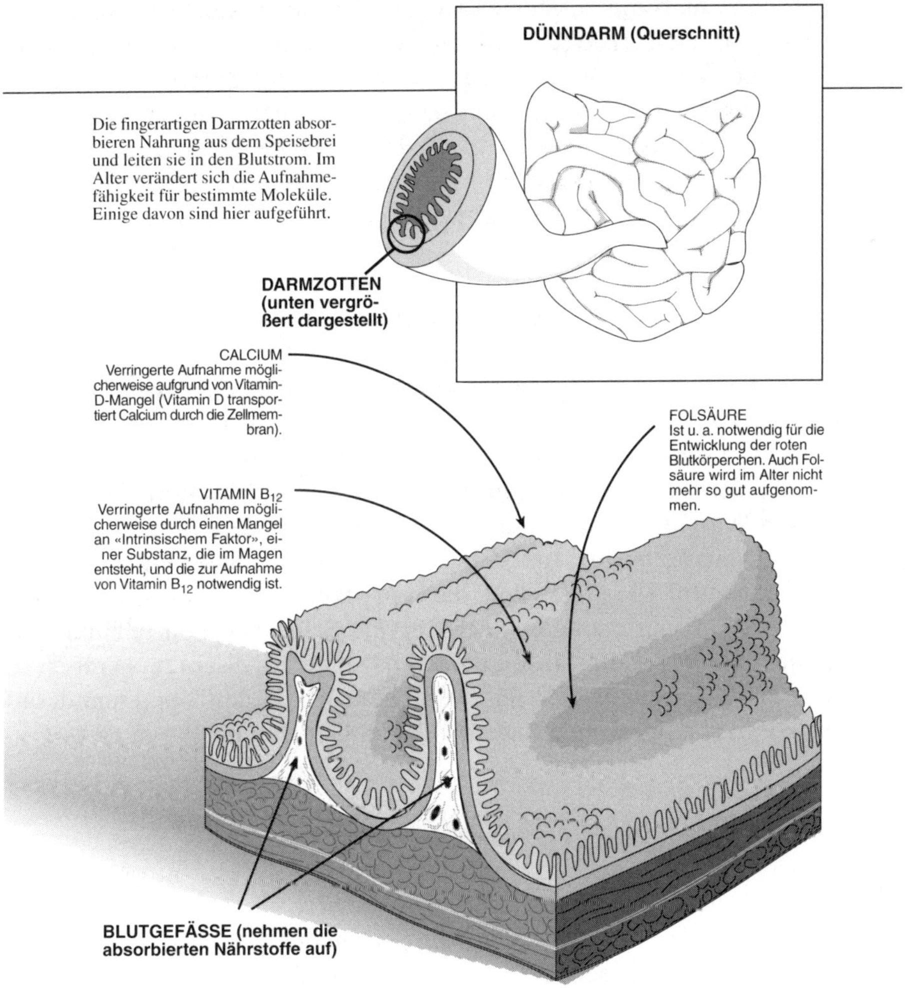

Die fingerartigen Darmzotten absorbieren Nahrung aus dem Speisebrei und leiten sie in den Blutstrom. Im Alter verändert sich die Aufnahmefähigkeit für bestimmte Moleküle. Einige davon sind hier aufgeführt.

Forscher schreiben, daß die Muskeln der Speiseröhre im Laufe der Jahre schwächer werden. Dies könnte teilweise mit der allgemeinen Muskelerschlaffung zusammenhängen, von der bereits die Rede war. Auch gibt es Hinweise, daß die Wellenbewegung dieser Muskeln schwächer wird. Andere Untersuchungen kommen jedoch zu gänzlich entgegengesetzten Ergebnissen, nämlich daß unser Schluckvermögen im Alter praktisch nicht nachläßt. Diese Frage bleibt zur Zeit also noch ungeklärt. Bei manchen Menschen stellen sich dramatische Veränderungen ein, bei anderen dagegen passiert überhaupt nichts.

Was geschieht dann?

Wenn die Torte den Magen erreicht hat, ist nichts mehr von ihr zu erkennen. Als Nahrungsbrei kann sie nun von den Verdauungssäften des Magens in sehr kleine Bruchstücke zerlegt werden.

Den Verdauungsvorgang im Magen kann man sich so ähnlich vorstellen wie Wäschewaschen in einer Waschmaschine: Der Inhalt wird ständig hin- und herbewegt und dabei mit chemischen Substanzen versetzt. Der Magensaft, die Flüssigkeit, die vom Magen produziert wird, enthält nicht nur Salzsäure, sondern auch Enzyme, Schleimsubstanzen und Hormone. Alle diese Substanzen dienen dazu, den Speisebrei chemisch so weit zu zerlegen, daß er im Darm von den Zellen der Dünndarmschleimhaut aufgenommen werden kann. Der Brei heißt nun *Chymus.*

Was geschieht hier beim Altern?

Altert der Magen? Ja. Allerdings wird seine Funktionsfähigkeit dadurch nicht eingeschränkt. Die Alterserscheinungen betreffen eher die Muskeln, die die Magenbewegungen verursachen. Außerdem wird weniger Magensaft produziert, und dieser ist auch noch etwas anders zusammengesetzt. Mit 60 Jahren erzeugt der Magen etwa ein Viertel weniger Magensaft, bezogen auf eine bestimmte Speisemenge. Schließlich ist das Magenenzym Pepsin, das vor allem am Eiweißabbau beteiligt ist, um bis zu 60 % weniger aktiv. Daher können manche schweren Speisen im Alter nicht mehr so gut verdaut werden. Andererseits gibt es aber auch Nahrungsmittel, deren Verdauung nicht beeinträchtigt ist. Der Alterungsprozeß betrifft also einige Einzelaspekte der Magenphysiologie, ohne jedoch seine Funktionsfähigkeit insgesamt in Frage zu stellen.

Weiter in den Dünndarm

Als nächstes gelangt die Torte (oder was aus ihr geworden ist) in den etwa sieben Meter langen Dünndarm. Hier wird sie endgültig durch Gallenflüssigkeit, Pankreassaft und andere Enzyme in ihre molekularen Bestandteile aufgespalten, die dann von den Zellen der Darmwand aufgenommen werden.

Die innere Dünndarmschleimhaut gleicht einer langgestreckten Unterwasserhöhle, deren Wände mit Korallen besetzt sind. Zahlreiche Tentakel reichen in das Innere der Röhre. Durch diese Ausstülpungen, die sogenannten Darmzotten oder Mikrovilli, wird die Oberfläche der Darminnenwand enorm vergrößert. Die Darmzotten funktionieren wie Schwämme, die alle Nährstoffe begierig aufsaugen, die sie im vorbeiströmenden Nahrungsbrei finden. Dieses Aufsaugen kann jedoch eine Weile dauern, und deswegen hat der Darm eine Methode gefunden, Nahrung und Darmzotten so vollständig wie möglich miteinander in Kontakt zu bringen.

Er führt nämlich rhythmische Bewegungen aus. Sobald der Chymus in den Darm einfließt, beginnen Ringmuskeln in der Darmwand, sich in unterschiedlichen Abständen zusammenzuziehen und auszudehnen. Dadurch strömt der Nahrungsbrei im Darm ständig vor und zurück. So kann der Brei auch möglichst vollständig mit den Sekreten verschiedener weiterer Organe (insbesondere Leber und Pankreas) vermischt werden. Die Bewegungen sind derart koordiniert, daß die Nahrung ganz langsam durch den gesamten Dünndarm transportiert wird; danach sind praktisch alle Stoffe, die der Körper verwerten kann, aus der Nahrung aufgenommen.

Wie altert der Dünndarm?

Anders als der Magen weist der Dünndarm mit dem Alter funktionelle Veränderungen auf. Einige Veränderungen betreffen die Muskulatur und das Gewebe selbst, andere die Fähigkeit der Darmzotten, Nahrungsstoffe aus dem Speisebrei aufzunehmen.

Wenn wir älter werden, verliert der Dünndarm an Masse. Damit verbunden verringert sich auch die innere Oberfläche. Wieso? Die fingerähnlichen Mikrovilli werden mit zunehmendem Alter kürzer und breiter. Irgendwann sehen sie nicht mehr aus wie einzelne Korallen auf einem Riff, sondern wie parallele Hügelketten in einer Landschaft.

Haben diese Veränderungen *wirklich* Auswirkungen auf unsere Verdauung? Vielleicht. Aber möglicherweise werden die Effekte durch die kurze Lebensdauer einer Darmzotte in Grenzen gehalten. Die Darmzotten erneuern sich nämlich sehr schnell, etwa alle drei bis fünf Tage. Solchen Zellen, die ohnehin nicht lange leben, scheint das Altern nicht wirklich etwas anhaben zu können. Außerdem sind im Darm so viele Zotten vorhanden, daß sie auch in abgeflachter Form immer noch genug Nahrung aufnehmen können.

Die wirklichen Alterserscheinungen werden erst dann erkennbar, wenn man die Fähigkeit zur Aufnahme bestimmter chemischer Verbindungen untersucht. So ist zum Beispiel die Aufnahmefähigkeit für Calcium ab dem 70. Lebensjahr drastisch eingeschränkt. Das kann mit einem Mangel an Vitamin D zusammenhängen, das zur Calciumaufnahme benötigt wird. Manche Forscher sind der Meinung, daß dies der Grund für die zunehmende Demineralisierung der Knochen im Alter ist.

Auch Vitamin B_{12} kann nicht mehr so gut aufgenommen werden. Dies kann mit dem Mangel eines Stoffes namens «Intrinsischer Faktor» zusammenhängen, der normalerweise im Magen erzeugt wird. Vitamin B_{12} ist notwendig für die Energieproduktion in den Zellen sowie für die Bildung roter Blutkörperchen und einiger Neurotransmitter. Auch ein Mangel an diesem Stoff könnte zu manchen Alterserscheinungen beitragen.

Im Zusammenhang mit der Verdauung sind noch zahlreiche andere altersbedingte Veränderungen beobachtet worden, und die Liste wächst ständig weiter. Allerdings muß beachtet werden, daß Faktoren wie Ernährungsweise oder auch Medikamente den natürlichen Verlauf des Alterungsprozesses beeinflussen können. Auf jeden Fall gilt aber als gesichert, daß auch beim Dünndarm Alterungsprozesse auftreten, und zwar nicht nur auf (mikroskopisch) sichtbarer, sondern auch auf molekularer Ebene.

Die Organe, die den Dünndarm unterstützen

Der Verdauungsprozeß könnte ohne die Unterstützung durch Leber und Bauchspeicheldrüse (Pankreas) nicht vollständig ablaufen, weil der Dünndarm nicht alle dazu notwendigen chemischen Verbindungen selber herstellt. Auch Leber und Pankreas altern natürlich.

Die Fette der Schokoladentorte werden durch Substanzen abgebaut, die in der Leber entstehen. Sie sind in der Gallenflüssigkeit (oder

Galle) enthalten, die in der Gallenblase gespeichert wird. Gallenflüssigkeit wirkt ein wenig wie Seife: Sie verwandelt («emulgiert») die Fette in eine wasserlösliche Form. Außerdem aktiviert sie fettabbauende Substanzen, die der Dünndarm produziert. Durch das Zusammenwirken dieser chemischen Verbindungen werden die Fette so zerlegt, daß sie von den Darmzotten leicht aufgenommen werden können.

Wie die Leber leitet auch die Bauchspeicheldrüse ihre Sekrete direkt in den Dünndarm. Sie produziert im wesentlichen zwei Flüssigkeiten. Eine enthält chemisch gesehen die gleiche Substanz wie Backpulver (Natriumhydrogencarbonat). Dadurch werden die Magensäuren neutralisiert. Die andere ist ein Gemisch aus verschiedenen Proteinen, die unterschiedliche Nahrungsmittelbestandteile abbauen können, insbesondere Zucker, Proteine und, falls die Gallenflüssigkeit nicht ausreicht, auch Fette. Durch das Zusammenwirken aller dieser Substanzen aus Leber und Bauchspeicheldrüse und der rhythmischen Bewegungen des Dünndarms wird gewährleistet, daß praktisch alle wertvollen Nahrungsbestandteile aus dem Speisebrei aufgenommen werden.

Selbst solche, von denen wir beim Gedanken an die Kalorien einer Schokoladentorte manchmal wünschten, sie würden nicht verwertet.

Wie Leber und Bauchspeicheldrüse altern

Zeigen Leber und Bauchspeicheldrüse ebenfalls Alterserscheinungen? Und wenn ja, spüren wir etwas davon? Die Antworten lauten «Ja» und «Wahrscheinlich nicht». Das hat etwas mit dem Regenerationsvermögen dieser Organe zu tun.

In verschiedenen Leberzellen kann man eine altersbedingte Veränderung der Größe und Struktur beobachten. Die Funktion der Zellen scheint aber von diesen Veränderungen nicht betroffen zu sein. Auch im Alter wird noch genügend Galle gebildet, und der Gehalt anderer Substanzen, die die Leber herstellt, schwankt ebenfalls nicht. Früher wurde angenommen, daß die Masse der Leber im Alter abnimmt. Dies ist jedoch nicht richtig.

Eine solche Beständigkeit könnte man von einem Organ, dessen Gewebe sich so stark von vielen anderen im Körper unterscheidet, eigentlich schon fast erwarten. Bis zu 80 % der Leber können chirurgisch entfernt werden, ohne daß dies zu ernsten Folgen führt. (Versuchen Sie das einmal mit Ihrem Herzen.) Außerdem kann sich die Leber größtenteils regenerieren. Diese Fähigkeit wird wahrscheinlich alle altersbedingten Verluste ausgleichen.

Auch die Bauchspeicheldrüse scheint nicht wesentlich vom Alterungsprozeß betroffen zu werden. Wie bei der Leber kann man zwar auch hier altersbedingte Strukturveränderungen feststellen, aber diese scheinen die Verdauungstätigkeit nicht zu beeinflussen, mit einer Ausnahme: Es wurde herausgefunden, daß die Menge bestimmter fettabbauender Moleküle mit dem Alter vermindert ist. Dies ist jedoch ohne praktische Bedeutung, weil dieser Verlust durch die Leber mehr als ausgeglichen werden kann.

Bis hierher scheint es, als ob unser Verdauungssystem ganz gut mit dem Alter zurechtkommt. Wir können große Nahrungsmittelbrocken kauen, schlucken, sie in Magen und Darm verdauen und ihre Bestandteile über den Dünndarm aufnehmen. Wie aber sieht es mit den Bereichen des Verdauungssystems aus, die für die Beseitigung der unverdaulichen Substanzen und der Stoffwechselendprodukte (der «Abfallsubstanzen») verantwortlich sind? Diese Aufgaben werden von den Nieren und dem Dickdarm übernommen, über die wir nun sprechen wollen.

Der Dickdarm

Die unverdaulichen Bestandteile der Nahrung (in der Schokoladentorte sind praktisch keine vorhanden, im Gegensatz etwa zu Vollkornbrot oder Gemüse) müssen ausgeschieden werden. Dazu wird dem immer noch dünnflüssigen, aber bereits verdauten Speisebrei das meiste Wasser entzogen – Wasser ist für den Körper wertvoll. Dieser Vorgang vollzieht sich im Dickdarm.

Eigentlich geschieht das gleiche wie im Dünndarm. Der Darminhalt wird langsam hin- und hergeschoben, nur wird nun vor allem Wasser durch die Darmwand aufgenommen. Je länger sich der Darminhalt im Dickdarm aufhält, desto mehr Wasser wird entzogen. Das zunehmend stärker eingedickte Material wird in Richtung Enddarm bewegt, wo es sich als Kot ansammelt, bis es ausgeschieden wird. Kommt die Dickdarmbewegung für mehr als einige Tage zum Stillstand, spricht man von Verstopfung.

Altert der Dickdarm?

Bereits in der Schulzeit war mir bei bestimmten Fernseh-Werbespots etwas aufgefallen. Jedesmal, wenn für Abführmittel geworben wurde, wurden als Darsteller ältere Menschen eingesetzt. Meist handelte es sich um eine ältere, gequält lächelnde Dame, die sich «unpäßlich fühlte». Bald wurde mir klar, daß dieser Ausdruck eine schamhafte Umschreibung dafür war, daß sich im Enddarm dieser Person unbewegliches Fäkalmaterial befand. Durch diese Werbespots hatte ich immer den Eindruck, daß Verstopfung etwas mit dem Alter zu tun hat.

Ist an diesem Vorurteil etwas dran? Erstaunlicherweise nein. *Auch im Alter scheint es keine größeren Funktionsveränderungen des Dickdarms zu geben.* Anstatt zu einem Organ zu degenerieren, das ständig nach Abführmitteln schreit, verhält es sich vielmehr wie der Rest des Verdauungssystems. Wenn es pfleglich behandelt wird, kann es sehr lange gut funktionieren.

Auch im Dickdarm gibt es einige strukturelle Veränderungen, insbesondere auf zellulärer Ebene. So werden weniger Schleimsubstanzen produziert, die für die Gleitfähigkeit sorgen. Auch die Muskeln, die den Darminhalt fortbewegen, werden etwas schwächer. Keine dieser Veränderungen kann jedoch als Ursache von Verstopfung gesehen werden. Bei vielen älteren Menschen hat Verstopfung andere Gründe als das Alter.

Die Nieren

Das nächste Organ ist ebenfalls eine Endstation für Teile unserer Torte. Nach dem Essen werden die vom Darm aufgenommenen Nahrungsbestandteile vom Blut transportiert, ebenso wie die Abbauprodukte des Stoffwechsels. Diese Abfallprodukte werden von den Nieren herausgefiltert. Die Nieren sind das einzige Ausscheidungsorgan, das vom Alter nicht unberührt bleibt.

Das Funktionselement der Niere heißt Nephron, und jede Niere hat etwa 1,2 Millionen davon. Jedes Nephron besteht wiederum aus mehreren Teilen (Abb. 27). Durch ein großes Blutgefäß gelangt das Blut in ein Nephron und dort gleich zu Beginn zu einer kugelförmigen Struktur, der «Bowmanschen Kapsel». Dort verzweigt sich das Blutgefäß ganz unvermittelt in ein feines Netz von Kapillaren.

In diesem Kapillarnetz wird das Blut gefiltert. Rote und weiße Blutkörperchen sowie andere Proteine, die der Körper noch benötigt, werden zurückgehalten, lösliche Stoffe, darunter auch Stoffwechselendprodukte, können die Kapillarwand durchdringen. Diese Abfallstoffe werden noch stark konzentriert und anschließend, jetzt als Harn oder Urin bezeichnet, über die Harnröhre in Richtung Blase abgeleitet. Während sich der Verdauungsprozeß im Darm über mehrere Stunden

Veränderungen in Nieren und Blase

Wenn wir älter werden, verändern sich die Fähigkeiten unseres Körpers, Harn zu halten und das Blut u reinigen. Hier eine kurze Darstellung, was sich bei Nieren und Blase verändert.

Nieren und Blase verändern sich, was erhebliche Auswirkungen auf Lebensführung und Gesundheit haben kann.

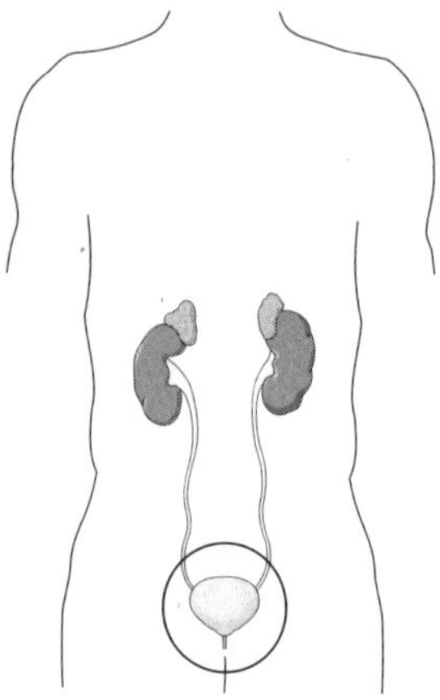

DIE BLASE
Muskeln und Bindegewebe werden schwächer. Der Urin kann nicht mehr so gut gehalten und die Blase nicht mehr vollständig geleert werden.

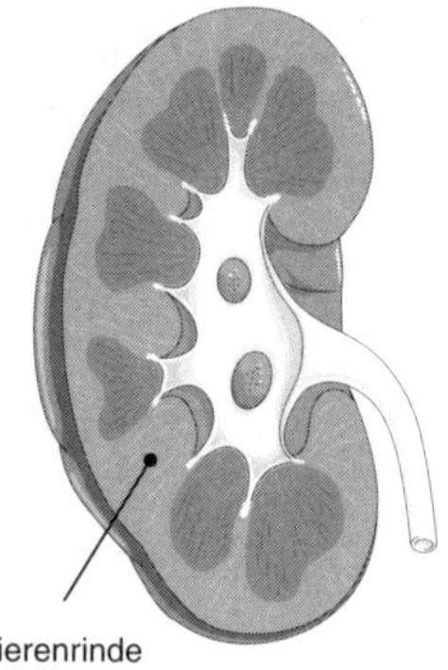

DIE NIEREN
Sie schrumpfen im Alter, und in den funktionellen Einheiten, den Nephronen, entstehen Veränderungen (siehe rechts).

ABB. 27

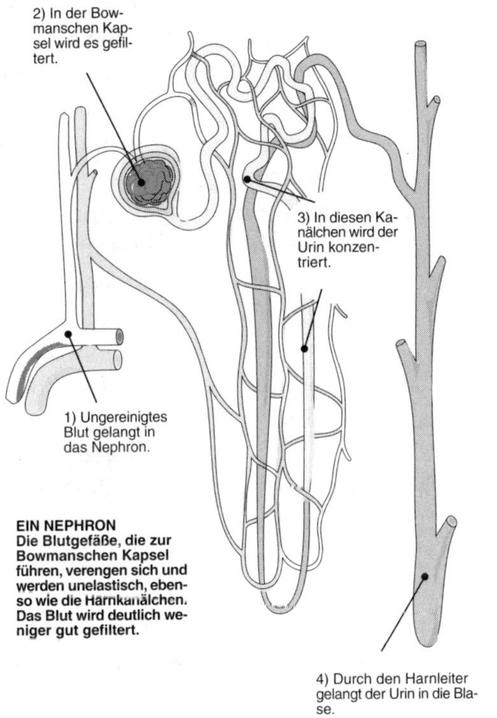

EIN NEPHRON
Die Blutgefäße, die zur Bowmanschen Kapsel führen, verengen sich und werden unelastisch, ebenso wie die Harnkanälchen. Das Blut wird deutlich weniger gut gefiltert.

hinzieht, wird in den Nieren das gesamte Blut alle 30 Minuten gereinigt.

Altern Nieren?

Im Gegensatz zu anderen Organen des Verdauungssystems zeigen die Nieren deutliche Alterserscheinungen. Die ersten Anzeichen treten bereits mit etwa 30 Jahren auf: Masse und Volumen der Nieren beginnen langsam abzunehmen. Besonders betroffen scheint der Bereich zu sein, der die Bowmanschen Kapseln enthält. Auch die typische gebogene Nierenform verliert sich etwas, wodurch für den gesamten Filtrationsapparat weniger Platz zur Verfügung steht.

Noch mehr strukturelle Veränderungen sind im Innern der Nieren zu beobachten. Das weitverzweigte und feinverästelte System von Blutkapillaren und harnableitenden Kanälchen verliert an Elastizität, die Gefäße werden enger, die Gefäßwände dicker und die Kanälchen kürzer. Es entstehen sogar neue Verzweigungen oder Zusammenschlüsse von Kanälchen, wodurch wenig durchströmte «Toträume» entstehen, in denen sich Abfallprodukte einlagern können. Diese Veränderungen sind eindeutig auf einen Zellverlust innerhalb dieser Strukturen zurückzuführen. Warum diese Zellen sterben, bleibt zur Zeit noch ein Rätsel.

Welche Auswirkungen haben diese strukturellen Veränderungen auf die Nierenfunktion? Durch die Gefäßverengungen wird der Blutfluß durch die Nieren mit zunehmendem Alter behindert. Dadurch wird in einer bestimmten Zeit weniger Blut gereinigt als früher. Dies bedeutet, daß die Abfallprodukte nicht mehr so effektiv entfernt werden und im gesamten Körper Schaden anrichten können. Die Probleme durch alternde Blutgefäße werden durch die Alterungsvorgänge bei den Nierenkanälchen noch erhöht. Mit 90 Jahren kann die Filterkapazität auf die Hälfte der eines 20jährigen zurückgegangen sein.

Schwierigkeiten mit der Nierenfunktion führten auch zum Tod des großen Erfinders Thomas A. Edison. Bekannt ist, daß er schwerhörig war, aber er litt auch an Diabetes, Magengeschwüren und einer Krankheit namens Glomerulonephritis. Diese Krankheit führt zu starken Flüssigkeitsansammlungen im Körper und zu heftigen Schmerzen im Bereich der Nieren. Im Oktober 1929 kam es bei Edison zu einem dramatischen Ausbruch des Leidens.

Er war als Ehrengast Henry Fords nach Darborn im US-Bundesstaat Michigan eingeladen. Dort sollte der 50. Jahrestag der Erfindung des elektrischen Lichts begangen werden. Herbert Hoover, der Präsident der Vereinigten Staaten, hatte gerade die Eröffnungsrede gehalten, und der 82jährige Erfinder machte sich auf den Weg zum Podium. Plötzlich merkte Edison, daß etwas nicht stimmte, und brach kurz darauf zusammen. Er wurde umgehend nach Hause nach New Jersey gebracht. Hier verschlechterte sich sein Zustand zusehends.

Edison sollte sich nicht mehr erholen. Weil seine Nieren nicht mehr in der Lage waren, die Abfallstoffe aus seinem Blut zu filtern, führte dies zu einer allmählichen Vergiftung und schließlich, 1931, zu seinem Tod.

Vergessen wir die Blase nicht

Das Filtersystem der Nieren ist also außerordentlich wichtig, um gesund zu bleiben, egal wie berühmt jemand ist. Aber mit dem Filtrieren ist es noch nicht getan. Auch der Hohlmuskel, in den der Urin von den Nieren geleitet wird, die Blase, ist wichtig für die Ausscheidung, und auch er ist dem Altern unterworfen. Um zu verstehen, was hier geschieht, müssen wir zunächst einmal die Aufgaben dieses Organs betrachten. Die Blase funktioniert optimal, wenn sie

(1) sich zwischen zwei Entleerungen ausdehnen kann, ohne Beschwerden zu verursachen, und
(2) sich beim Wasserlassen völlig entleert.

Leider sind beim Älterwerden beide Punkte betroffen. Das Problem besteht darin, daß auch im Bindegewebe der Blase die uns schon wohlbekannten Proteine Kollagen und Elastin vorkommen, die sich wie überall im Körper allmählich verändern. Damit nimmt die Fähigkeit der Blase ab, sich auszudehnen und zusammenzuziehen. Dies bedeutet, daß wir mit zunehmendem Alter immer weniger Harn in unserer Blase speichern können und daß sie sich beim Wasserlassen nicht mehr völlig entleert.

Eine weitere altersbedingte Veränderung betrifft die Nerven, die uns den Füllungszustand der Blase signalisieren. Es gibt Hinweise darauf, daß wir mit zunehmendem Alter immer später das Bedürfnis haben, die Blase zu entleeren. Bei jungen Erwachsenen entsteht das Gefühl, Wasser lassen zu müssen, wenn die Blase etwa halb voll ist. Bei über 65jährigen kann dieses Gefühl unter Umständen erst dann auftreten, wenn die Blase fast voll ist; manchmal verschwindet dieses Bedürfnis sogar ganz. Mit zunehmendem Alter haben wir also eine immer kürzere Vorwarnzeit, um zur Toilette zu gehen, obwohl wir sie wegen der höheren Harnmenge immer nötiger bräuchten.

Zusammengefaßt

Wenn wir die Auswirkungen der Zeit auf unser Verdauungssystem betrachten, entsteht fast unweigerlich der Eindruck, daß die Alterungsvorgänge ziemlich unberechenbar und zufällig verlaufen. Warum funktionieren die Zellen unseres Magens trotz der äußerst belastenden Bedingungen auch in hohem Alter ebenso wie die Dünndarm- und Dickdarmzellen noch tadellos? Was unterscheidet sie von den Nieren, die im Alter nur noch halb so gut funktionieren, oder von der Blase?

Hier ist noch viel Forschung notwendig. Die Antworten zu den Fragen über das Altern liegen im Innern der Zellen verborgen. Wir können Hypothesen aufstellen und schließlich Fragen vielleicht auch beantworten, wenn wir Zellen miteinander vergleichen, die unterschiedlich altern.

Auch in Beethovens Körper alterten Zellen unterschiedlich schnell. Während sein Geist noch mit den jugendlich-titanischen Kämpfen des musikalischen Genies beschäftigt war, trug sein Verdauungssystem die Hauptlast seines Alters. Wahrscheinlich hatte er noch viele Symphonien im Kopf. Aber nach fast sechs Lebensjahrzehnten konnte sein Körper seinen Geist nicht mehr tragen.

10

Vom Altern der Sinne

Es war kein besonders schöner Tag, um auf die Welt zu kommen. Die Ärzte meinten, daß Samuel Johnson eine Totgeburt war. Zum Glück für die westliche Literatur wurde er aber nicht aufgegeben, sondern so lange gerüttelt und geschüttelt, bis er sich überzeugen ließ zu leben und seinen ersten Schrei tat. Damit stand seiner Entwicklung zu einem großen Schriftsteller und gewandten Unterhalter erst einmal nichts mehr im Wege. Tatsächlich verlief sein Leben danach aber nicht ganz so unproblematisch. Vielmehr lieferten die Umstände seiner Geburt nur eine Vorahnung all der Krankheiten, mit denen er zeitlebens zu kämpfen hatte. Samuel Johnson lebte 75 Jahre lang, und er starb erst, als er so ziemlich die meisten Krankheiten und Gesundheitsstörungen, die seine Zeit kannte, durchgemacht hatte.

Bereits als Säugling kam er mit Tuberkulose in Berührung und litt unter einer Drüsenentzündung im Hals. Später kamen Asthma, Wassersucht, ein Emphysem, Gallensteine, Gicht, ein Wasserbruch des Hodens, manische Depressionen, eine Blasenerkrankung, durch die er inkontinent wurde, sowie eine chronische Bronchitis hinzu. «Meine Krankheiten ließen mir selten auch nur einen einzigen Tag Ruhe», schrieb er.

Auch seine Sinne blieben von Krankheiten nicht verschont. Infolge der Anfälle war er auf einem Auge blind und zudem schwerhörig. Zeitweilig litt Johnson unter Aphasie, einer vorübergehenden Sprachlosigkeit, die möglicherweise durch eine Gehirnblutung entstanden war. Der einzige Sinn, der im Laufe der Jahre immer besser ausgeprägt zu sein schien, war das Schmerzempfinden.

Trotz all dieser Gebrechen gelang es Johnson, siebeneinhalb Jahrzehnte lang zu überleben, was im 18. Jahrhundert bereits für einen gesunden Menschen eine beachtliche Leistung dargestellt hätte. Sein Ende nahte schließlich im Dezember 1784, als die Flüssigkeit in seinen Lungen so stark zugenommen hatte, daß sie ihn langsam erstickte. Sein Biograph Boswell schrieb, daß Johnson bis zum bitteren Ende von seinen Freunden umgeben war. Und das Ende kam bald. «Bis um sieben Uhr morgens fiel ihm das Atmen immer schwerer», schrieb Boswell. «Als Mr. Barber und Mrs. Desmoulins, die bei ihm saßen, bemerkten, daß seine Atemgeräusche aufgehört hatten, gingen sie zu seinem Bett und stellten fest, daß er tot war.»

Die Kraft des Lebens

Samuel Johnsons Leben stellt ein großes Vorbild dar für den Willen, unter ungünstigen Bedingungen zu überleben und auch unter starken Einschränkungen der Sinnesorgane große Leistungen zu vollbringen. Ich möchte diese beachtliche Anpassungsfähigkeit an die Umwelt zum Ausgangspunkt für eine Diskussion über das Altern unserer eigenen Sinne machen. In vielerlei Hinsicht werden unsere Sinnesorgane durch das Altern in ähnlich schwerer Weise beeinträchtigt wie die Johnsons. Und doch ist unser Körper anpassungsfähig genug, daß wir trotz des grausamen Diktats der Uhr des Lebens beachtliche Funktionsreserven haben.

In diesem Abschnitt werden wir uns ansehen, wie das Altern unsere fünf Sinne Sehen, Hören, Riechen, Fühlen und Schmecken beeinflußt.

Wir werden uns ansehen, welche Schäden auftreten, welche Fähigkeiten uns noch erhalten bleiben, und feststellen, daß es angesichts der Komplexität dieser Vorgänge fast ein Wunder ist, daß überhaupt noch etwas bleibt. Selbst im 20. Jahrhundert ist es also durchaus noch eine Leistung, im Alter seine fünf Sinne beieinanderzuhaben.

Für einen Schriftsteller im 18. Jahrhundert war es dagegen geradezu ein Wunder.

Der Aufbau des Auges

Beginnen wir unsere Diskussion mit dem Sehen. Wie in den vorangegangenen Kapiteln müssen wir uns auch hier zunächst etwas mit Anatomie und Physiologie beschäftigen (Abb. 28).

Wie Sie wissen, ist das Auge ein geradezu genial konstruiertes Lichtsammelinstrument. Seine einzige Aufgabe besteht darin, Licht auf bestimmte Nervenzellen zu lenken. Diese Nerven werden dadurch erregt und senden ihre Signale in das Sehzentrum im Hinterkopf. Erst dort entstehen die Bilder, die wir «sehen». Um diesen Vorgang – und die damit verbundenen Alterserscheinungen – zu verstehen, betrachten wie einfach einmal, was passiert, wenn wir ein Buch lesen. Nehmen wir an, Sie studieren gerade eine Seite von Samuel Johnsons Kommentaren zu Shakespeares Werk. Wir folgen dem Bild eines Wortes von der gedruckten Seite bis in Ihren Hinterkopf.

AUGEN

UND SEHVORGANG

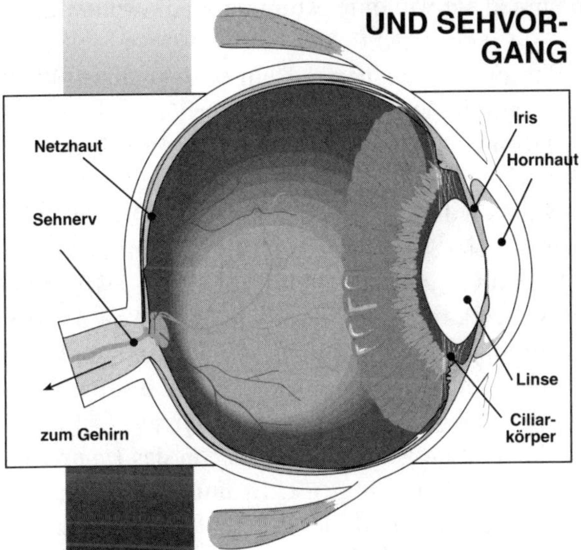

Die Alterserscheinungen unseres Sehapparates sind erheblich. Hier ein wenig Anatomie.

DAS BILD ENTSTEHT IM GEHIRN

ABB. 28

Unsere Augen leiten Lichtreflexionen unserer Umgebung (Bilder) an das Gehirn weiter; erst dort entstehen unsere Sinneseindrücke. Das Licht gelangt zunächst durch die Hornhaut und die Pupille; die Pupillenweite wird durch die Irismuskeln bestimmt.

Dann durchquert das Licht die Linse; auf der Netzhaut entsteht ein Abbild unserer Umwelt. Um ein scharfes Abbild zu erhalten, muß sich der Durchmesser der Linse verändern. Dies geschieht durch die Muskeln des Ciliarkörpers.

In der Netzhaut aktiviert das Licht die Nervenzellen der Netzhaut (Retina). Diese Zellen erkennen verschiedene Eigenschaften des Lichts (Farbe, Helligkeit) und wandeln diese in Nervenimpulse um. Durch den optischen Nerv gelangen diese Impulse zum Gehirn. Erst dort entstehen dann die Bilder, die wir sehen.

Sie können das gedruckte Wort auf der Buchseite sehen, weil das Licht in Ihrer Umgebung dafür die geeigneten Eigenschaften besitzt. Das Licht besteht aus Photonen (diesen merkwürdigen Elementarpartikeln, bei denen sich niemand so genau festlegen möchte, ob sie kleine Teilchen oder Energiewellen sind), die in einer bestimmten Art und Weise von dem Papier reflektiert werden. Unser Auge dient dazu, diese Photonen aufzunehmen, so wie eine Antenne Radiowellen empfängt.

Das erste, dem die Photonen begegnen, ist ein flüssigkeitsgefüllter, durchsichtiger Hautbeutel auf der äußeren Augenoberfläche, die Hornhaut oder Cornea. Die Hornhaut schützt das Auge vor Einflüssen der Umgebung, außer natürlich vor Licht. Die Photonen, die von der Buchseite reflektiert werden, können diese Schutzbarriere durchdringen. Unmittelbar danach müssen sie eine ringförmige Öffnung passieren – die Pupille. Die Zahl der Photonen, die durchgelassen werden, wird vom Durchmesser der Öffnung bestimmt, und dieser wiederum von der Iris, einer ringförmigen Anordnung kleiner Muskeln, welche die Pupille bilden. Der Farbstoff, der in diesen Muskeln eingelagert ist, bestimmt unsere Augenfarbe.

Nach dem Passieren der Pupille gelangt das Licht in das Innere des Auges und muß fokussiert werden, das heißt, es muß derart gelenkt werden, daß auf dem Augenhintergrund, der Netzhaut, ein «scharfes» Bild entsteht. Dies geschieht im wesentlichen durch ein Gebilde, das wie eine Zwiebel aufgebaut ist: die Augenlinse. Sie besteht aus zahlreichen Schichten von durchsichtigem Protein und ist ebenfalls mit kleinen Muskeln verbunden. Dieser Muskelapparat heißt, zusammen mit dem Bindegewebe und den Blutgefäßen, die ihn ernähren, «Ciliarkörper».

Nach der Linse müssen die Lichtstrahlen noch den Innenraum des Auges passieren, der mit einer zähen Flüssigkeit gefüllt ist, die irritierenderweise «Glaskörper» heißt. Schließlich trifft das Licht auf die Netzhaut. Diese auch Retina genannte Schicht enthält eine riesige Anzahl von lichtempfindlichen Nervenzellen, die Photorezeptoren. Jede Rezeptorzelle empfängt jedes Photon mit einer Art molekularem Salutschuß in Form einer winzigen chemischen Reaktion. Diese Reaktion wird von speziellen Nervenzellen in unmittelbarer Nachbarschaft registriert und an andere Nervenzellen weitergegeben. Die Signale aller Photorezeptoren werden schließlich in einem Strang von Nervenzellen zusammengefaßt, der – Sie ahnten es bereits– «Sehnerv» heißt und der die optische Information zum Sehzentrum im Hinterkopf leitet.

Das Altern des Auges

Das Auge ist ein ganz wunderbares Organ, und wir könnten uns stundenlang über das Wunder des Sehens unterhalten. Dennoch geht auch an ihm die Zeit nicht spurlos vorüber. Im Gegensatz zum Verdauungssystem ist fast jeder Bereich des Sehapparats von Alterserscheinungen betroffen. Das führt dazu, daß einige Sehfunktionen mit dem Alter abnehmen, angefangen von der Farbwahrnehmung bis hin zum Beurteilen von Entfernungen. Wir werden zunächst die Veränderungen besprechen, denen die einzelnen, oben erwähnten Strukturen unterliegen, und uns dann ansehen, wie dadurch das Sehvermögen beeinflußt wird (Abb. 29).

Die Hornhaut altert. Sie ist normalerweise vollkommen durchsichtig, aber bestimmte molekulare Strukturveränderungen führen dazu, daß Lichtstrahlen im Alter etwas gestreut werden. Dadurch entsteht ein leichter Schleier auf allem, was wir sehen. Die Wölbung der Hornhaut läßt ab dem 60. Lebensjahr ebenfalls nach, wodurch unser Sichtfeld verändert wird. Dieser Effekt kann jedoch durch eine Brille ausgeglichen werden.

Auch die Iris, die wie eine Lochblende die Menge des einfallenden Lichts reguliert, zeigt Alterserscheinungen. Wie die meisten Muskeln werden auch die Muskeln der Iris schwächer, was dazu führt, daß die Pupille weniger weit geöffnet werden kann und damit weniger Licht ins Auge gelangt. Deswegen brauchen wir im Alter zum Lesen mehr Licht. Außerdem wird die Iris allmählich weniger flexibel. Dadurch kann sich das Auge nicht mehr so schnell an Änderungen der Umgebungshelligkeit anpassen.

Am stärksten vom Altern betroffen sind jedoch die Linse und die Muskeln des Ciliarkörpers. Wie erwähnt besteht die Linse aus vielen Schichten. Im Laufe der Jahre werden auf den Außenseiten immer weitere Proteinschichten angelagert, so wie wenn man eine Wand immer wieder neu mit Farbe überstreicht. Leider werden jedoch die inneren, älteren Proteinschichten nicht entfernt. Dies führt dazu, daß die inneren Schichten allmählich zusammengepreßt werden und der Gesamtdurchmesser der Linse zunimmt. Mit 70 Jahren wiegt die Linse dreimal soviel wie mit 20! Dadurch werden wir zunehmend weitsichtig, und wir müssen Samuel Johnsons Buch immer weiter von unseren Augen entfernt halten, um den Text klar lesen zu können. Etwa ab dem 70. Lebensjahr kehrt sich diese Entwicklung um, und die Weitsichtigkeit nimmt etwas ab.

Die Alterserscheinungen des Sehapparats

Im Alter verändern sich unsere Augen stark und damit unsere Sicht der Welt.

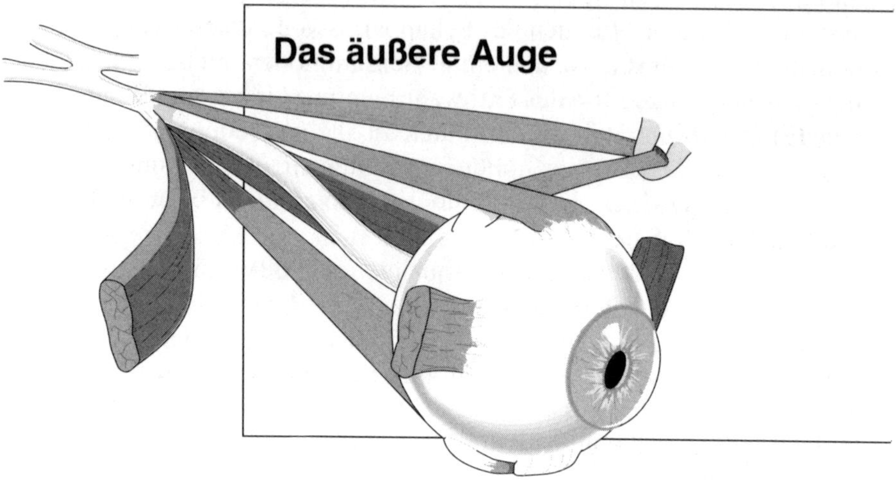

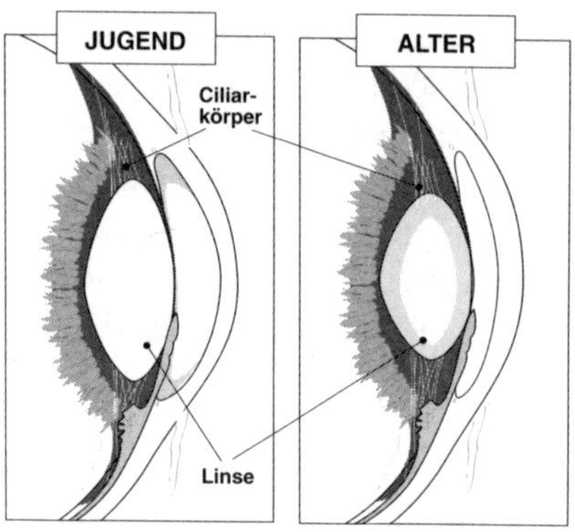

Das Altern der Linse

Immer neue Gewebeschichten lagern sich auf der Linse an, doch die älteren Schichten bleiben erhalten. Dadurch wird die Linse immer dicker, wir werden weitsichtig.

Auch Ciliarkörper, Muskeln, Gefäße und Bindegewebe altern. Die Muskeln werden schwächer, das Netzhautabbild kann nicht mehr scharfgestellt werden.

ABB. 29

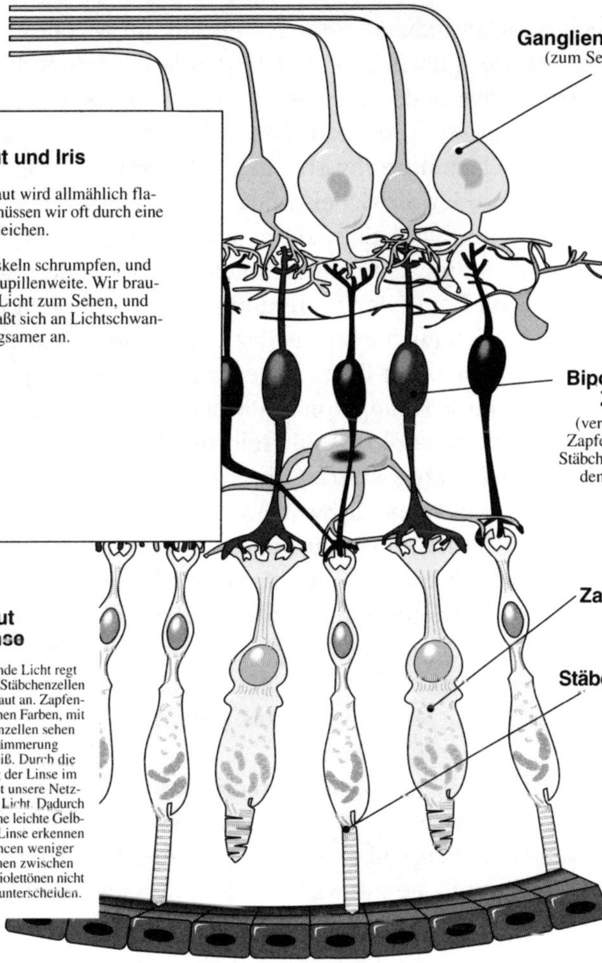

Hornhaut und Iris

Die Hornhaut wird allmählich flacher. Dies müssen wir oft durch eine Brille ausgleichen.

Die Irismuskeln schrumpfen, und damit die Pupillenweite. Wir brauchen mehr Licht zum Sehen, und das Auge paßt sich an Lichtschwankungen langsamer an.

Netzhaut und Linse

Das einfallende Licht regt Zapfen- und Stäbchenzellen in der Netzhaut an. Zapfenzellen erkennen Farben, mit den Stäbchenzellen sehen wir in der Dämmerung Schwarz-Weiß. Durch die Veränderung der Linse im Alter erreicht unsere Netzhaut weniger Licht. Dadurch und durch eine leichte Gelbfärbung der Linse erkennen wir Farbnuancen weniger gut und können zwischen Grün-Blau-Violettönen nicht mehr so gut unterscheiden.

Die Auswirkungen auf das Sehen

Die meisten altersbedingten Einschränkungen unserer Sehkraft können durch die gleichzeitig stattfindenden Veränderungen von Hornhaut, Iris, Linse und Ciliarkörper erklärt werden. Wir können Details nicht mehr so gut erkennen. Die geleeartige Flüssigkeit des Glaskörpers trübt sich und erschwert einen klaren Blick. Der Lichtblitz eines Fotoapparats oder die Scheinwerfer eines entgegenkommenden Autos blenden uns beträchtlich, und unsere Augen erholen sich nur langsam.

Am interessantesten sind vielleicht die Veränderungen unseres Farbensehens. Im Laufe der Jahre nimmt die Linse nicht nur an Dicke zu, sondern sie wird auch leicht gelbstichig. Dadurch können wir die Farben im Bereich Grün-Blau-Violett nicht mehr so gut unterscheiden. Auch die Wahrnehmung von Gelbtönen ist betroffen. Im Ergebnis sehen wir Blautöne dunkler und Gelbtöne heller. Auch sehen wir Violett schlechter. Es wurden bereits interessante Untersuchungen durchgeführt, die sich mit der Farbwahl von Malern in verschiedenen Lebensaltern beschäftigten. Wie zu erwarten, benutzten sie im Alter immer weniger Dunkelblau und Violett, vermutlich weil sie diese beiden Farben nicht mehr so gut voneinander unterscheiden konnten.

Wir sind ganz Ohr

Die Uhr des Lebens beeinflußt nicht nur unser Sehvermögen, sondern auch alle anderen Sinne und damit auch unser Gehör, um das es in diesem Kapitel gehen soll (Abb. 30). Natürlich wie immer zunächst ein wenig Anatomie, bevor wir zu den Alterserscheinungen kommen – und ein wenig über irische Wiegenlieder.

Dies ist eine wahre Geschichte. Die alte Frau schrak aus dem Schlaf. Sie hörte ein irisches Wiegenlied, gesungen von einer seltsam bekannten Stimme. Im Dunkel der Nacht dachte sie, das Radio sei nicht ausgeschaltet, und stand auf. Bald jedoch wußte sie, daß der Gesang nicht aus einem Radio kam. Die Sängerin war ihre eigene Großmutter, und sie sang Lieder, die die alte Frau als Kind gehört hatte.

Es waren drei Melodien, die sich immer und immer wieder wiederholten. Niemand anderes hörte sie, und die Frau dachte bereits, sie würde den Verstand verlieren. Sie ging zu einem Arzt, der ihr wenigstens diese Befürchtung nehmen konnte. Tatsächlich war etwas in ihrem Kopf passiert, aber es hatte nichts mit Verrücktwerden zu tun. Es handelte sich vielmehr um ein wachsendes Aneurysma.

Das Gehör

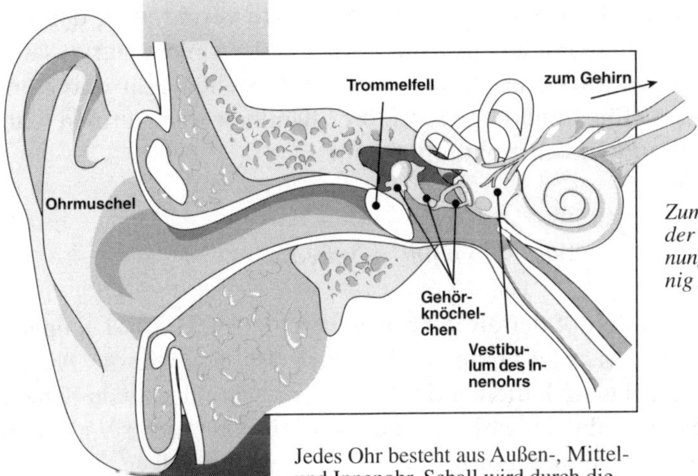

Zum Verständnis der Alterserscheinungen hier ein wenig Anatomie.

Jedes Ohr besteht aus Außen-, Mittel- und Innenohr. Schall wird durch die Ohrmuschel in den Gehörgang zum Trommelfell gelenkt und versetzt dies in Schwingungen.

DAS OHR BESTEHT AUS DREI BEREICHEN

ABB. 30

Die Bewegungen des Trommelfells werden über die drei Gehörknöchelchen Hammer, Amboß und Steigbügel zum Innenohr weitergeleitet.

Das Innenohr (die «Schnecke») enthält Nervenzellen und eine Flüssigkeit. Durch den vibrierenden Steigbügel wird die Flüssigkeit in Bewegung versetzt und damit werden die Nervenzellen gereizt. Es entstehen Nervensignale, die im Gehirn in Hörempfindungen umgesetzt werden.

Tief in ihrem Gehirn, so erklärte ihr der Spezialist, war ein Blutgefäß nahe daran zu platzen. Es hatte sich bereits so weit gedehnt, daß das Hirngewebe an dieser Stelle zusammengedrückt wurde. Die Schwellung könne durch Medikamente zum Abklingen gebracht werden, und sie müsse die Arznei auf jeden Fall einnehmen, was immer die Stimmen in ihrem Kopf auch sagen sollten. Die Frau befolgte die Anweisungen, die Schwellung ging zurück, und damit verschwanden auch die Stimmen.

Was war in der Frau vorgegangen? Die Ärzte vermuteten, daß die Schwellung des Blutgefäßes die Nerven im Gehirn nicht nur zusammendrückte, sondern sie an einer bestimmten Stelle sogar anregten. Dadurch waren Hörerinnerungen aus ihrer Kindheit wachgerufen worden, die die Frau wirklich zu hören glaubte.

Wer Ohren hat zu hören …

Die Ereignisse im Kopf der alten Frau zeigen eindrucksvoll den engen Zusammenhang zwischen Gehör und Gehirn. Ebenso wie die Augen Lichtsammelorgane sind, dienen die Ohren zur Aufnahme von Schallwellen. Aber auch das eigentliche «Hören», die akustische Wahrnehmung, findet letztlich im Gehirn statt.

Das Gehörorgan, das Ohr, besteht aus drei deutlich voneinander unterscheidbaren Bereichen, dem Außen-, dem Mittel- und dem Innenohr. In letzterem befinden sich die Nervenzellen, die schließlich mit den Hörzentren im Gehirn verbunden sind.

Den sichtbarsten Teil des äußeren Ohrs bildet die Ohrmuschel. Diese leitet die Schallwellen wie ein Schalltrichter in den äußeren Gehörgang. Der führt bis zum Trommelfell, einer dünnen Haut, die das äußere Ohr vom Mittelohr trennt. Die Schallwellen, die auf das Trommelfell einwirken, versetzen dieses in Schwingungen. Das Trommelfell wird dabei durch sehr kleine Muskeln und Bänder gehalten.

Die Verbindung zwischen äußerem Ohr und Innenohr wird durch das Mittelohr hergestellt. Sie besteht aus drei winzigen Knöchelchen, den kleinsten im menschlichen Körper. Sie heißen aufgrund ihrer charakteristischen Formen (von außen nach innen) Hammer, Amboß und Steigbügel. Der erste dieser drei Knochen ist mit dem Trommelfell verbunden und der dritte mit dem Innenohr. Wird das Trommelfell durch Schallwellen bewegt, dann bewegen sich auch die drei Knochen und übertragen den Schall.

Das Innenohr besteht im wesentlichen aus einem Organ, das aufgrund seiner Form Schnecke oder Cochlea genannt wird. Es ist mit Flüssigkeit gefüllt und mit dem Steigbügel verbunden. Wenn die Gehörknöchelchen sich bewegen, spürt die Schnecke das. Wie? Sie können sich den Steigbügel so ähnlich wie eine Klobürste vorstellen, die ständig in einer verstopften Toilettenschüssel steckt und hin- und herbewegt wird. Wenn sich dieser Knochen hin- und herbewegt, erzeugt er Wellen in der Cochleaflüssigkeit. Diese Wellen können von den feinen Nervenenden registriert werden, die in den Windungen der Schnecke sitzen. Je nach Stärke der Welle werden sie unterschiedlich erregt. Diese Erregung pflanzt sich über den Hörnerv fort, und bald sind viele Nervenzellen des Hörzentrums im Gehirn angeregt – Sie hören.

Das Altern des Gehörs

Wir wollen nun die altersbedingten Veränderungen der einzelnen Teile des Gehörs und die Auswirkungen auf unser Hören betrachten (Abb. 31).

Die Alterserscheinungen des äußeren Ohrs sind rein kosmetischer Natur. Die Ohrmuschel wird weniger elastisch und hängt daher etwas herunter, wird länger und breiter und stärker behaart. Das beeinflußt unser Hören aber kaum.

Anders dagegen Veränderungen im äußeren Gehörgang. Die Schweißdrüsen, die normalerweise für Feuchtigkeit im Gehörgang sorgen, stellen ihre Tätigkeit im Alter ein. Dadurch wird das ständig erzeugte Ohrenschmalz (oder Cerumen) trockener, verkrustet und läßt sich nicht mehr so leicht entfernen. Es kann sich ansammeln und den Gehörgang verstopfen, was zu dramatischen Hörverlusten, insbesondere bei den tiefen Tönen, führen kann. Etwa ein Drittel aller Fälle von Schwerhörigkeit im Alter sind nicht auf ernste organische Schädigungen zurückzuführen, sondern lediglich auf eine Verstopfung der Gehörgänge mit Ohrenschmalz (und daher leicht zu beheben).

Veränderungen treten auch im Mittelohr auf. Das Trommelfell wird dünner und ist weniger stark gespannt. Die Kraft der Muskeln, die es in seiner Position halten, läßt nach. Dadurch wird das Trommelfell weniger leicht durch schwache Geräusche in Schwingungen versetzt. Auch die Mittelohrknöchelchen verändern sich. Die Gelenke, die sie verbinden, verkalken und werden steifer, was die Weiterleitung der Schallwellen erschwert. Aber obwohl diese Alterserscheinungen vermuten lassen, daß das Hörvermögen erheblich eingeschränkt sein müßte, ist der tatsächliche Hörverlust doch deutlich geringer. Die wissenschaftliche Literatur ist sich uneins, was diese einzelnen Verände-

Alterserscheinungen des Gehörs

Alle drei Bereiche des Ohrs sind betroffen; dadurch ändern sich unsere Hörempfindungen.

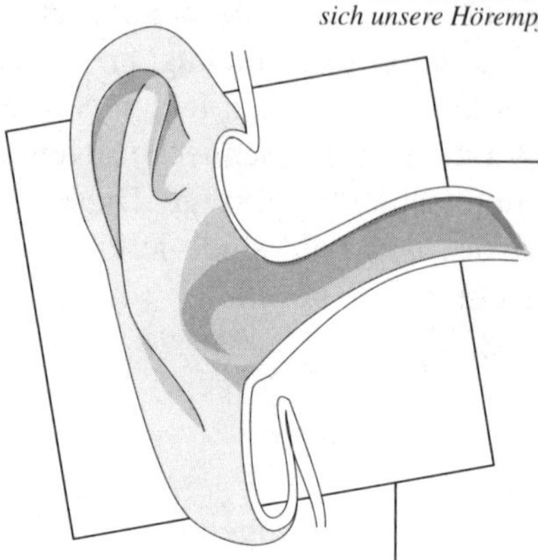

Das Außenohr
(die Ohrmuschel)

Die Ohrmuschel erschlafft, der Haarwuchs im äußeren Gehörgang verstärkt sich. Schweißdrüsen gehen verloren, Ohrenschmalz kann verkrusten. Dies kann zu starkem Hörverlust führen.

Das Trommelfell wird dünner und weniger straff. Auch die Muskeln, die es in seiner Position halten, werden schwächer. Deswegen wird es nicht mehr so leicht in Schwingungen versetzt.

Eine wichtige Anmerkung zu dieser Abbildung

Die hier beschriebenen Veränderungen betreffen nicht alle Menschen gleich stark. Das Hörvermögen kann bis ins hohe Alter intakt bleiben. Zwar läßt das Hörvermögen für hohe Frequenzen ab dem 30. Lebensjahr allmählich nach, doch heißt dies nicht, daß jeder im Alter unbedingt mit starkem Hörverlust rechnen muß.

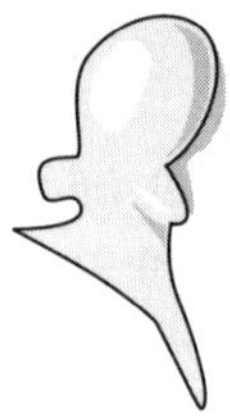

Hammer

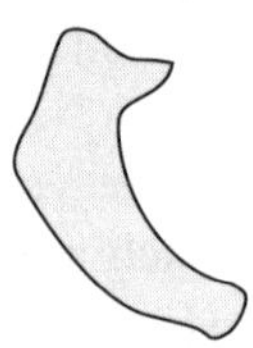

Amboß

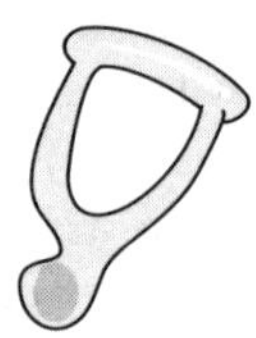

Steigbügel

Die Gehörknöchelchen

Sie sind durch Gelenke, Bänder und Muskeln miteinander verbunden, die den normalen Alterungsprozessen unterliegen. Dadurch wird der Schall nicht mehr so effizient zwischen Trommelfell und Innenohr übertragen.

ABB. 31

Hörverlust bestimmter Frequenzen

Mit zunehmendem Alter können wir bestimmte Frequenzbereiche nicht mehr so gut hören, doch der Bereich der menschlichen Sprache bleibt uns erhalten.

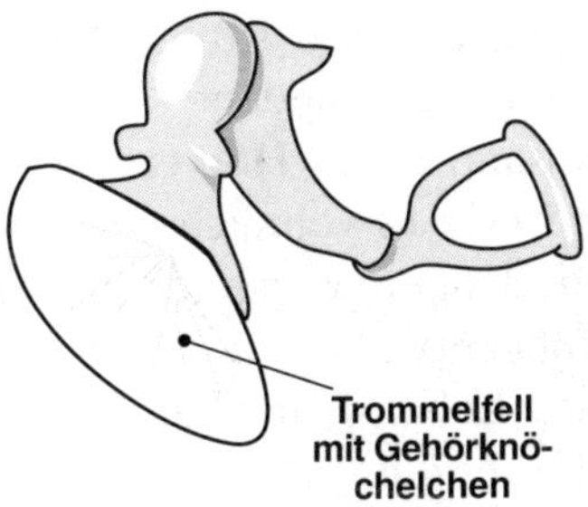

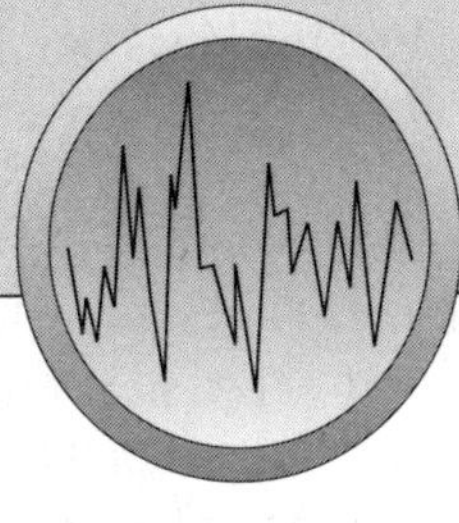

Das Innenohr

Die Durchblutung des Innenohrs läßt nach. Sinneszellen sterben ab und werden nicht mehr ersetzt. Es setzt verstärktes Knochenwachstum ein. Dadurch entstehen verschiedene Formen von Altersschwerhörigkeit (Presbyakusis).

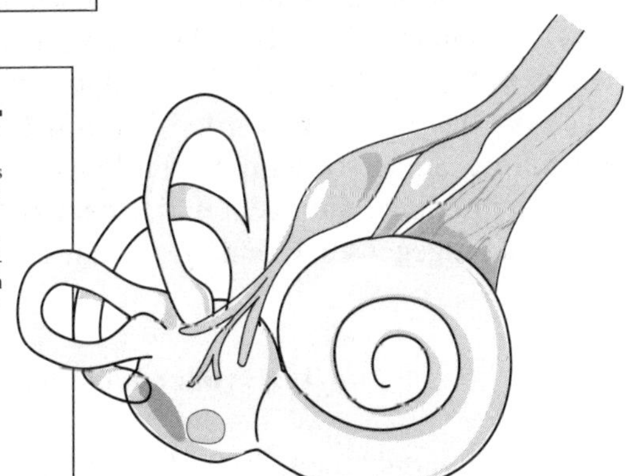

rungen für unser Hörvermögen wirklich bedeuten. Es kann zwar als sicher festgehalten werden, daß das Hörvermögen nachläßt, aber welchen Einfluß die einzelnen Veränderungen haben, muß noch weiter untersucht werden.

Schließlich – wen wundert's – bleibt auch das Innenohr vom Alter nicht verschont. Die Nervenzellen, die die Flüssigkeitsbewegungen in der Schnecke registrieren, verlieren an Empfindlichkeit, Knochengewebe wächst und verdrängt Nervengewebe, die Durchblutung läßt nach – alle diese Faktoren tragen zur sogenannten Altersschwerhörigkeit oder Presbyakusis bei. Hiervon gibt es verschiedene Erscheinungsformen, aber alle haben eines gemeinsam: einen Hörverlust bei verschiedenen Frequenzen. Getestet wird dies gewöhnlich dadurch, daß man bestimmt, wie laut ein Ton sein muß, damit er gerade noch gehört werden kann. Der Hörverlust setzt üblicherweise um das 30. Lebensjahr ein und setzt sich bis ins neunte Lebensjahrzehnt fort. Zuerst kann man die höchsten Töne nicht mehr hören.

Wie wir gesehen haben, sind praktisch alle Teile des Gehörs von Alterserscheinungen betroffen. Der Leistungsverlust beim Hören und Sehen ist so typisch für das Älterwerden, daß er fast schon zu einem Klischee für das Altern geworden ist. Glücklicherweise sieht es nicht für alle unsere Sinne so deprimierend aus. Im nächsten Abschnitt soll es nämlich um einen Sinn gehen, der dem Altern einen erstaunlichen Widerstand entgegensetzt: den Geschmackssinn.

Tage voller Wein und Rosen

Ich lernte einmal einen alten Mann kennen, der stark schwerhörig war. Er hielt einen Vortrag über Weine und wurde vom Publikum sehr verehrt, nicht wegen seiner Vortragskünste (ich verstand kaum etwas), sondern wegen seines feinen Geschmackssinnes. Der Mann war ein französischer Weinexperte, und er hatte die seltene Ehre, einige der besten Weine der Welt verkosten zu dürfen.

Er erzählte die ebenso tragische wie kuriose Geschichte vom Verlust einer Flasche kostbarsten Château-Lafittes. Die Flasche stand im Auktionshaus Christie's in London zum Verkauf. Das Besondere an ihr war nicht nur ihr Alter, sondern auch ihr früherer Besitzer. Ursprünglich hatte sie dem amerikanischen Präsidenten Thomas Jefferson gehört, es waren sogar noch seine Initialen darauf zu lesen. Der amerikanische Multimillionär Christopher Forbes ersteigerte die Flasche für 157 000 Dollar.

«Das Problem und zugleich die Tragödie», fuhr der Experte in gebrochenem Englisch fort, «hatte etwas mit der Beleuchtung des Auktionsraumes zu tun. Durch die Hitze der Lampen begann der Korken der Flasche zu schrumpfen. Zehn Monate später war er so weit zusammengeschnurrt, daß er durch den Flaschenhals in den Wein fiel. Dieser wurde dadurch ungenießbar. So war dieser kostbare Wein, für den eine solche Unsumme ausgegeben worden war, für immer verloren.»

Geschmackssache

Dieser Vortrag machte mir auf dramatische Weise klar, welchen Unterschied die Uhr des Lebens bei unseren Sinnesorganen macht. Der alte Herr konnte kaum noch die Fragen im Anschluß an seinen interessanten Vortrag verstehen, aber seine Geschmacksnerven waren immer noch gut genug, um Preise zu gewinnen. Dies deutet darauf hin, daß unser Geschmacksempfinden deutlich länger erhalten bleibt als vielleicht erwartet.

Den Geschmack von Speisen und Getränken empfinden wir mit Hilfe der Geschmacksknospen auf unserer Zunge (Abb. 32). Auch der Geruchssinn ist daran beteiligt. Eine Geschmacksknospe ist eine Ansammlung von Nerven, die die Haut der Zungenoberfläche durchstoßen. Ihre Unterseiten sind durch Nervenzellen mit dem Gehirn verbunden.

Lediglich die Oberseite dieser Zellen steht in direktem Kontakt zu der Außenwelt. Dieser Bereich, strukturell ein Teil der äußeren Zellmembran, trägt auf seiner Oberfläche Rezeptoren für bestimmte Moleküle, die in unserer Nahrung als «Geschmacks-» und «Aromastoffe» enthalten sind. Hier wird ein Geschmack «ausgelöst»: Wenn wir etwas essen oder trinken, berühren die verschiedenen Geschmackspartikel die Geschmacksknospen. Wenn ein bestimmtes Geschmacksmolekül (zum Beispiel Zucker) an einen Rezeptor gelangt, der seiner Stoffgruppe entspricht (in unserem Beispiel einen Rezeptor für süß schmeckende Stoffe), verbindet es sich kurzzeitig mit diesem wie ein Schlüssel mit einem passenden Schloß. Dadurch wird ein Nervensignal in der Geschmacksknospe ausgelöst, das unserem Gehirn signalisiert, daß wir etwas Süßes essen.

Wie Sie sicher wissen, kommen in den verschiedenen Bereichen unserer Zunge unterschiedliche Geschmacksknospen vor. Es gibt Regionen, mit denen wir Salz schmecken, «süße» Regionen, die neben Zukkern auch Alkohol, bestimmte Proteine und einige Salze erkennen,

Das Altern des Geschmackssinnes

Auch unser Geschmackssinn ändert sich im Alter.

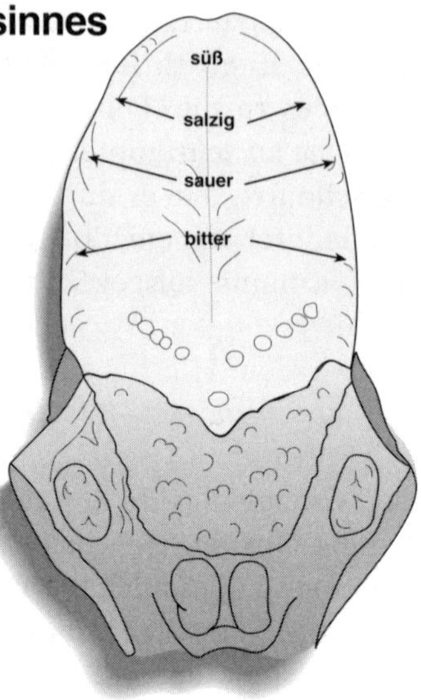

WIE SCHMECKEN WIR?
Geschmacksnerven liegen in Gruppen auf der Zunge zusammen, den Geschmacksknospen.

Bestimmte Bereiche der Zunge schmecken bestimmte Geschmacksrichtungen (rechts). Wenn sich ein Aromamolekül an einen Geschmacksnerv bindet, wird ein Nervenimpuls ausgelöst. Das Geschmacksempfinden entsteht erst im Gehirn.

EINE BESONDERHEIT BEI SÄUGLINGEN

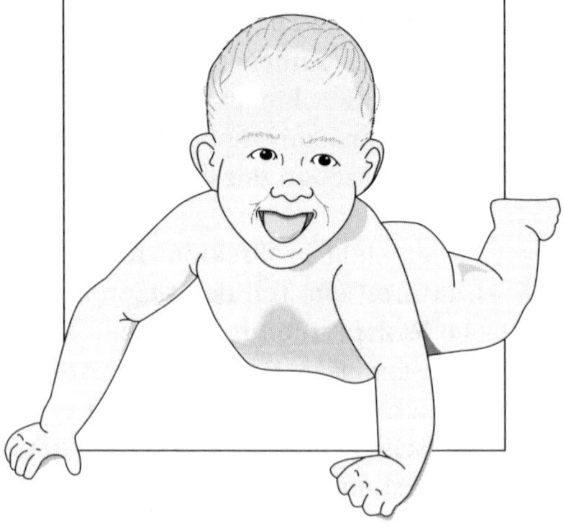

Geschmacksknospen sterben zwar ab, werden aber rasch ersetzt. Deswegen nimmt unser Geschmacksempfinden im Alter nur langsam und für alle Geschmacksrichtungen gleichermaßen ab.

Bei Säuglingen befinden sich Geschmacksknospen fast im gesamten Mundraum, nämlich auch im Gaumen, im Schlund und an den Seitenrändern der Zunge.

ABB. 32

«saure» und «bittere» Regionen; mit letzteren schmecken wir Moleküle wie etwa Alkaloide, die in manchen (oft giftigen) Pflanzen enthalten sind.

Alterserscheinungen

Die altersbedingten Veränderungen unseres Geschmacksempfindens sind umstritten. Hierfür gibt es zwei Gründe: (1) Unsere Geschmackswahrnehmungen sind aufs engste mit anderen Sinneseindrücken verbunden, etwa dem Geruchssinn, dem Sehen («Das Auge ißt mit») und dem Tastsinn (ein knuspriges Brötchen «schmeckt» anders als ein altbackenes, obwohl chemisch gesehen kaum ein Unterschied besteht). (2) Die Geschmacksknospen regenerieren sich. Selbst wenn der Nerv einer Knospe zerstört wird, bilden sich in der Umgebung neue Geschmacksknospen aus. Dies führt dazu, daß wir im Alter nur sehr wenige Geschmacksknospen verlieren.

Diese Tatsachen stehen im Gegensatz zu umfangreichen Untersuchungsergebnissen, die zu dem Schluß kommen, daß das Geschmacksempfinden mit dem Alter nachläßt. Mit anderen Worten: Wir brauchen mehr Moleküle eines Geschmacksstoffes, um die gleiche Geschmacksempfindung zu haben wie in jüngeren Jahren. Diese Abnahme der Geschmacksempfindlichkeit scheint alle Geschmacksrichtungen zu betreffen und führt dazu, daß uns das Essen im Alter nicht mehr so gut schmeckt.

Es ist nicht bekannt, warum ein solcher Effekt trotz nahezu gleichbleibender Anzahl der Geschmacksknospen eintreten sollte. Es gab bereits zahlreiche Erklärungsversuche, sogar die Methode der Datenerhebung wurde in Frage gestellt. Solange nicht noch mehr Untersuchungen angestellt worden sind, müssen wir uns mit den Abweichungen zwischen biologischen Befunden und subjektiven Einschätzungen von befragten Versuchspersonen abfinden. Es besteht allerdings Anlaß zur Hoffnung: Durch neuere molekularbiologische Untersuchungsmethoden wurden zahlreiche Gene entdeckt, die am Schmekken beteiligt sind. Ein tieferes Verständnis des Zusammenspiels dieser Gene kann vielleicht einiges zum genaueren Verständnis dieses lebenswichtigen Vorgangs beitragen.

Geschmack und Geruch

Wie wir bereits wissen, hat unser Geschmackssinn sehr viel mit dem Geruchssinn zu tun. Das wird Ihnen sofort klar, wenn Sie überlegen, wieviel (oder wie wenig) Sie mit verstopfter Nase schmecken können: Nichts schmeckt mehr richtig. Der Geruchssinn ist möglicherweise unser am wenigsten hoch entwickelter Sinn. Und die sehr enge Beziehung zum Schmecken macht es ziemlich schwierig, diesen Bereich der menschlichen Biologie zu erforschen.

Doch auch wenn unser Geruchssinn bei weitem nicht mit dem anderer Tiere mithalten kann (Hunde riechen manche Substanzen 1000mal besser), so erfüllt er doch zum Teil lebenswichtige Aufgaben. Wie in den vorhergehenden Abschnitten wollen wir auch hier zunächst sehen, wie unser Riechorgan aufgebaut ist, und dann über seine Alterserscheinungen sprechen (Abb. 33).

Hinter dem oberen Bereich der Nasenwurzel, etwa auf der Höhe der Augen, liegt das Organ, mit dem wir riechen. Es wird Riechepithel genannt. Dieses Gewebe ist voller Zellen, die in feine Härchen auslaufen und wie die Geschmacksknospen mit Nerven verbunden sind. Wenn diese Nerven stimuliert werden, senden sie ein Signal ins Gehirn, und wir empfinden einen Geruch.

Die Sinneszellen des Geruchsepithels sind für bestimmte Moleküle, die wir Duftstoffe nennen, empfindlich. Diese Duftstoffe gelangen bei jedem Atemzug in die Nasenhöhle und können sich an die Sinneszellen binden. Die Zelloberflächen des Riechepithels besitzen unterschiedliche Rezeptoren. Ähnlich wie die Sinneszellen der Geschmacksknospen können sie Duftstoffe mit einer spezifischen Molekülstruktur über den uns bereits bekannten Schlüssel-Schloß-Mechanismus binden, wodurch dann ein Nervenreiz ausgelöst wird. Der Nervenreiz gelangt ins Gehirn, wo schließlich eine Geruchsempfindung ausgelöst wird. Die einzelnen Duftstoffe binden sich an unterschiedliche Rezeptoren oder auch Gruppen von Rezeptoren, wodurch viele verschiedene Duftempfindungen möglich werden.

Wie altert der Geruchssinn?

Beim Geruchssinn gibt es ähnliche Diskussionen wie beim Geschmackssinn. Eine große experimentelle Schwierigkeit besteht darin, Düfte und Geruchsempfindungen zu klassifizieren (was ist ein starker, was ein schwacher Duft?) und zuverlässige Tests zu entwickeln, die un-

Geruchssinn ANATOMIE UND FUNKTION

Der Geruchssinn, einer der entwicklungsgeschichtlich ältesten Sinne, ist mit dem Geschmackssinn eng verbunden.

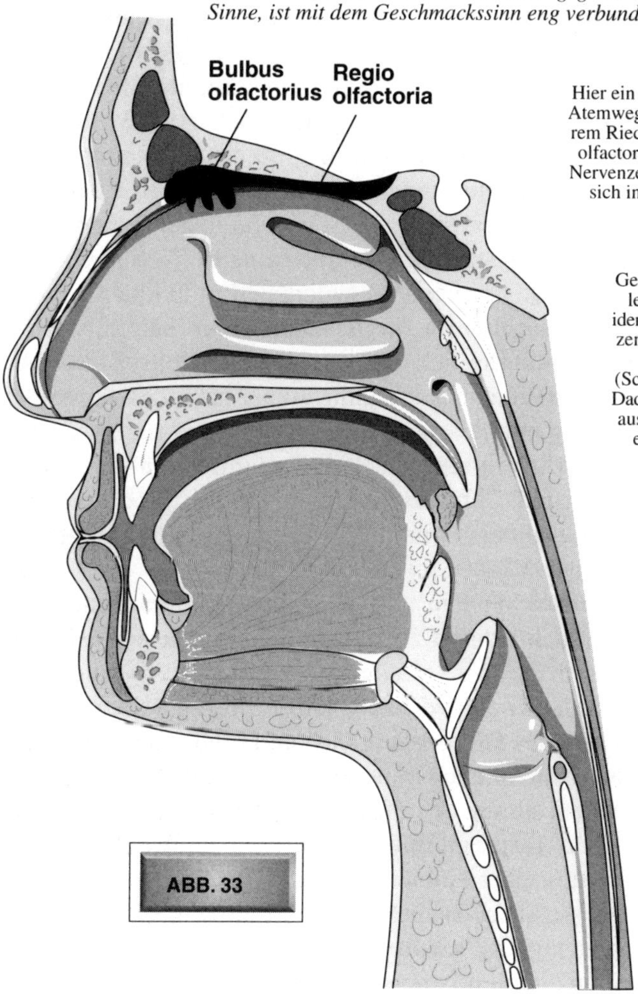

ABB. 33

Hier ein Schnitt durch die oberen Atemwege. Wir riechen mit unserem Riechepithel, das aus Bulbus olfactorius, Regio olfactoria und Nervenzellen besteht. Es befindet sich in der oberen Nasenhöhle.

Gerüche werden durch Zellen des Bulbus olfactorius identifiziert. Die Zellen besitzen Rezeptoren, an die sich die Duftstoffe binden (Schlüssel-Schloß-Prinzip). Dadurch wird ein Nervenreiz ausgelöst, der im Gehirn in eine Geruchsempfindung umgewandelt wird.

Wie oder ob dieser Sinn überhaupt altert, ist nicht bekannt. Bis zum 65. Lebensjahr bleibt unser Geruchssinn mehr oder weniger unverändert. Danach nimmt er etwas ab, bei einzelnen Menschen jedoch unterschiedlich stark. Genauere Untersuchungen werden u. a. durch den unbekannten Einfluß der Luftverschmutzung erschwert.

vermeidliche Abweichungen bei der Versuchsdurchführung minimieren. Ein weiteres Problem steht im Zusammenhang mit den Umwelteinflüssen, die das empfindliche Riechepithel beeinträchtigen können. Haben Sie lange in einer Gegend mit hoher Luftverschmutzung gelebt? Rauchen Sie? Oder haben Menschen in Ihrer Umgebung viel geraucht?

Trotz dieser Schwierigkeiten zeichnen sich allmählich erste Forschungsergebnisse ab. Die interessanteste Erkenntnis ist, daß unser Geruchsvermögen auch im Alter noch sehr gut erhalten bleibt. Bei Geruchstests mit den Aromastoffen von Pfefferminze, Kaffee und Anis schnitten ältere Erwachsene genausogut ab wie Teenager. Erst ab dem 65. Lebensjahr ergeben sich spürbare Veränderungen. Und auch diese weisen große Unterschiede zwischen verschiedenen Individuen auf.

Die Gene, die den Bauplan für die Riechzellen enthalten, wurden wie die für die Geschmackszellen in der Zunge bereits isoliert. Je mehr wir über die Bedingungen wissen, die zum Zustandekommen einer Geruchsempfindung notwendig sind, desto besser werden wir beurteilen können, was wirklich in unserer Nase vorgeht. Dann können wir die oft widersprüchlichen Feldversuche mit soliden biochemischen Fakten in Verbindung bringen – und auch die Alterserscheinungen zuverlässiger beschreiben.

Die Uhr des Lebens scheint in unseren verschiedenen Sinnesorganen recht unterschiedlich schnell zu ticken. Wie wir gesehen haben, scheinen Geruchs- und Geschmackssinn nur minimal vom Altern betroffen zu sein, besonders wenn wir diese Sinne mit den Alterserscheinungen der Augen und des Gehörs vergleichen. Diese scheinbare Launenhaftigkeit der Natur wird auch im letzten Abschnitt dieses Kapitels deutlich, bei der Beschreibung des Tastsinns. Ebenso wie Geschmack und Geruch sind auch Tastempfindungen experimentell schwierig zu messen, und somit ist es nicht einfach, zuverlässige Aussagen über das Altern unserer Druck-, Schmerz-, Hitze- und Kälteempfindungen zu machen. Besonders schwierig wird es, wenn man die Bedeutung der Tastempfindungen für die menschliche Erlebniswelt berücksichtigt.

Berührungen sind wichtig

Es ist spannend zu beobachten, wie ein Baby die Welt mit seinen Sinnen zu entdecken beginnt. Einer der allerersten Eindrücke, die ein Neugeborenes erfährt, ist nicht eine Geruchs-, sondern eine Tastempfindung. Berührungen scheinen für die Entwicklung von Neugeborenen wichtig zu sein, und zwar nicht nur bei den Menschen. Neugeborene Tiere, deren Haut zum Beispiel durch Ablecken stimuliert wird, sind weniger anfällig gegen bakterielle Infektionen als Tiere, die auf solche Reize verzichten mußten. Sie gewinnen auch schneller an Gewicht und sind ein Leben lang aktiver.

Auch Menschen werden durch Berührungen psychisch wie physisch beeinflußt. Säuglinge, die oft im Arm gehalten, gestreichelt und liebkost werden, erkranken als Erwachsene viel seltener an Depressionen, Gewichtsverlust und Schlafstörungen und sind außerdem besser gegen Infektionen geschützt. Es ist ganz offensichtlich, daß der Tastsinn, einer der ersten Sinne, die wir entwickeln, sehr viel mit Lebensqualität zu tun hat.

Die biologischen Grundlagen des Tastsinns

Es ist leicht festzustellen, daß der Tastsinn wichtig ist. Wesentlich schwieriger ist es, die Stärke dieser Empfindungen zu beschreiben. Immerhin können wir die Sinnesreize leicht in verschiedene Grundkategorien einteilen, nämlich in

(1) Druckempfindungen,
(2) Schmerzempfindungen,
(3) Hitze- und Kälteempfindungen.

Wir wollen die einzelnen Empfindungen besprechen und – wo es möglich ist – darauf eingehen, wie sie durch den Alterungsprozeß beeinflußt werden.

Druckempfindungen. Berührungen der Haut werden dem Gehirn durch eine Reihe von Rezeptoren gemeldet. Diese Rezeptoren haben merkwürdige Namen wie Meissnersche Tastkörperchen, Merkelsche Scheiben, Ruffini- und Vater-Pacinische Endkörperchen. Sie haben alle geringfügig unterschiedliche Aufgaben, aber im Prinzip machen sie alle das gleiche. Sie leiten die Nachricht an Nervenzellen, daß ein Druck auf die Haut ausgeübt wird.

Im Laufe der Jahre sterben viele der Rezeptoren ab. Selbst die Vater-Pacinischen Tastkörperchen, die sich leicht regenerieren können, werden mit der Zeit weniger. Dadurch können wir Druckempfindungen nicht mehr ganz so gut wahrnehmen. Die Haut unserer Hände wird weniger tastempfindlich. Etwa ab dem 50. Lebensjahr können wir Vibrationsbewegungen in Beinen und Unterleib weniger gut empfinden. Hinzu kommt, daß auch die Leistungsfähigkeit der Nerven abnimmt, die die Druckinformationen zum Gehirn weiterleiten.

Schmerzempfindungen. Schmerz wird durch freie Nervenendigungen registriert, die sich in den meisten Körpergeweben befinden. Es gibt viele verschiedene Arten von Schmerzempfindungen, darunter mechanischen Schmerz (etwa Zugschmerz bei einer Bänderdehnung), Druckschmerz (bei einem Stich) oder Hitze- und Kälteschmerz.

Die Schwierigkeiten bei der Beurteilung von Schmerzempfindungen beginnen bereits mit der enormen Bandbreite der subjektiv empfundenen Schmerzstärke. Manche Menschen sind aufmerksamer für die Signale ihres Körpers als andere. Die einen versuchen, Schmerzempfindungen zu unterdrücken, während die anderen bei jedem Wehwehchen losjammern. Es gibt geschlechts- und kulturspezifische Unterschiede. Deswegen müssen sich Forscher erst einmal mit einem Wust von psychologischen Faktoren herumschlagen, um zu einigermaßen zuverlässigen physiologischen Meßwerten zu kommen. Es gibt sogar etwas wie «falsch positive Fehlermeldungen» (ein Schmerzempfinden, ohne daß ein experimenteller äußerer Schmerzreiz erzeugt worden wäre). Auch diese müssen statistisch registriert werden, um rein subjektive Empfindungen von physiologischen Erscheinungen unterscheiden zu können.

Trotz dieser experimentellen Schwierigkeiten haben Wissenschaftler versucht, seriöse Untersuchungen durchzuführen. Und diese Forschungen sind wichtig. Je älter wir werden, desto öfter können Schmerzen auftreten, weil Gelenke verschleißen, Knochen brechen, Organe schwächer werden und Krankheitsprozesse sich unkontrolliert entwikkeln können.

Können, aber nicht müssen. Und welche Auswirkungen diese Veränderungen auf das Schmerzempfinden haben, ist noch recht unbekannt. So gibt es zum Beispiel experimentelle Hinweise darauf, daß ältere Menschen größere Schmerzreize brauchen, um das Gefühl zu haben, daß etwas nicht stimmt. Das könnte im Zusammenhang mit der geringer werdenden Anzahl von Schmerzrezeptoren im gesamten Körper stehen; in diesem Fall würde sich der insgesamt empfundene Schmerz trotz fortschreitenden körperlichen Abbaus in Grenzen halten. So sinnvoll diese Erklärung auch scheint, gibt es allerdings bislang noch keine experimentellen Beweise dafür. Über das Schmerzempfinden im Alter muß noch sehr viel geforscht werden.

Hitze- und Kälteempfinden. Wenn schon das Schmerzempfinden weder auf physiologischer noch auf psychologischer Ebene besonders gut erklärt ist, so sieht es beim Hitze- und Kälteempfinden noch unklarer aus. Das hängt damit zusammen, daß noch nicht einmal die Temperatursensoren in der Haut genügend erforscht sind. Wir wissen, daß es wahrscheinlich Rezeptoren für Kälte und andere für Wärme gibt. Diese Rezeptoren bestehen wahrscheinlich aus einer Ansammlung von Nervenzellen mit freien Endigungen, die Temperaturunterschiede registrieren. Es scheint so, als ob es mehr Rezeptoren für Kälte als für Wärme gibt.

Messungen der Temperaturempfindlichkeit werden durch die Struktur unserer Wahrnehmung kompliziert. Wir haben nämlich die interessante psychologische Fähigkeit, uns an Temperaturunterschiede zu gewöhnen. Dies führt so weit, daß wir zum Beispiel die gleiche Temperatur in einer Jahreszeit als warm und in einer anderen Jahreszeit als kalt bezeichnen. Je stärker wir uns an Temperaturunterschiede gewöhnen, desto größere Temperaturschwankungen sind notwendig, damit uns dies auffällt. Innerhalb eines begrenzten Temperaturbereiches können wir langsame Temperaturveränderungen kaum wahrnehmen. Und um das Bild noch etwas zu komplizieren: Wir wissen alle, daß plötzliche Temperaturschwankungen auch mit Schmerzempfindungen verbunden sein können. Daher muß man sich bei Untersuchungen zur Temperaturempfindlichkeit auch noch mit Problemen der Schmerzwahrnehmung befassen.

Zusammengefaßt. Die einzige wirklich zuverlässige Aussage in bezug auf das Altern unserer Tastempfindungen lautet: Es passiert etwas. Wir wissen gerade genug über die Physiologie, um sagen zu können, daß sich beim Älterwerden etwas verändert. Welche Rolle jedoch einer veränderten Wahrnehmung und welche den biologischen Veränderungen zukommt, können wir zur Zeit noch nicht einschätzen.

Wie paßt das alles zusammen?

Man braucht nur die Lebensgeschichte von Samuel Johnson zu studieren, um zu verstehen, was es bedeutet, eine Sinnesempfindung nach der anderen zu verlieren. Die meisten von uns trifft der Alterungsprozeß viel langsamer als Johnson. Wir erblinden nicht von einem Augenblick zum anderen, sondern unsere Sehkraft läßt über Jahrzehnte langsam nach. Das gleiche gilt für unser Hörvermögen. Unser Geschmacks-

und Geruchssinn scheint vom Alter praktisch überhaupt nicht betroffen zu sein. Was mit unseren Tastempfindungen geschieht, wissen wir nicht genau. Und trotz all dieser Veränderungen bleibt uns eine ungeheure Fähigkeit erhalten, unsere Umwelt zu erforschen, zu beurteilen und Gefühle für sie zu empfinden. Und dazu sind wir auch oft noch in einem weitaus höheren Alter in der Lage, als es Samuel Johnson erreicht hat.

Wie auch immer – die Frage, warum es zu diesen ganzen Veränderungen kommt, ist sehr wichtig. Wir wollen das Kapitel abschließen mit einigen Fragen, die uns schon sehr bekannt vorkommen. Welche Veränderungen finden in unseren Organen auf zellulärer Ebene statt? Warum schrumpfen die Irismuskeln? Warum läßt die Beweglichkeit unserer Gehörknöchelchen nach? Und wenn die natürliche Auslese jenseits des reproduktionsfähigen Alters keine Auswirkungen mehr hat, welche Gene sorgen dann dafür, daß auch nach dieser Zeit noch Veränderungen mit uns geschehen?

Tatsächlich ist es durchaus bemerkenswert, daß auch unsere Fortpflanzungsorgane vom Alterungsprozeß erfaßt werden, obwohl doch das Altern offenbar von den üblichen Mechanismen der natürlichen Auslese nicht erfaßt wird. Was diese Überlegung in biologischer Hinsicht bedeutet, ist äußerst wichtig, und ich habe sie deshalb bis zum Schluß aufgehoben. Im nächsten Kapitel wollen wir uns also nun dem letzten Bereich widmen, in den die Uhr des Lebens eingreift.

11

Das Altern der Fortpflanzungsorgane

«Das Leben ist wie eine Geliebte, für die man alles zu tun bereit ist, wenn sie einen nur nicht verläßt.» Dieses Zitat kann wirklich nur von einem der größten Verführer der Welt stammen.

Der Ausspruch stammt von Giovanni Casanova, und der legendäre Liebhaber des 18. Jahrhunderts soll ihn wenige Monate vor seinem Tod gemacht haben. Bis dahin hatte er nicht weniger als elfmal mit Geschlechtskrankheiten zu tun, und er starb schließlich an den Komplikationen eines dieser Leiden. Aber er zahlte nicht nur mit seinem Leben für all seine Abenteuer. Bereits 13 Jahre vor seinem Tod zwangen ihn die schmerzhaften Folgen seiner Infektionen zur Enthaltsamkeit. Er ernährte sich in diesen Jahren in den Küchen von Europas Adelshäusern, was einen seiner Biographen zu der Bemerkung veranlaßte: «Weil er nicht mehr Wolf im Garten der Lüste sein konnte, wurde er zu einem Wolf an der Tafel.»

Der Vater von so vielen unehelichen Kindern war im Jahre 1725 selbst als «illegitimes Kind» in Venedig zur Welt gekommen. Wenn er auch niemals genau erfahren hatte, wer sein Vater war, so kannte er doch seine Mutter, die berühmte Schauspielerin Zanetta Farusi, und wuchs zusammen mit einer Reihe anderer Kinder mit ebenfalls nicht genau bekannter Vaterschaft in ihrem Haushalt auf.

Casanovas erste sinnliche Begegnung ereignete sich, als er elf Jahre alt war, in den erfahrenen Armen seiner Badefrau. Seine Jugendjahre waren voller sexueller Abenteuer, bei denen er seine Verführungskünste bei Frauen und Männern immer weiter verfeinern konnte. Er trat in ein Priesterseminar ein und wurde prompt wieder entlassen, nachdem er eine Affäre mit einem der Priester hatte.

Der Rest von Casanovas Sexualleben – zumindest bis er 49 Jahre alt war – ist uns in seiner umfangreichen Autobiographie überliefert. Darin erzählt er von sexuellen Ränkespielen, für die ein anderer mehrere Menschenalter gebraucht hätte. Ihm war weniger an langfristigen emotionalen Beziehungen als an kurzen Abenteuern gelegen, und er dachte ans Heiraten wie andere Leute an Friedhöfe, nannte gar die

Ehe «das Grab der Liebe». Er genoß vor allem die Freiheit, viele unterschiedliche Beziehungen zu haben, je weniger standesgemäß, desto besser. Er liebte die feine Kunst des Ehebruchs und schrieb seinen Abenteuern «den unaussprechlichen Charme gestohlener Freuden» zu.

Sehr viel weniger begeistert war er von den mikrobiologischen Folgen seiner Aktivitäten. Verschiedene Geschlechtskrankheiten schwächten ständig seinen Urogenitaltrakt. Das zur Behandlung verabreichte giftige Schwermetall Quecksilber tat ein übriges. Mit 60 war er nicht mehr sexuell aktiv, und schließlich führte eine Prostataentzündung zu seinem Tod. Kurz zuvor ließ er einen Priester rufen und beichtete ihm so viele seiner Sünden wie noch möglich. Seine letzten Worte waren: «Ich sterbe als Christ.»

Sein Leben endete am 4. Juni 1789. Er wurde in einem anonymen Grab beigesetzt, dessen Grabstein erst 1922 wiederentdeckt wurde. Von seinen sterblichen Überresten fehlte jede Spur.

Über diesen Abschnitt

Auch wenn man über Casanovas Abneigung gegen feste Bindungen geteilter Meinung sein kann, so weist uns doch die Intensität seines Liebeslebens auf eine wichtige Tatsache über Sexualität in höherem Lebensalter hin: Wenn es nicht zum Beispiel durch Geschlechtskrankheiten beeinträchtigt wird, kann unser Sexualleben auch im Alter noch sehr lustvoll verlaufen. Aus rein biologischer Sicht mag das vielleicht merkwürdig erscheinen, nimmt doch unsere Fähigkeit, Nachkommen zu erzeugen, mit steigendem Alter ab. Das hat zur Folge, daß wir in der einzigartigen Situation sind, unsere Sexualität zu anderen Zwecken als zur Erzeugung von Nachwuchs zu nutzen.

Die Uhr des Lebens tickt auch in unseren Fortpflanzungsorganen, und wir werden nun sehen, was dabei im einzelnen geschieht.

Was geschieht bei Frauen?

Ein wenig Anatomie

Wenn man von altersbedingten Änderungen der weiblichen Fortpflanzungsfähigkeit spricht, denkt man umgehend an die «Wechseljahre», das sogenannte Klimakterium. Diese Begriffe beschreiben das Ende des Menstruationszyklus bei Frauen mittleren Alters. Das Wort Menopause bezeichnet die letzte Regelblutung. Diese Veränderungen verlaufen irreversibel, wenn sie nicht durch Hormongaben hinausgezögert werden. Die Mühlen der natürlichen Selektion kommen langsam zum Stillstand, und dies hat zahlreiche Konsequenzen für den Körper der Frau.

Um die Signale zu verstehen, die den Menstruationszyklus zum Stillstand bringen, müssen wir zunächst etwas über die chemischen Vorgänge wissen, die ihn am Laufen halten. An diesen Vorgängen sind zahlreiche Hormone beteiligt, die alle mit Abkürzungen bezeichnet werden, die sogar das amerikanische Verteidigungsministerium neidisch machen könnten. So gibt es zum Beispiel das FSH, das «follikelstimulierende Hormon», und das LH, das «luteinisierende Hormon». Diese natürlichen chemischen Substanzen handeln (bildlich gesprochen) wie Generäle, die von der Kommandozentrale in der Hypophyse in Marsch gesetzt worden sind. FSH bewirkt die Produktion des Multifunktionshormons Estrogen. Dieses kontrolliert wiederum die Entwicklung und Funktionsfähigkeit der weiblichen Fortpflanzungsorgane und der sekundären Geschlechtsmerkmale (Abb. 34). LH trägt mit dazu bei, ein weiteres vom Namen her bekanntes Hormon, das Progesteron, auszuschütten, das zur Aufrechterhaltung der Schwangerschaft bei erfolgter Befruchtung notwendig ist.

So altert das System

Irgendwann im Alter zwischen 45 und 50 Jahren entstehen Veränderungen im komplizierten Wechselspiel der Hormone. So dramatisch die Auswirkungen aber auch sein mögen, die genauen Signale, die als Auslöser dienen, sind noch nicht bekannt. Wir wissen, daß die Eierstöcke aufhören, eine Substanz namens Estradiol (früher «Östradiol») zu produzieren. Diese Verbindung ist die wirkungsvollste aller Substanzen aus der chemischen Familie der Estrogene. Warum wird sie nicht mehr hergestellt? Wie Sie sich erinnern, gibt die im Gehirn hergestellte Verbindung FSH den Eierstöcken so etwas wie den Befehl: «Produziert Estrogene!» In der Menopause führen die Eierstöcke diese Anweisung nicht mehr aus. Es werden nur noch sehr geringe Mengen Estrogene, insbesondere Estradiol, gebildet. Warum das so ist, weiß niemand ganz sicher.

Selbst wenn man berücksichtigt, daß der Eisprung immer etwas unregelmäßig sein kann, kommt die Menopause nicht plötzlich, sondern kündigt sich bis zu zehn Jahre vorher langsam an. Eines der deutlich-

Die Rolle des Estrogens in der weiblichen Anatomie

Zum Verständnis der Auswirkungen der Menopause müssen wir einige Hormone kennen, die die Fruchtbarkeit der Frau aufrechterhalten. Eines davon ist das Estrogen.
Die Entwicklung der weiblichen Keimdrüsen wird durch Moleküle gesteuert, die im Gehirn hergestellt werden (etwa FSH). Die Keimdrüsen erzeugen selber Hormone, die als Signalstoffe im Gehirn und auf andere Organe wirken. Hier zum Beispiel die Wechselwirkungen zwischen Hypophyse, Eierstock (Ovar) und Estrogen.

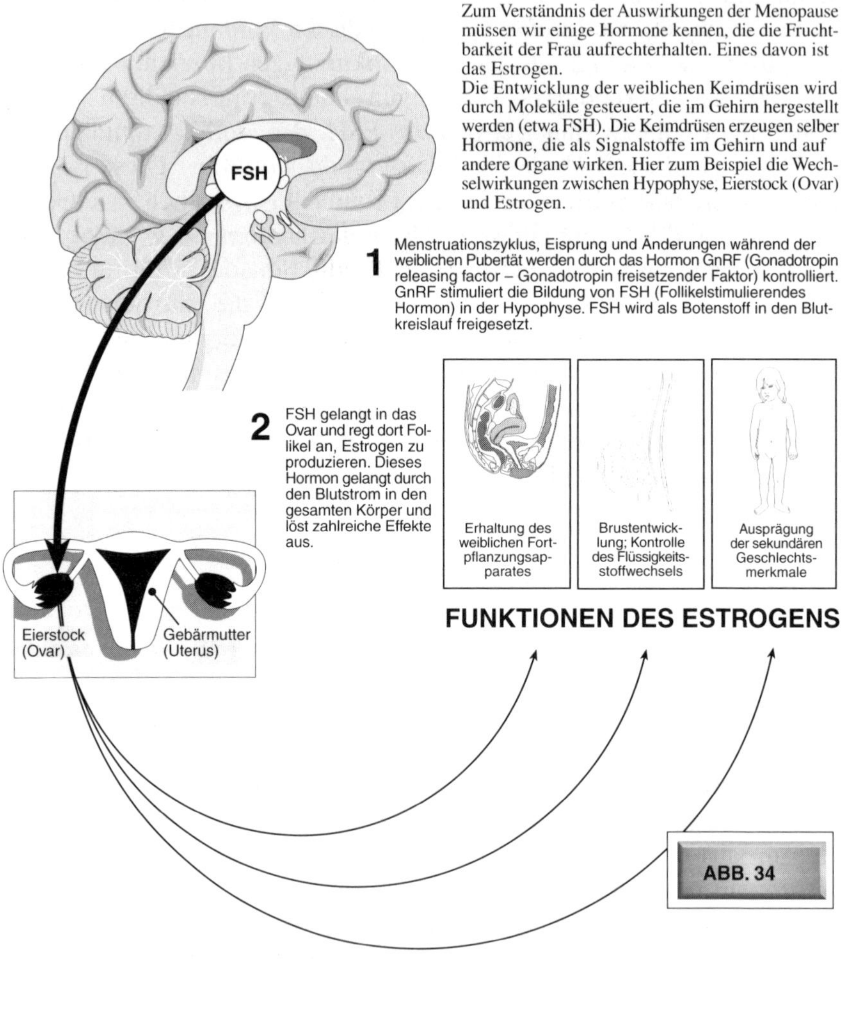

sten Anzeichen ist die Verkürzung der Periode. Mit 30 Jahren beträgt sie normalerweise 28–30 Tage. Mit 40 ist der Abstand zwischen zwei Monatsblutungen bereits auf 25 Tage und wenige Jahre später auf 23 Tage zurückgegangen. Auch nehmen Unregelmäßigkeiten zu. Oftmals kommt es zur Regel, ohne daß ein Eisprung stattgefunden hat. Außerdem enthalten die ab dem 35. Lebensjahr einer Frau herangereiften Eizellen immer öfter genetische Defekte, was bei Schwangerschaften zu einer steigenden Anzahl von Fehlbildungen des Embryos führt.

Eine Entwicklung mit zahlreichen Facetten

Estrogen erfüllt zahlreiche Funktionen im weiblichen Fortpflanzungssystem. Dadurch kommt es zu Veränderungen im ganzen Körper, wenn nicht mehr so viel davon produziert wird. Eine der sichtbarsten Auswirkungen betrifft das Aussehen. Weil Estrogen eine wichtige Funktion bei der Ausprägung der sekundären Geschlechtsmerkmale spielt, sind auch Gewebe wie zum Beispiel die Brüste betroffen.

Diese beginnen im höheren Erwachsenenalter allmählich zu erschlaffen. Das ist einerseits durch die ständige Einwirkung der Schwerkraft nicht völlig überraschend. Hinzu kommt, daß durch den Estrogenverlust Brustdrüsengewebe eher durch Fettgewebe ersetzt wird, das nicht so elastisch ist. Weil sich wie überall im Körper auch die Struktur von Elastin und Kollagen langsam verändert, setzt allmählich Faltenbildung ein.

Die Brustwarzen und das sie umgebende Gewebe schrumpfen. Bei äußeren Reizen richten sie sich nicht mehr so leicht auf. Bindegewebsstreifen, die während des Stillens oder im Verlauf der normalen Menstruationszyklen entstanden sind, werden im Laufe der Jahre dunkler.

Das Unterhautfettgewebe nimmt am gesamten Körper zu, insbesondere in den Hüften, ebenso an Hals, Armen und Oberschenkeln. Dies hat zur Folge, daß Fettpolster entstehen, die die Figur der Frau stark verändern. Auch im Gesicht wird Fettgewebe umverteilt. Im Alter schmelzen Fettpölsterchen hier ab, so daß das Gesicht eingefallen erscheint. Zusammen mit Faltenbildung, Austrocknen und Dünnerwerden der Haut beeinflußt diese Auswirkung des Estrogenverlustes das Aussehen erheblich.

Während die Folgen der Estrogenabnahme dramatisch sind, finden aber noch weitere Hormonumstellungen in den Wechseljahren statt, die teilweise erst seit kurzem erforscht werden. Tatsächlich wird die Menopause am besten als ein multifaktorieller Prozeß beschrieben, an

Veränderungen in den Wechseljahren

In dieser Zeit finden Veränderungen im gesamten Körper statt.

1 **GESICHT**

Durch Fettabbau und Wasserverlust erschlafft die Haut der Wangen, unter den Augen und um die Kieferknochen. Das Gesicht erscheint eingefallen.

2 **BRUST**

Die Brüste erschlaffen. Durch den Estrogenverlust wird Brustdrüsengewebe allmählich durch Fett ersetzt. Die Brustwarzen und das umgebende Gewebe schrumpfen. Brustwarzen richten sich auf äußere Reize hin nicht mehr so leicht auf. Dehnungsstellen dunklen deutlich nach.

3 **FETTPOLSTER**

Unterhautfettgewebe wird verlagert, insbesondere in Hüfte, Nacken, Armen und Schenkeln. Das Fettgewebe ist teilweise uneben. Durch diese Entwicklungen wird die Figur der Frau stark verändert.

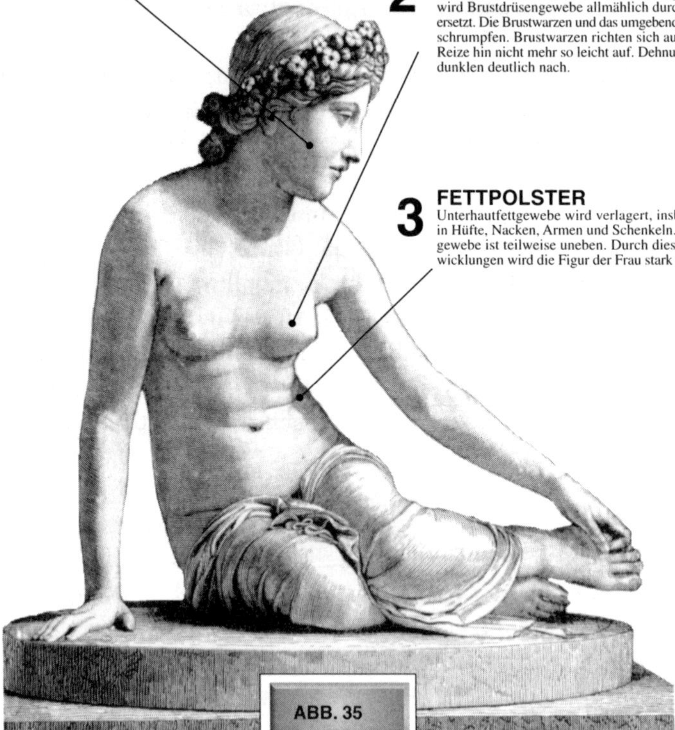

ABB. 35

VERÄNDERUNGEN DER GESCHLECHTSORGANE

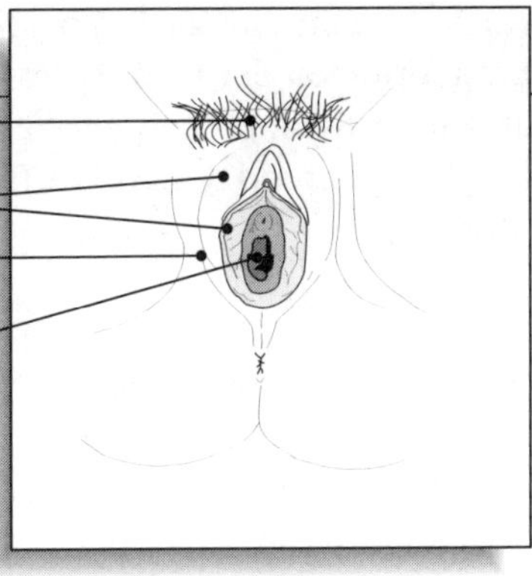

VERÄNDERUNGEN DER SEXUELLEN REAKTION

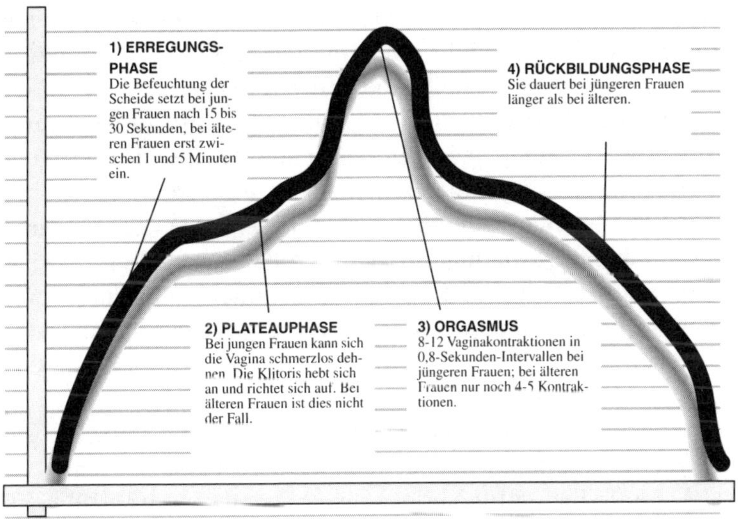

dem Millionen von Zellen beteiligt sind und in dessen Verlauf enorme Veränderungen der Genexpression auftreten. Der ganze Vorgang kann mit einem Symphonieorchester verglichen werden, bei dem einzelne Musiker während einer Aufführung plötzlich das Thema wechseln (Abb. 35).

Wie verändert sich die sexuelle Aktivität?

Während die physiologischen Veränderungen des Körpers recht gut dokumentiert sind, ist über die Veränderungen unserer Einstellungen und Gewohnheiten in bezug auf unsere Sexualität weniger bekannt. Das ist bedauerlich, weil die menschliche Sexualität zahlreiche psychologische Aspekte einschließt, die bei der Behandlung des Themas Sexualität und Altern mit berücksichtigt werden müssen. Eine der großen Fragen, die Männer und Frauen im Zusammenhang mit den Wechseljahren immer wieder stellen, betrifft die Auswirkungen auf die weibliche sexuelle Aktivität und Erregbarkeit. Es gibt darauf verschiedene Antworten, je nachdem, ob man sich auf die körperlichen Veränderungen oder auf die psychologischen Aspekte konzentriert.

Die weiblichen Genitalien zeigen sichtbare Veränderungen. Die Schambehaarung nimmt ab. Die großen und kleinen Schamlippen schrumpfen und werden faltig, insbesondere aufgrund der oben erwähnten Fettverlagerungen. Auch die drei Epidermisschichten im Bereich der Vulva bilden sich im Rahmen der normalen Alterungsprozesse der Haut zurück.

In der Vagina finden ebenfalls Veränderungen statt. Die Zellen, die die Vaginaschleimhaut auskleiden, werden schwächer, und das Gewebe wird empfindlicher für Verletzungen. Die Vagina wird allmählich trokkener, und zusammen mit anderen Veränderungen der natürlichen bakteriellen Besiedlung führt dies zu einer steigenden Infektionsanfälligkeit. Die abnehmende Elastizität führt dazu, daß sie sich nicht mehr so gut ausdehnen und zusammenziehen und sich damit dem Penis anpassen kann.

Doch hat dies auch eine Veränderung der sexuellen Erregbarkeit zur Folge? Die Antwort lautet: Ja. Beachten Sie aber, daß es hier *nicht* um die Frage geht: «Ändert sich das sexuelle Verlangen?» Wie bereits erwähnt und wie wir gleich noch ausführlicher besprechen werden, nimmt das sexuelle Verlangen im Alter nicht zwangsläufig ab. Aber die oben erwähnten anatomischen Veränderungen haben biochemische Auswirkungen auf gewisse körperliche Reaktionen.

Wie Sie wahrscheinlich wissen, kann die sexuelle Erregbarkeit in vier Phasen eingeteilt werden: Erregung, Plateauphase, Orgasmus und Rückbildungsphase. Hier einige Ergebnisse aus Studien, die die Reaktionen jüngerer Frauen (20–40 Jahre) mit denen älterer Frauen (50–78 Jahre) verglichen haben.

Erregungsphase. Bei den jüngeren Frauen setzte die Befeuchtung der Scheide zwischen 15 und 30 Sekunden nach dem sexuellen Stimulus ein. Bei den älteren Frauen verlängerte sich dieser Zeitraum auf 1–5 Minuten.

Plateauphase. Bei jüngeren Frauen kann die Vagina während der sexuellen Erregung im wesentlichen schmerzfrei gedehnt werden. Im höheren Alter ist die Dehnbarkeit eingeschränkt. Aufgrund der stärkeren Durchblutung röten sich die inneren Schamlippen bei jüngeren Frauen; dies ist bei älteren Frauen nicht mehr der Fall. Bei jüngeren Frauen schwillt die Klitoris an und hebt sich, nicht jedoch bei den älteren.

Orgasmus. Bei jüngeren Frauen zieht sich die Vagina in rhythmischen Wellenbewegungen zusammen; üblicherweise erfolgen etwa 8–12 Kontraktionen in Abständen von etwa 0,8 Sekunden. Dieser 0,8-Sekunden-Abstand bleibt auch bei älteren Frauen gleich, jedoch verringert sich die Anzahl der Kontraktionen auf 4–5. Auch der Uterus kontrahiert sich während des Orgasmus, und dies kann bei älteren Frauen manchmal schmerzhaft sein.

Rückbildungsphase. Die Erregung nimmt bei jüngeren Frauen langsamer ab als bei älteren.

Sexuelles Verlangen

Wird durch diese physiologischen Veränderungen der Erregbarkeit auch das sexuelle Verlangen beeinflußt? Die Antwort auf diese Frage ist ein glückliches und enthusiastisches «NEIN!». Tatsächlich konnte eine Studie sogar eine Zunahme des sexuellen Verlangens und der Aktivität bei verheirateten Frauen zwischen 69 und 76 Jahren feststellen.

Wie so viele Teilaspekte der menschlichen Sexualität scheint sich auch das Lustgefühl aus mehr psychologischen als physiologischen Komponenten zusammenzusetzen. Wenn das sexuelle Interesse abnimmt, scheint dies eher mit dem Partner oder der Partnerin zusammenzuhängen. Unverheiratete ältere Frauen verspüren eher weniger Lust als verheiratete. Wenn dem Ehemann die Lust fehlt, sei es aus psychologischen Gründen oder wegen seines Gesundheitszustands, neigt die Frau dazu, selbst weniger sexuelles Verlangen zu verspüren. Das Gefühl der Frau, daß sie begehrt ist, beeinflußt ihre eigene Lust ebenfalls erheblich.

Es scheint also, daß der Alterungsprozeß bei Frauen lediglich die Reproduktionsfähigkeit, nicht jedoch das Verlangen nach Sexualität betrifft. Veränderungen solchen Ausmaßes haben natürlich auch psychologische Auswirkungen, aber die allgemeine Einstellung zur Sexualität und das Lustempfinden müssen darunter nicht zwangsläufig leiden.

Doch warum endet die Fortpflanzungsfähigkeit überhaupt? Welcher Selektionsvorteil entsteht dadurch, daß die Estrogenproduktion bei Frauen mittleren Alters allmählich zum Stillstand kommt? Auf diese Fragen gibt es noch keine befriedigende Antwort. Biologische Veränderungen des Reproduktionsverhaltens eines Organismus ziehen immer weitreichende Folgen nach sich. Die natürliche Auslese ist stets auf das Überleben der Art ausgerichtet; die genetisch bedingten Vorgänge, die sich in unserem Körper nach der Zeit der Reproduktionsfähigkeit abspielen, sind jedoch vom Selektionsdruck abgekoppelt und können sich theoretisch in jede beliebige Richtung entwickeln, jeden beliebigen Teil unseres Seins betreffen. Wir können dankbar sein, daß die Uhr des Lebens wenigstens unsere Libido in Ruhe läßt.

Was geschieht bei Männern?

Die Veränderungen bei Frauen werden oft als wesentlich dramatischer eingeschätzt als bei Männern, eben weil die äußeren Auswirkungen der Wechseljahre so deutlich sichtbar sind. Doch auch bei Männern nimmt die Reproduktionsfähigkeit ab, obwohl sie nicht vollkommen erlischt. Die stärksten Auswirkungen entstehen dadurch, daß die Zahl der lebensfähigen Spermien im Ejakulat sinkt. Auch die Samenproduktion überhaupt und die Erektionsfähigkeit sind betroffen, ebenso der Testosteronspiegel. Wir werden diese Veränderungen im einzelnen besprechen und mit einer Bemerkung zur sexuellen Aktivität abschließen (Abb. 36).

Was geschieht mit den Hoden?

Die Hoden des Mannes (Testes) haben zwei Hauptaufgaben: Sie produzieren Spermien und das Hormon Testosteron. Die Hoden sehen aus, als seien sie mit gekochten Spaghetti gefüllt: Sie enthalten lange Röhren, die Samenkanälchen, in denen die Spermien heranreifen. Das läuft ab wie am Fließband. Ausgestreckt wären die Samenkanälchen fast einen Meter lang.

Die Hoden erhalten den Befehl zur Samenproduktion vom gleichen Organ, das bei der Frau den Menstruationszyklus steuert, nämlich von der Hypophyse. Und auch der chemische Botenstoff, das Hormon, ist das gleiche: FSH. Sobald FSH die Hoden erreicht, werden neue Spermien produziert, und zwar wandern die entstehenden Spermien auf dem Weg ihrer Reifung von den äußeren Bereichen des Hodens ins Innere und landen dort schließlich in den Hodenkanälchen und im Nebenhoden (Epididymis).

Veränderungen der Spermienproduktion

Etwa um das 50. Lebensjahr scheint die Qualitätskontrolle der Spermienproduktion ihre Arbeit einzustellen. Wenn Männer älter werden, verengen sich durch eine Verdickung des Bindegewebes die Samenleiter. Diese Veränderungen sind normalerweise nicht schmerzhaft, aber sie schränken die Funktionsfähigkeit der Samenleiter allmählich ein. Der Hohlraum kann sich sogar vollständig schließen, was, wie Sie sich vorstellen können, dramatische Auswirkungen auf die Samenproduktion hat.

Treten solche Veränderungen auf, wird der Hypophyse im Gehirn signalisiert, daß etwas nicht stimmt. Als Reaktion werden mehr Hormone wie zum Beispiel FSH ausgeschüttet, die die Samenproduktion wieder anregen sollen. Doch die Hoden reagieren nicht mehr darauf und reduzieren die Samenproduktion weiter. Dies erinnert an einen ähnlichen Vorgang im weiblichen Körper: Auch dort reagieren die Eierstöcke irgendwann nicht mehr auf das FSH. Im Gegensatz zum weiblichen Körper wird jedoch beim Mann die Samenproduktion niemals völlig eingestellt. Der nachweislich älteste Vater war bei der Geburt seines jüngsten Kindes 94 Jahre alt.

Altern und männliche Sexualität

Alterserscheinungen betreffen die Spermienzahl, Prostatagröße, Erektionen und das Empfinden für Sexualität.

ANATOMIE

Spermien entstehen in den Hoden und werden in den Nebenhoden gespeichert. Vor der Ejakulation werden die Spermien in der Prostata mit Samenflüssigkeit vermischt.

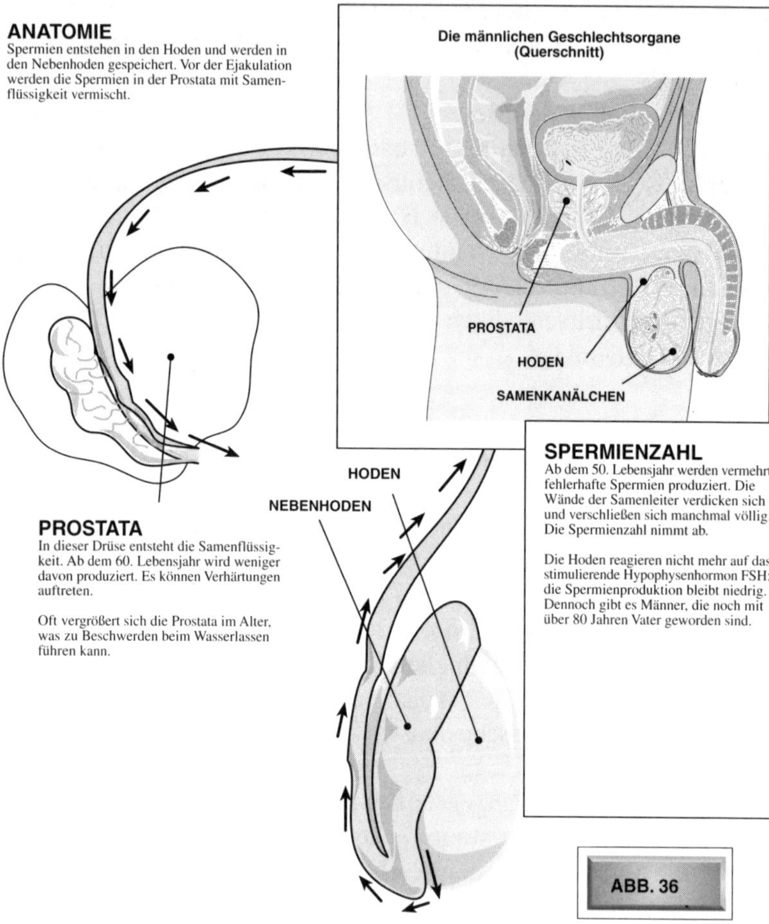

PROSTATA

In dieser Drüse entsteht die Samenflüssigkeit. Ab dem 60. Lebensjahr wird weniger davon produziert. Es können Verhärtungen auftreten.

Oft vergrößert sich die Prostata im Alter, was zu Beschwerden beim Wasserlassen führen kann.

SPERMIENZAHL

Ab dem 50. Lebensjahr werden vermehrt fehlerhafte Spermien produziert. Die Wände der Samenleiter verdicken sich und verschließen sich manchmal völlig. Die Spermienzahl nimmt ab.

Die Hoden reagieren nicht mehr auf das stimulierende Hypophysenhormon FSH; die Spermienproduktion bleibt niedrig. Dennoch gibt es Männer, die noch mit über 80 Jahren Vater geworden sind.

ABB. 36

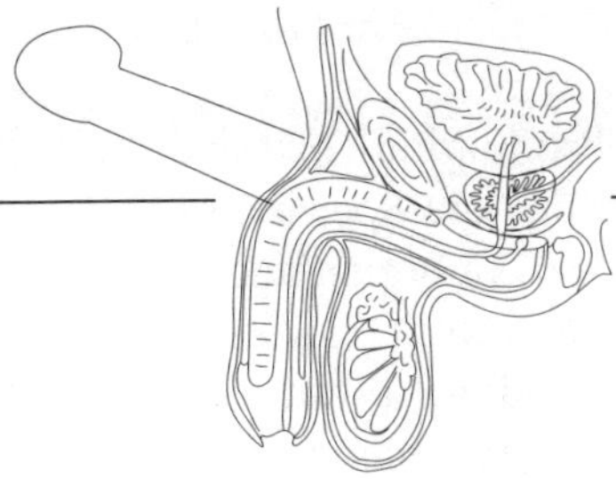

EREKTIONEN

Mit zunehmendem Alter wird es schwieriger, eine Erektion zu erzeugen und aufrechtzuerhalten. Die Blutgefäße werden weniger elastisch, Gewebe wird durch Bindegewebe ersetzt. Dadurch verringert sich der Blutfluß.

SEXUELLE REAKTION

ERREGUNGSPHASE

Eine Erektion erfolgt bei jüngeren Männern 3-5 Sekunden und bei älteren Männern zwischen 10 Sekunden und einigen Minuten nach einem Reiz.

PLATEAUPHASE

Jüngere Männer haben schneller das Bedürfnis zu ejakulieren als ältere. Ältere können sogar ganz darauf verzichten.

ORGASMUS

Bei jüngeren Männern kontrahiert sich die Harnröhre drei- bis viermal in Abständen von 0,8 Sekunden, das Ejakulat fliegt 30-60 cm weit. Bei älteren Männern erfolgen nur noch 1-2 Kontraktionen, das Sperma wird 8-13 cm weit geschleudert.

RÜCKBILDUNGSPHASE

Dauert bei Jüngeren einige Minuten bis Stunden und ist in zwei Phasen unterteilbar. Bei älteren Männern ist nur eine Phase zu beobachten, die wenige Sekunden dauert.

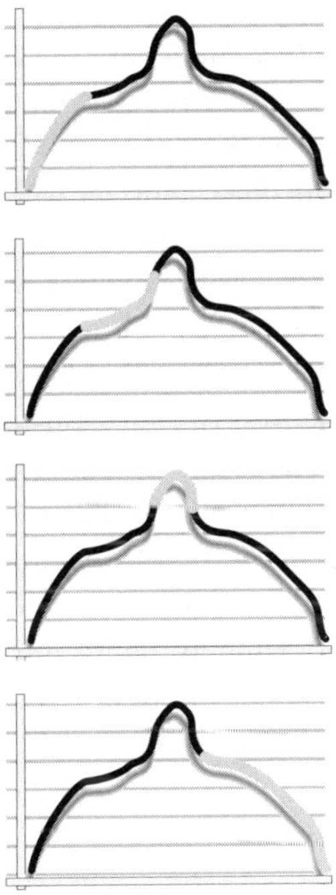

Produktion von Samenflüssigkeit

Auch die Produktion von Samenflüssigkeit läßt im Alter nach. Wie Sie wissen, werden die Spermien vor der Ejakulation mit Samenflüssigkeit versetzt, einer klebrigen und proteinreichen Substanz. Diese ist deshalb so zähflüssig, weil sie viel Zucker (Fructose) enthält. Die Samenflüssigkeit wird von der Prostata erzeugt und bis zur Ejakulation gespeichert. Wie die Hoden enthält auch dieses Organ Röhren und zuckerproduzierende Zellen. Die Prostata enthält auch glattes Muskelgewebe.

Ab dem 40. Lebensjahr stellen sich anatomische Veränderungen in der Prostata ein. Bestimmte Gewebe (insbesondere auf der Rückseite des Organs) beginnen zu schrumpfen. Bis zum Alter von 60 Jahren führt dies bereits zu einer deutlichen Verringerung der Produktion von Samenflüssigkeit. Das glatte Muskelgewebe schrumpft und wird durch unelastisches Bindegewebe ersetzt. Es können auch Verhärtungen auftreten. Das Resultat? Das Ejakulat enthält nun weniger Samenflüssigkeit, und der Druck des Samenausstoßes sinkt.

Eine häufige altersbedingte Veränderung betrifft die Größe der Prostata. Die genaue Ursache dieses Problems ist unbekannt. Bei vielen Männern wachsen die Drüsen- und die Bindegewebszellen in der Prostata weiter, so als ob sie ein Wachstumsmittel bekommen hätten. Dieses Wachstum kann zu einem Druck auf die Harnröhre führen, die ebenfalls durch die Prostata führt, und deshalb zunehmende Schwierigkeiten und Schmerzen beim Wasserlassen verursachen. Auch wenn diese Veränderungen nicht unbedingt krankhaft sind, machen doch die damit verbundenen Unannehmlichkeiten oftmals einen chirurgischen Eingriff notwendig.

Erektion und sexuelle Aktivität

Ältere erwachsene Männer haben oft Bedenken wegen ihrer sexuellen Reaktionen. Sie sorgen sich vor allem darum, ob sie weiterhin zu einer Erektion fähig sind.

Die Erektion des Gliedes wird durch Nervenimpulse eingeleitet. Auf einen sexuellen Reiz hin leiten die Neuronen eines Nervengeflechts, das als Parasympathisches Nervensystem oder Parasympathikus bezeichnet wird, mehr Blut in die Penisarterien. Dadurch strömt mehr Blut in den Penis als abfließt, und es entsteht eine Erektion. Weil das Gewebe sehr dehnbar und elastisch ist, führt dies zu einem vorübergehenden Zuwachs von Länge und Durchmesser des Gliedes.

Mit zunehmendem Alter fällt es Männern schwerer, eine Erektion zu bekommen und aufrechtzuerhalten. Dafür gibt es mehrere Ursachen. Bereits zwischen 30 und 40 Jahren ist im Penisinnern ein verstärktes Wachstum von unelastischem Bindegewebe zu beobachten. Venen und Arterien in diesen Bereichen verlieren ebenfalls an Elastizität, so daß der Blutdurchfluß eingeschränkt wird. Weniger elastisches Gewebe und weniger Blut führen dazu, daß das Glied nicht mehr so lange in erigiertem Zustand gehalten werden kann. Auch die normalerweise üblichen Erektionen im Schlaf nehmen nach dem 60. Lebensjahr ab.

Na und?

Ebenso wie für Frauen bedeutet auch für Männer das Erreichen eines höheren Lebensalters nicht das Ende von Lustgefühlen und sexueller Aktivität. Sicherlich gibt es Veränderungen, aber auch für Männer gelten dabei die gleichen Einschränkungen wie für Frauen: Sexualität hat viel mit psychologischen Faktoren zu tun, und die anatomischen Veränderungen müssen im Zusammenhang mit dem subjektiven Empfinden eines Menschen gesehen werden, um zu einer korrekten Beurteilung zu kommen.

Wie mehrere bedeutende Untersuchungen zeigen konnten, gibt es physiologische Veränderungen. Ebenso wie bei den Frauen wurden auch bei Männern die vier Phasen der sexuellen Aktivität untersucht und zwischen jüngeren (20–40jährigen) und älteren (50–89jährigen) Männern verglichen. Hier die Ergebnisse:

Erregungsphase. Die Zeit zwischen dem Wahrnehmen eines sexuellen Reizes und dem Beginn der Erektion reichte von 3–5 Sekunden bei den jüngeren bis zu 10 Sekunden bei den älteren Männern.

Plateauphase. Bei den jüngeren Männern stellte sich schnell ein Verlangen nach Ejakulation ein. Bei den älteren dauerte dies länger. Bei diesen war das Bedürfnis auch weniger ausgeprägt, bei jedem Sexualkontakt zur Ejakulation zu kommen.

Orgasmus. Bei den jüngeren Männern kontrahierte sich der Harnleiter drei- bis viermal in Abständen von 0,8 Sekunden. Das Ejakulat wurde 30–60 cm weit geschleudert. Auch bei den älteren Männern erfolgten die Kontraktionen in Abständen von 0,8 Sekunden, in jedem Intervall fanden jedoch nur 1–2 Kontraktionen statt. Das Ejakulat flog 8–13 cm weit.

Rückbildungsphase. Bei den Jüngeren dauerte das Abklingen der Erregung zwischen einigen Minuten und mehreren Stunden. Es konnte in zwei Stadien unterteilt werden. Bei den Älteren gab es nur ein solches Stadium, und schon nach wenigen Sekunden war alles vorbei.

Schlußfolgerungen

Wir kommen also nicht um die Erkenntnis herum, daß die tiefgreifenden Änderungen unseres ganzen Körpers auch vor unseren Geschlechtsorganen nicht haltmachen. Wir dürfen aber auch durchaus feststellen, daß diese Veränderungen für den Spaß an der Sexualität völlig unerheblich sind.

Hier altern Männer und Frauen auf sehr unterschiedliche Weise. Weil Sexualhormone Gewebe im gesamten weiblichen Körper beeinflussen, sind durch den Verlust dieser Hormone nicht nur die Geschlechtsorgane betroffen. Das Altern der männlichen Geschlechtsorgane ist weniger auffällig. Anstatt eines schlagartigen Aufhörens der Fortpflanzungsfähigkeit ist hier eher ein langsamer Abfall der Zeugungskraft zu verzeichnen. Wie Giovanni Casanova können auch andere Männer noch bis weit in ihr sechstes Lebensjahrzehnt Kinder in die Welt setzen.

Obwohl Casanova an Krankheiten und ärztlichen Fehlbehandlungen gestorben ist, wäre er aber auch dahingeschieden, wenn er wie ein Heiliger gelebt hätte. Und wir stehen schon wieder vor solchen Fragen wie: Warum produziert der Körper weniger Estradiol? Warum reagieren die Hoden nicht mehr auf FSH? Warum dauert es bei beiden Geschlechtern länger beim Sex?

Die Antwort, wir ahnen es, liegt auch hier tief verborgen im Innern unserer Körperzellen. Lesen Sie weiter. Im nächsten Kapitel werden wir einige Hinweise darauf finden, wie all diese Veränderungen reguliert werden. Und vielleicht helfen uns diese sogar weiter auf unserer Suche nach dem Schlüssel für die Uhr des Lebens.

Teil 3

Warum altern wir?

Einleitung

In diesem letzten Abschnitt unserer Erkundungstour werden wir das Gehäuse der Uhr des Lebens öffnen und einen Blick auf ihr tickendes Innenleben werfen. Zu diesem Zweck möchte ich zu der Diskussion über Testamente und Letzte Willen zurückkommen, mit der bereits Teil 2 eröffnet wurde.

Testamente sind oft Zeugnisse einer interessanten Hilflosigkeit des Menschen. Wir verfassen sie, um über unseren Besitz zu verfügen, weil wir einst völlig machtlos sein werden, wenn das Unvermeidliche geschehen ist. Einige Testamente liefern interessanten Lesestoff und sind nicht bloß gut für merkwürdige Scherze. Sie können auch als Dokumente für einige sehr menschliche Haltungen angesichts der seltsamen Zweideutigkeit des Todes gelesen werden.

Da gab es zum Beispiel den Letzten Willen eines wohlhabenden Bankiers, der zwei Personen enterbte: «Meiner Frau und ihrem Liebhaber hinterlasse ich die Erkenntnis, daß ich nicht der Narr war, für den sie mich hielten. Meinem Sohn hinterlasse ich das Vergnügen, für seinen Lebensunterhalt selber aufkommen zu dürfen; 25 Jahre lang war er der Meinung, dieses Vergnügen sei nur für mich da.»

Nicht jeder Letzte Wille fällt natürlich so grimmig aus. Ein leitender Angestellter, der über seine Berufswahl unglücklich war, hinterließ eine großzügige Erbschaft mit einer sehr interessanten Bedingung. Er schrieb: «Mein ganzes Leben lang wollte ich auf der Bühne stehen. Leider hatte ich nicht genug Talent, um diesen Wunsch zu verwirklichen.» Sein gesamtes Vermögen sollte an eine Theatertruppe fallen, die nur eine Bedingung erfüllen mußte: Der Kopf des toten Angestellten sollte abgetrennt, die Weichteile entfernt und der Schädel gebleicht werden. Dieser Schädel sollte anschließend in einer Aufführung von *Hamlet* Verwendung finden. So geschah es, und das Theater war seine Geldsorgen los.

Im Laufe der Geschichte haben Menschen alle möglichen Testamente hinterlassen. Das kürzeste soll das des Deutschen Karl Tausch gewesen sein. Der gesamte Text des Dokuments vom 19. Januar 1967 lautete: «Alles meiner Frau.»

Das längste Testament hinterließ wohl Frederica Cook, es trägt das Datum des 2. November 1925. Sie hatte letztlich gar nicht so viel zu vererben, aber ihre Kommentare, besten Wünsche, herzlichen Lebewohls und auch manche spitze Bemerkung füllten immerhin vier gebundene Wälzer mit einem Gesamtumfang von Tolstois *Krieg und Frieden.* Während der Testamentseröffnung wurde es vermutlich nicht ganz vorgelesen.

Selbst wenn wir versuchen, uns irgendwie selber zu überleben, ob wir als Bühnenrequisit oder Enzyklopädienautorin überdauern wollen, wir zögern das unerbittliche Ticken der Uhr des Lebens doch nur hinaus. Daß der Tod unausweichlich ist, belegt die Tatsache, daß der nachweislich älteste Mensch 120 Jahre und 237 Tage alt wurde – und dann schließlich auch gestorben ist.

Unsere Lebenserwartung wird von vielen Faktoren bestimmt, einschließlich Geschlecht, Rasse, sozialem Status, Wohlstand und sogar Beruf. Statistisch gesehen leben Frauen länger als Männer, Schweden länger als Nigerianer, Reiche länger als Arme, Anwälte länger als Bauern. Aber die Tatsache, daß die Lebenserwartung überhaupt beeinflußbar ist, führt gleich weiter zu einer anderen interessanten Frage: Wie unverrückbar ist eigentlich unsere Lebens*spanne*?

Ich möchte dies wegen der interessanten Tatsachen erwähnen, die wir im letzten Kapitel besprochen haben. Es beginnt mit der Beobachtung, daß Organismen altern, weil einige ihrer Zellen absterben. Oder daß Zellen ihre Funktion ändern und dem Körper jugenderhaltende Substanzen verweigern. Hautzellen beginnen, Melanin zu produzieren, und es entstehen Altersflecken. Dünndarmzellen transportieren weniger Calcium, und unsere Knochen leiden darunter. Gelenkzellen stellen weniger oder eine veränderte Knorpelmasse her, und wir können uns nicht mehr so gut bewegen. Warum geschieht das? Und wenn wir die Zellen von ihrer Fehlfunktion abbringen könnten, würde das den Alterungsprozeß stoppen?

In diesem letzten Abschnitt wollen wir versuchen, auf solche Fragen einzugehen. Wir untersuchen, wie einzelne Moleküle in unseren Körpergeweben miteinander wechselwirken und dadurch den Alterungsprozeß auslösen. Wir werden jetzt also nicht mehr die Ebene der Organe, sondern die der Zellen betrachten. Wir werden sehen, daß eine Zelle, um den schädlichen Einflüssen der Zeit zu trotzen, (a) ihre normale Funktion aufrechterhalten muß, indem sie sich an Umwelteinflüsse anpaßt oder ihnen widersteht, und (b) beschädigte Moleküle oder Strukturen reparieren und ersetzen muß. Und als vielleicht faszinierendste Erkenntnis werden wir feststellen, daß das Überleben einiger

Zellen davon abhängt, daß sie in der Lage sind, die Auslösung eines vorprogrammierten Selbstzerstörungsmechanismus hinauszuzögern.

Wie immer ist Vorsicht angebracht, wenn wir versuchen, Beobachtungen aus Zellkulturen auf ganze Organismen zu übertragen. Zellen in Petrischalen stehen nicht im Kontakt mit anderen Zellen ihrer Umgebung. Dies könnte in keinem größeren Gegensatz zur Situation in unserem Körper stehen, wo die Gewebe miteinander kommunizieren wie Teenager am Telefon. Zellkulturen sind sehr gut dazu geeignet, einzelne Stoffwechselprozesse zunächst isoliert zu betrachten und daraus Versuchsvorhaben in vollständigen Organismen zu entwickeln. Diese sollten anschließend auch dort durchgeführt werden. Wo immer möglich, werden wir uns in unserer Darstellung auf die Ergebnisse solcher Versuchsreihen in vollständigen Organismen stützen.

Die Untersuchungen der Vorgänge auf zellulärer Ebene haben bereits zu außergewöhnlichen Erkenntnissen über die Prozesse des Alterns geführt. Wir haben einen ersten Einblick in die Welt der Gene erhalten, und die wirkungsvollen Techniken der Molekularbiologie bieten uns die Möglichkeit, auch schwierigere Fragen anzugehen. Diese Forschungen liefern durchaus auch Erkenntnisse, die für andere Wissenschaftszweige von Nutzen sind, etwa für die Krebsforschung oder zur Beantwortung der Frage, wie aus einer winzigen befruchteten Eizelle ein Mensch entstehen kann. Am aufregendsten jedoch wird sein, über einen Wunsch spekulieren zu können, den bereits der verhinderte Schauspieler hatte, der seinen Schädel dem Theater vermachte: die Möglichkeit, die Lebensspanne des Menschen zu verlängern, nicht mit Hilfe eines Letzten Willens oder eines Testaments, sondern mit Hilfe der Gene.

12

Zwei Theorien

Zu Beginn unserer Diskussion über die eigentlichen Ursachen des Alterns geht es zunächst einmal nicht um den Zelltod, sondern um den Tod eines Königs. Nämlich um den von Charles II. von England im Jahre 1686, einen tragischen Fall von bewußtem, vielleicht sogar naivem ärztlichen Fehlverhalten. Die Geschichte ist uns durch die Tagebucheintragungen von Charles Scarburgh, dem Leibarzt des Königs, überliefert.

«Nachdem ich von der plötzlichen Erkrankung Seiner Majestät erfahren hatte, eilte ich dem König unverzüglich zu Hilfe», schrieb Scarburgh in seinen Aufzeichnungen. Der König war gerade bei seiner morgendlichen Rasur, als er einen schrecklichen Schrei ausstieß. Er brach zusammen und wälzte sich noch kurz am Boden, bevor er ohnmächtig wurde. (Moderne Mediziner nehmen an, daß er einen Schlaganfall erlitten hatte.) Zuerst wurde Edmund King, ein Arzt, der sich als Gast am königlichen Hof aufhielt, alarmiert. Er leistete auch sogleich Erste Hilfe, die darin bestand, daß er einen von Charles' Armen aufschnitt und fast einen halben Liter Blut entnahm. Dann wurde Scarburgh gerufen, der nicht nur mit der neuesten Technologie des 17. Jahrhunderts, sondern auch mit seinem Tagebuch anrückte.

Auf die Erste Hilfe hatte der König nicht reagiert. Nach einer Beratung mit sechs anderen Fachleuten kam Scarburgh zu dem Schluß, daß Charles noch nicht genug zur Ader gelassen worden war. Daraufhin wurde aus der Schulter des Königs ein weiterer Viertelliter Blut entnommen. Nun zeigte der König eine erste Regung und erwachte halbwegs aus seiner Ohnmacht, was Scarburgh von der Richtigkeit seiner Behandlung überzeugte. Würden noch mehr Körpersäfte entnommen, so seine Überlegung, müßte es dem König noch weit besser gehen. Gesagt, getan. Es wurde eine Kaliumtartratlösung verabreicht (von der man heute weiß, daß sie giftig ist, und die man damals auch zum Färben von Stoffen einsetzte), um Erbrechen auszulösen, was auch hervorragend gelang. Zufrieden mit seiner Arbeit, verordnete Scarburgh gleich noch ein Klistier.

Zur allgemeinen Überraschung wurde der König wieder ohnmächtig. Unverzüglich wurde ein weiterer Einlauf gemacht und noch mehr

Tartrat eingeflößt. Diesmal zeigte der arme König keine Reaktion. Scarburgh ordnete an, des Königs Haar abzurasieren, und brachte Senf- und Kampferpflaster auf die Kopfhaut auf (Kampfer kann lokale Verätzungen auslösen). Die Pflaster enthielten außerdem Cantharidin, einen Stoff, der durch die Haut aufgenommen wird und die Blase reizt. Nun begann der König, unkontrolliert zu urinieren. Und, was diesmal vielleicht keine Überraschung war, der König wachte auf.

Die Doktoren waren außer sich vor Freude. Unverzüglich wurde dem Kranken ein Niespulver und noch ein weiteres Brechmittel verpaßt. Und weil der Abend nahte, wurde das bisher stärkste Klistier eingesetzt, um auch wirklich alle bösen Körpersäfte auszutreiben. Am nächsten Morgen erfolgte ein weiterer Aderlaß, diesmal durch die Halsschlagader. Dieser erbrachte abermals 300 Milliliter Blut.

Unglücklicherweise litt der König am nächsten Morgen wieder unter Krämpfen. Erneut wurde er zur Ader gelassen und bekam diesmal ein Pulver «aus dem zerstoßenen Schädelknochen eines unschuldigen Mannes» verordnet. Die Krämpfe ließen nach, aber jetzt war Charles durch den Flüssigkeitsverlust völlig erschöpft. Scarburgh verordnete daraufhin Chinin. Die toxischen Dosen führten zu einer weiteren Verschlechterung des Zustands des Königs. Scarburgh schrieb nun: «Schrecklich! Nach einer schweren Nacht scheint Seine Majestät nun ganz erschöpft, und alle Ärzte des Kollegiums haben die Hoffnung aufgegeben.» Seine Majestät ebenfalls.

Fast verzweifelt ließen die Mediziner ihrem Herrscher jetzt noch alles angedeihen, was die Medizin des 17. Jahrhunderts auf Lager hatte. Der König wurde nahezu ausgeblutet. Er bekam ein höllisches Gebräu «mit Extrakten aus allen Kräutern und Tieren des Königreiches». Was er nicht schlucken konnte, wurde ihm eingeflößt. Er bekam Atembeschwerden, und nach einem letztem Aderlaß fiel er schließlich ins Koma. Kurz danach starb er, ein Mahnmal für die Widerstandskraft und den Überlebenswillen des menschlichen Körpers. Es hatte nahezu einer Woche medizinischer Behandlung bedurft, ihn umzubringen.

Im Lichte der heutigen Medizin erscheint Scarburghs Therapieprogramm eher als eine Handlungsanleitung für die königlichen Folterknechte. Und doch stand es in Einklang mit den besten medizinischen Traditionen jener Zeit.

Ich möchte diese Geschichte von Fehlbehandlungen und geradezu bewußt herausgefordertem Tod zum Anlaß für weitere Überlegungen zu unserem eigentlichen Thema nehmen, dem menschlichen Altern. Dieses Kapitel soll die nötige Hintergrundinformation liefern, um das Altern auf molekularer Ebene verstehen zu können. Wir beginnen mit der Vorstellung von zwei Theorien, die beide etwas mit dem gezielten Ein- und Ausschalten von Genen in Zellen zu tun haben. Dann geht es um einige einfache Grundlagen der Molekularbiologie, nämlich darum, was Gene und Proteine in einer Zelle normalerweise tun. Schließlich werden wir uns kurz damit befassen, wie Gene «wissen», wann sie ein- und ausgeschaltet sein sollen.

Zwei Theorien über das Altern

Wenn man Untersuchungsergebnisse zum zellulären Altern vergleicht, erkennt man sehr bald zwei große Hypothesen. In vielerlei Hinsicht ähneln deren Ergebnisse der Behandlung Charles' II. durch Scarburgh – eine einzige Folge von Irrtümern im Rahmen eines geplanten Programms. Ich möchte die beiden vorherrschenden Theorien die Fehleranhäufungstheorie und die Genetische Programmierungstheorie nennen.

Die Fehleranhäufungstheorie

Diese Theorie beruht auf der Vorstellung, daß sich in Zellen beim Älterwerden Fehler anhäufen. Diese Fehler sammeln sich von selbst an, verursacht durch die normalen Lebensumstände auf diesem manchmal etwas lebensfeindlichen Planeten (Wissenschaftler bezeichnen dies als «Umweltschäden»). Menschliche Zellen besitzen einige natürliche Reparaturmechanismen, die mit einem gewissen Ausmaß an Umweltschäden fertig werden. Altern entsteht laut dieser Theorie aus der Unvollkommenheit der Reparatursysteme, alle üblicherweise auftretenden Schäden zu beheben. Diese Entwicklung führt schließlich auch zum Tod.

Die Genetische Programmierungstheorie

Diese Theorie nimmt an, daß das Altern aufgrund einer Art genetischer Verschwörung abläuft; daß ein geplanter Abbau stattfindet, indem ganze Reihen von «Selbstmord-Genen» zu bestimmten Zeiten aktiviert werden, worauf Zellen und Gewebe ihre Tätigkeit einstellen. Die Theorie wird unterstützt durch die Entdeckung von Genabschnitten, welche die Lebensspannen von einzelnen Zellen und sogar ganzer Organismen dramatisch verändern können. Sie greift auch Vorstellungen der Entwicklungsbiologie auf, über die wir in einem früheren Kapitel gesprochen haben, wonach bereits während der Entwicklung eines Lebewesens aus einer befruchteten Eizelle ein programmierter Zelltod stattfindet.

Die beiden Hypothesen schließen sich nicht gegenseitig aus. Je mehr Gene isoliert und genetische Vorgänge aufgeklärt werden, desto mehr verschwimmen die Grenzen zwischen der Fehleranhäufungstheorie und der Genetischen Programmierungstheorie. Tatsächlich haben neuere Studien gezeigt, daß die unterschiedlichen Argumente dieser beiden Theorien sich nur so lange wirklich voneinander unterscheiden, wie man nicht so genau hinschaut. Was beide Hypothesen gemeinsam haben, ist, daß sich das Verhalten einer Gruppe von Molekülen ändert. Und wie auch immer: Veränderungen der Zellfunktion haben gewöhnlich etwas mit Genen und Chromosomen zu tun. Um zu verstehen, was das bedeutet, müssen wir uns mit der zellulären Umgebung befassen.

Chromosomen und Gene

Wie Sie sich vielleicht noch aus dem ersten Kapitel erinnern, können Sie sich eine menschliche Zelle ziemlich ähnlich vorstellen wie ein Spiegelei. Der Eidotter würde dann den Zellkern darstellen, und das Eiweiß das «Drumherum», das sogenannte Zytoplasma (Abb. 37). Der Zellkern und das Zytoplasma wirken in sehr wichtiger Weise zusammen.

Ich bat einmal eine Lehrerin, mir die Funktion eines Zellkerns zu erklären. «Der Zellkern», meinte sie, «dient der Zelle sozusagen als Warenhaus für die gesamte genetische Information des Menschen». Das ist zwar nicht vollkommen richtig, aber immerhin enthält der Zellkern *fast* die gesamte Information.

«Diese Information kann in verschiedene Abschnitte aufgeteilt werden», fuhr sie fort, «wie verschiedene Bände einer Enzyklopädie. Die genetische Information in einem menschlichen Zellkern ist in 46 ‹Bände› aufgeteilt; diese ‹Bände› heißen *Chromosomen.* Zu einem bestimmten Zeitpunkt im Zellzyklus sieht jedes der Chromosomen aus wie ein kleines x.» In diesem Moment erinnert der Inhalt des Zellkerns an Buchstabensuppe, die nur eine Sorte Buchstaben enthält.

«Das Entscheidende ist, daß die Chromosomen enorme Mengen an Information enthalten. Wenn alle 46 Chromosomen einer einzigen Zelle ausgestreckt und aneinandergelegt würden, ergäbe das eine Länge

DER

ZELLKERN

EINER MENSCHLICHEN ZELLE

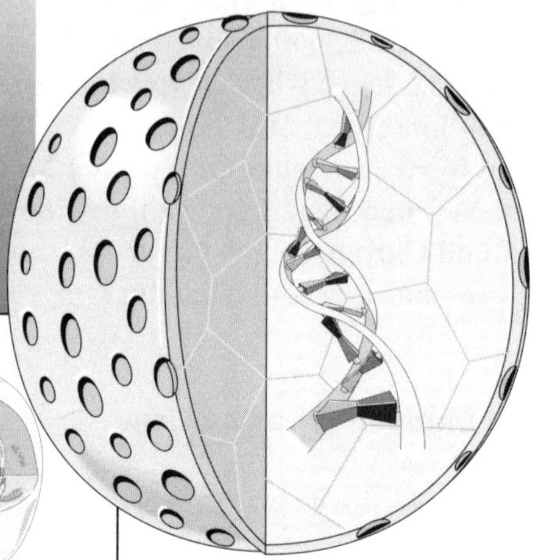

Die komplizierte Biochemie einer Zelle benötigt eine zentrale Kontrollinstanz – den Zellkern.

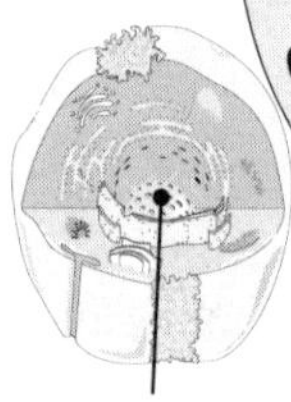

ABB. 37

Der Zellkern enthält DNA, hier als Doppelhelix dargestellt. Die Kernmembran ist von Kernporen durchlöchert. Diese Poren bestehen aus Proteinen und kontrollieren den Stofffluß in und aus dem Zellkern.

Das Innere des Kerns enthält außerdem unter anderem komplizierte Strukturen aus Proteinen, die wie ein Skelett wirken.

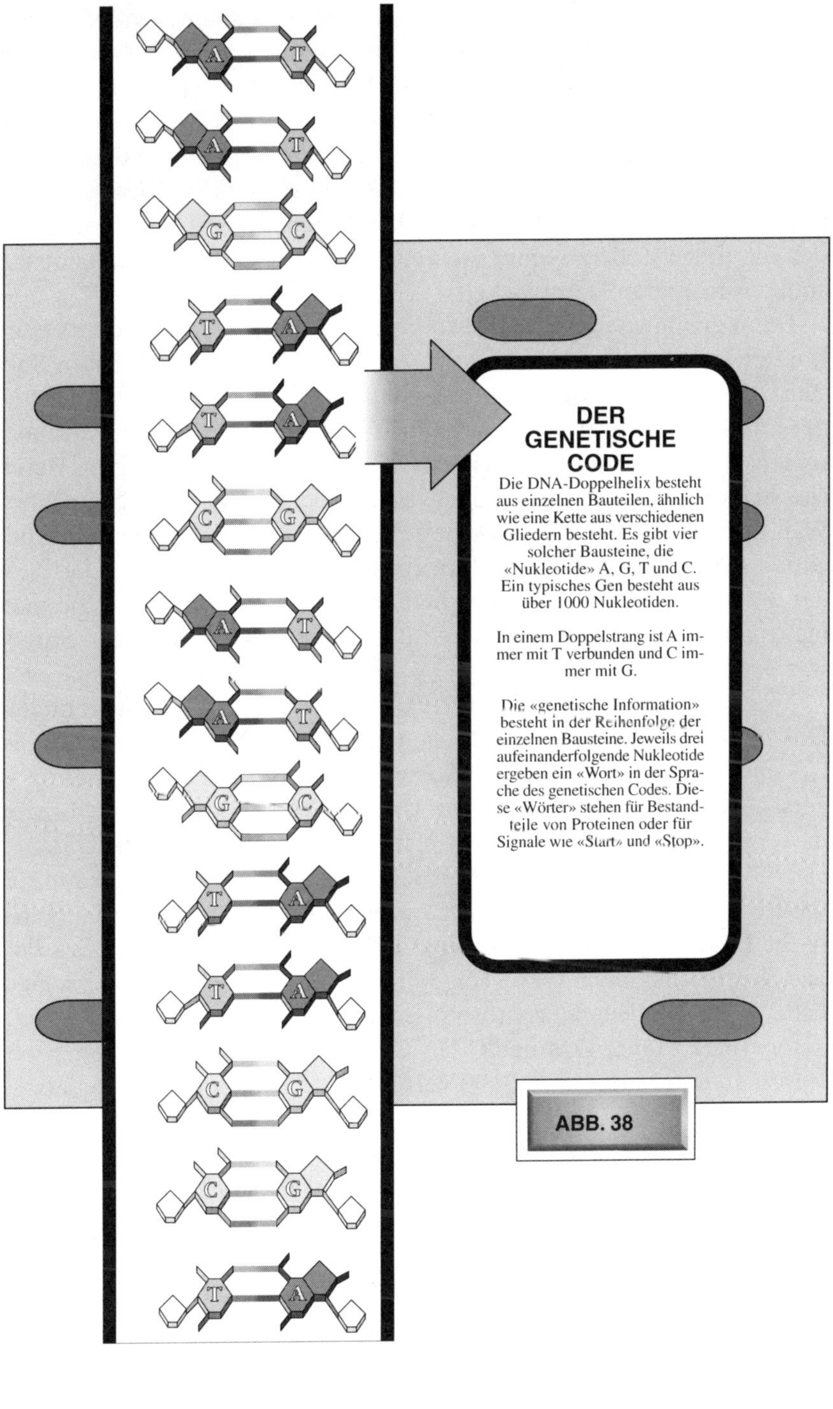
DER GENETISCHE CODE
Die DNA-Doppelhelix besteht aus einzelnen Bauteilen, ähnlich wie eine Kette aus verschiedenen Gliedern besteht. Es gibt vier solcher Bausteine, die «Nukleotide» A, G, T und C. Ein typisches Gen besteht aus über 1000 Nukleotiden.
In einem Doppelstrang ist A immer mit T verbunden und C immer mit G.
Die «genetische Information» besteht in der Reihenfolge der einzelnen Bausteine. Jeweils drei aufeinanderfolgende Nukleotide ergeben ein «Wort» in der Sprache des genetischen Codes. Diese «Wörter» stehen für Bestandteile von Proteinen oder für Signale wie «Start» und «Stop».

ABB. 38

von 1,80 m an genetischer Information. Das ist etwa so, wie wenn Sie 50 Kilometer Ihrer Lieblings-Angelschnur nehmen und versuchen, sie in ein Kügelchen von der Größe einer Heidelbeere zu packen. Und dabei sind die Chromosomen keineswegs in den Zellkern hineingestopft wie Stroh in einen Teddybär, sondern vielmehr sorgsam gefaltet wie die wertvollen Tischtücher in Großmutters Aussteuertruhe. Diese korrekte Faltung ist sehr wichtig für die Zelle – sie entscheidet mit darüber, ob sich die junge Zelle zu einer Nerven-, einer Fettzelle oder irgendeiner anderen Körperzelle entwickelt.»

Dann erzählte sie weiter über Themen, die wir schon aus dem ersten Kapitel kennen. Chromosomen bestehen aus der uns bekannten Substanz DNA, deren Moleküle aussehen wie eine biegsame Leiter, die der Länge nach verdreht ist wie eine Wendeltreppe. Auf den Chromosomen gibt es «aktive» und «inaktive» Abschnitte. Die aktiven Bereiche heißen «Gene», früher auch als «Erbeigenschaften» bezeichnet. Weil Chromosomen aus DNA bestehen, ist ein Gen einfach ein Stück aktive DNA. Die inaktiven Bereiche werden nicht als Gene bezeichnet. «Wir nennen sie», erklärte die Lehrerin, «Schrott-DNA». Sie murmelte noch etwas von «Arroganz der Wissenschaft», und die Stunde war beendet.

Was aber hatte sie mit «aktiver» und «inaktiver» DNA gemeint? Das hat etwas mit dem eigentlichen Zweck der Gene zu tun. Dies ist jedoch nicht so schwer zu verstehen. Gene enthalten Information in verschlüsselter, «codierter» Form. Diesen Code zu knacken gehörte zu den größten wissenschaftlichen Leistungen aller Zeiten (Abb. 38).

Und was besagt dieser Code? Seine wichtigste Botschaft kann, für unsere Zwecke, folgendermaßen zusammengefaßt werden. Eine genetische Information besagt: *Mache ein Protein, ein ganz bestimmtes Protein.* Unterschiedliche Gene tragen die Informationen für unterschiedliche Proteine. Ein Chromosom enthält durchschnittlich etwa 3000 aktivierbare Gene. Das heißt, ein Chromosom enthält die genetische Information, um ungefähr 3000 verschiedene Proteine herzustellen.

Wie wir aus unserer Diskussion aus dem zweiten Kapitel wissen, erfüllen Proteine sehr wichtige strukturelle Funktionen in unserem Körper. Elastin und Kollagen zum Beispiel sind Proteine. Die Strukturen, die in unseren Muskeln Energie in Bewegung umsetzen, bestehen ebenfalls aus Proteinen.

Aber Proteine überwachen auch die meisten unserer wichtigen Körperfunktionen. Wir hören Musik mit Hilfe von Proteinen. Nahrungsmoleküle gelangen vom Dünndarm in den Blutstrom – durch Proteine. Wir blinzeln mit den Augen, unser Herz schlägt, und unsere Lungen atmen, und *alle* wichtigen Funktionen werden durch Proteine überwacht. Ohne Proteine könnte Leben auf diesem Planeten in der Form, wie wir es kennen, und damit auch unser eigenes, nicht existieren. Und ohne Gene gäbe es keine Proteine.

Wie entsteht nun ein Protein aus der genetischen Information?

Ungezählte Experimente waren notwendig, um herauszufinden, wie der genetische Code der DNA in der Lage ist, die Herstellung von Proteinen zu steuern und zu überwachen. Anfangs schien es einen Widerspruch zwischen zwei bereits bekannten Tatsachen zur Lokalisierung dieser spezifischen Prozesse zu geben:

(1) Gene kommen nur im Zellkern vor.
(2) Proteine werden nur im Zytoplasma hergestellt.

Und das war nun tatsächlich ein Widerspruch. Gene können sich nicht von der Stelle bewegen. Sie befinden sich im Zellkern und können nicht heraus. Ebensowenig können im Zellkern Proteine hergestellt werden. Das geschieht eindeutig im Zytoplasma. Die zwingende Schlußfolgerung war, daß zumindest Teile der Erbinformation ihren Weg aus dem Zellkern heraus finden müssen. Aber wie? Wenn die Gene nicht aus ihrem Gefängnis, dem Zellkern, heraus können, müßten sie die in ihnen enthaltene Information in eine Form übertragen, die den Zellkern verlassen und die Information nach außen schmuggeln kann. Weiterhin bräuchten sie noch ein Transportsystem, das die Information zu den Proteinherstellungsanlagen im Zytoplasma weiterleitet.

Experimente ergaben, daß ein solcher Mechanismus tatsächlich existiert. Um es kurz zu machen: Es wurde herausgefunden, daß die Informationen der Gene, aus denen Proteine entstehen sollen, zunächst auf eine molekulare Matrize kopiert werden. Diese Matrize heißt RNA, genauer «Boten-RNA» (englisch *messenger RNA*, abgekürzt mRNA). Sie wird durch einen Enzymkomplex hergestellt, den man als RNA-Polymerase bezeichnet. Die mRNA ist eine chemische Verbindung, die exakt die gleiche Information wie das entsprechende Gen auf dem Chromosom enthält, aber frei beweglich ist und den Zellkern leicht verlassen kann (Abb. 39).

Sobald die mRNA hergestellt ist, wird sie in die Proteinherstellungsabteilung der Zelle, in das Zytoplasma, transportiert. Dort lesen die

Die Lösung eines genetischen Problems

Gene, die die Information zur Herstellung von Proteinen tragen, können den Zellkern nicht verlassen; Proteine können jedoch nur außerhalb des Zellkerns hergestellt werden. Die Lösung: Ein Bote kommt ins Spiel.

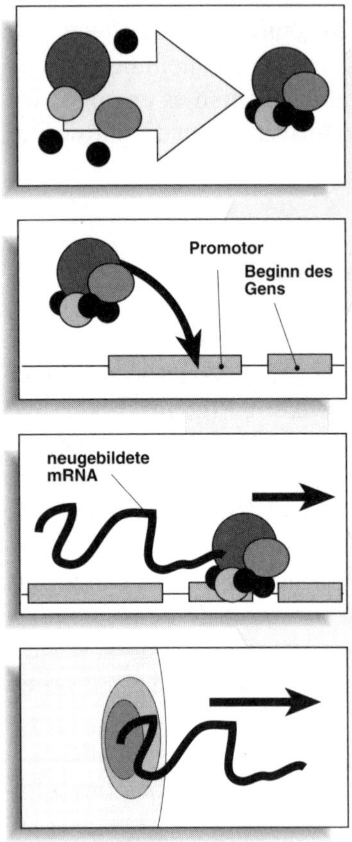

1 **Die kompliziert gebaute RNA-Polymerase setzt sich aus Untereinheiten zusammen.**

2 **Der Komplex sucht nach einer Promotor-Region in der Nähe des zu übersetzenden Gens und bindet dort.**

3 **Die RNA-Polymerase «liest» die Information von einem der beiden Doppelhelix-Stränge ab und erzeugt damit ein Botenmolekül, die sogenannte mRNA.**

4 **Die mRNA wird manchmal noch bearbeitet und kann dann den Zellkern verlassen. Sie gelangt zur ...**

ABB. 39

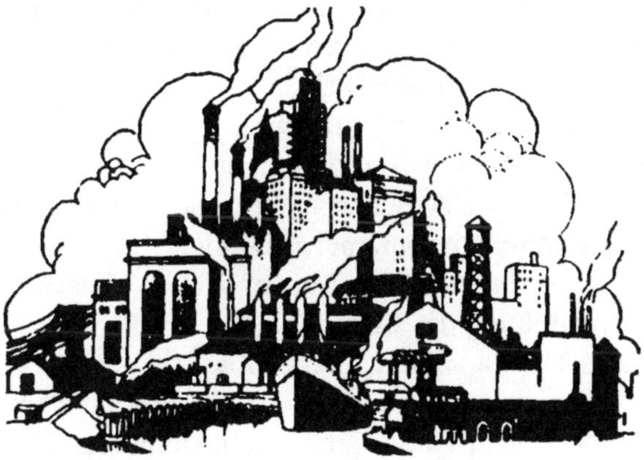

...PROTEINHERSTELLUNGSMASCHINERIE

Die Proteinfabrik der Zelle heißt Ribosom. Dieser äußerst komplizierte Molekülkomplex kann die Information der mRNA «lesen» und daraus ein Protein herstellen. Ein Ribosom ähnelt der Skizze rechts.

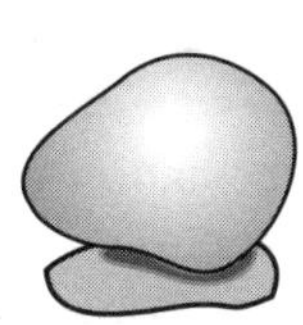

molekularen Proteinsyntheseapparate die Information von der mRNA ab und stellen das entsprechende Protein her.

Aktivierung

Nur von aktiven Genen werden mRNA-Kopien hergestellt. Das ist wichtig, denn in einer Zelle gibt es auch sehr viele inaktive Gene. In jeder Zelle gibt es Gene, die immer aktiv sind und andere, die immer inaktiv sind. Dann gibt es auch Gene, die kurzzeitig aktiv sind und dann aber abgeschaltet werden.

Um zu verstehen, wie wichtig diese Vorgänge für unsere Diskussion über den Alterungsprozeß sind, betrachten wir doch einmal einen Vorgang, der sich häufig zwischen Eltern und Kindern abspielt. Folgende Geschichte erlebte einer meiner Freunde.

Viele Eltern fürchten den Augenblick, an dem ihre Kinder Fragen nach der Entstehung des Lebens stellen. In der Familie meines Freundes kam das Thema anläßlich eines Zeitungsartikels zur Sprache, über dessen Schlagzeile mein Freund in schallendes Gelächter ausgebrochen war. Sie lautete: «Einsamer Hirsch liebt steinerne Hirschkuh.» Der Artikel berichtete von einem jungen Hirsch, der in einem Park versucht hatte, Kontakt mit einem männlichen und einem weiblichen Hirsch aufzunehmen. Diese beiden Tiere waren jedoch Statuen aus Beton. Zunächst hatte das junge Tier versucht, den männlichen Hirsch anzugreifen, dies aber wegen fehlender Gegenwehr rasch aufgegeben. Nachdem er dieses «Verhalten» offenbar als Demutsgeste interpretiert hatte, näherte er sich der Figur des Weibchens und versuchte mehrere Stunden lang, sie zum Liebesspiel zu bewegen. Irgendwann bestieg er sie sogar. Schließlich wurde er vom Licht eines vorbeifahrenden Wagens vertrieben. Nach der Lektüre konnte mein Freund sich nicht mehr halten vor Lachen.

«Was ist daran so lustig?» fragte seine Tochter, als er die Geschichte seiner Frau erzählt hatte. «Hat er versucht, Junge zu machen?» Daraufhin ergab sich eine Diskussion über die Fortpflanzung und darüber, was Tiere machen müssen, um Junge zu bekommen, und ebenso Menschen, damit ein Baby entsteht. Geduldig erklärte der Vater, wie aus kleinen Babys große Erwachsene werden, die dann ebenfalls wieder kleine Babys bekommen. Mein Freund widmete sich wieder seiner Zeitung, glücklich, daß er die Neugier seiner Tochter so gut hatte befriedigen können. Doch dann kam noch eine Frage:

«Und warum sehen Babys wie Babys aus und Väter wie Väter, Papi?»

Der Vater setzte zu einer Antwort an, kam aber nicht weit. Er war nämlich kein Biologe und hatte nicht die geringste Ahnung vom komplizierten Zusammenspiel der Gene und deren Auswirkungen auf die Anatomie – und wie dadurch das Altern beeinflußt wird. Er fertigte seine Tochter erst einmal mit einem Schulterzucken ab und griff dann zum Telefonhörer. Anschließend unterhielten wir uns einige Stunden lang.

Antworten entwickeln

Die Frage des kleinen Mädchens traf genau den entscheidenden Punkt einer der spannendsten Diskussionen der modernen biologischen Forschung. Wodurch und wie verändern sich Zellen, so daß wir aufhören, wie ein Baby auszusehen, und irgendwann erwachsen sind? Warum werden einige Zellen zu Muskelzellen und bleiben es, andere zu Nerven-, wiederum andere zu Blutzellen? Warum verändert sich durch diese Entwicklungen unser Aussehen?

Diese Fragen sind deshalb so faszinierend, weil sich dahinter ein großes Geheimnis verbirgt, das ebenfalls etwas mit den Genen zu tun hat. Wenn Sie nämlich den Zellkern einer Muskelzelle untersuchen, werden Sie darin die gesamte Information vorfinden, die für eine Muskelzelle notwendig ist. Diese Information stellt sicher, daß die Zelle all das tun kann, was eine Muskelzelle können muß. Das erscheint naheliegend und selbstverständlich, besonders wenn man an die Steuer- und Kontrollfunktionen denkt, die die Gene im Zellkern ausüben.

Aber wenn Sie sich die Gene in der Muskelzelle noch weiter anschauen, werden Sie etwas ganz und gar Verblüffendes feststellen: Sie finden nicht nur die Gene, die für die Entstehung von Muskelgewebe notwendig sind, sondern auch Gene, die die Information für Proteine Ihres Herzens enthalten; oder für Proteine Ihrer Leber; oder für die der Bauchspeicheldrüse. Ihre Muskelzelle enthält Informationen, die zum Bau Ihres Schädels, Ihrer Kniegelenke oder Ihrer Nieren notwendig sind. Diese unscheinbare kleine Muskelzelle enthält die vollständigen Baupläne für *alle* Proteine und für *sämtliche* Funktionen Ihres gesamten Körpers.

Und es kommt noch besser. *Jede einzelne Ihrer Körperzellen enthält einen vollständigen Bauplan, aus dem man Sie komplett neu aufbauen könnte.* In Ihren etwa 60 Billionen Körperzellen befinden sich also ungefähr 60 Billionen komplette Baupläne. In jeder Zelle befinden sich alle 46 Chromosomen und damit alle der schätzungsweise 150 000 Gene, aus denen die Information zum Bau eines Menschen besteht.

Wie Gene aktiviert werden

Ein Gen aktivieren heißt, mRNA davon herzustellen. Hier einige Möglichkeiten, die von Zellen genutzt werden.

Was ist Transkription?

Von den vielen Genen in einem Zellkern werden nur wenige benötigt. Solche «aktiven» Gene erlauben es der RNA-Polymerase, eine mRNA-Kopie von ihnen anzufertigen. Dieser Kopiervorgang heißt Transkription.

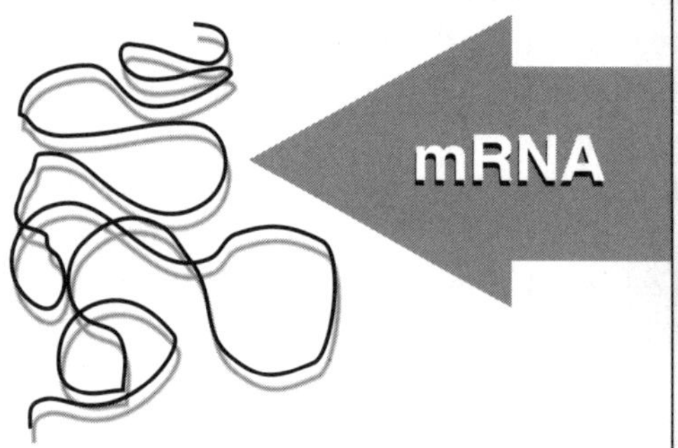

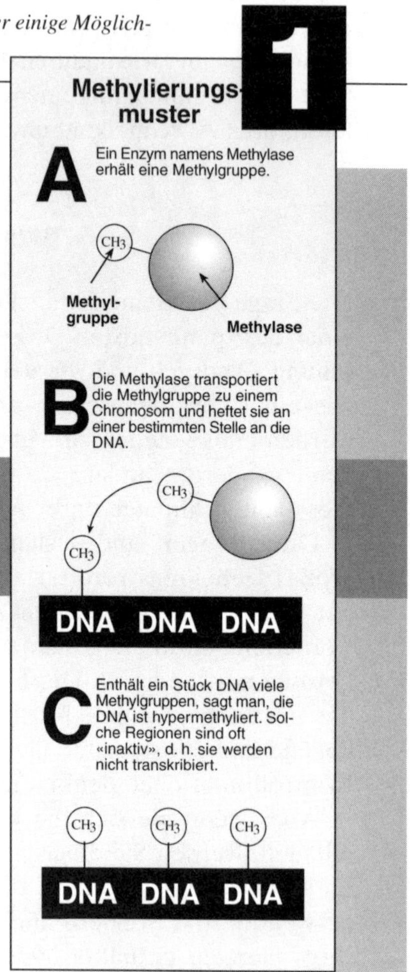

ABB. 40

Warum Selektivität?

In (fast) jeder Körperzelle ist die vollständige Information für den gesamten Organismus enthalten. Jede Zelle benötigt natürlich nur einen Bruchteil davon. Selektive Aktivierung (Selektivität) bedeutet, daß jeweils nur die Gene aktiviert werden, die eine Zelle braucht; die anderen Gene sind stillgelegt.

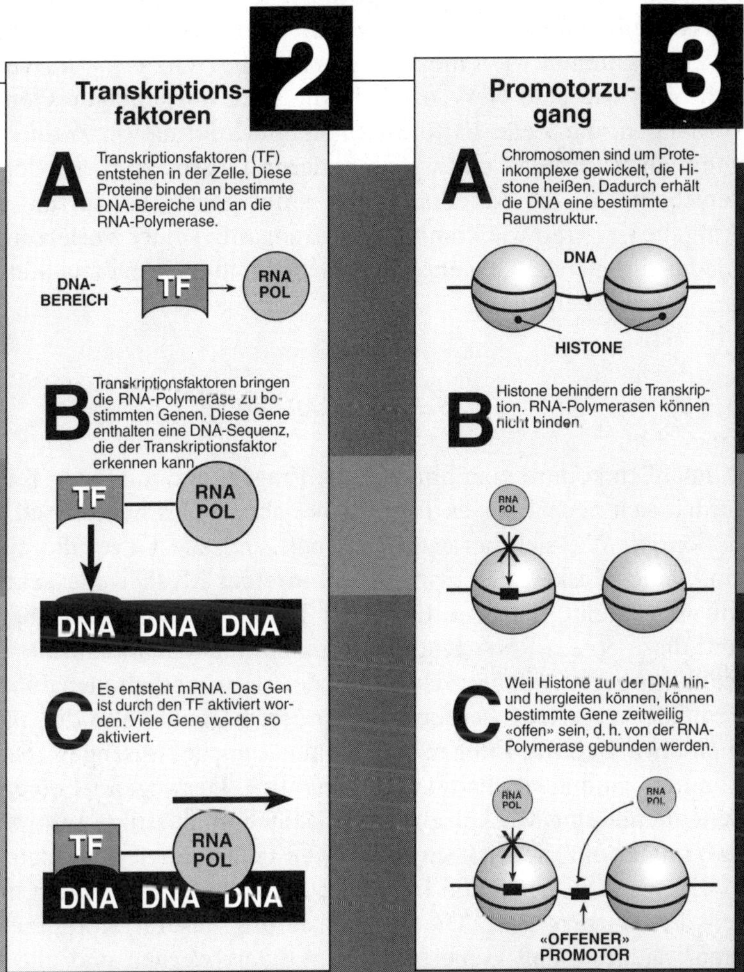
2
Transkriptions-faktoren
A
Transkriptionsfaktoren (TF) entstehen in der Zelle. Diese Proteine binden an bestimmte DNA-Bereiche und an die RNA-Polymerase.
DNA-BEREICH
TF
RNA POL
B
Transkriptionsfaktoren bringen die RNA-Polymerase zu bestimmten Genen. Diese Gene enthalten eine DNA-Sequenz, die der Transkriptionsfaktor erkennen kann.
TF
RNA POL
DNA DNA DNA
C
Es entsteht mRNA. Das Gen ist durch den TF aktiviert worden. Viele Gene werden so aktiviert.
TF
RNA POL
DNA DNA DNA
3
Promotorzu-gang
A
Chromosomen sind um Proteinkomplexe gewickelt, die Histone heißen. Dadurch erhält die DNA eine bestimmte Raumstruktur.
DNA
HISTONE
B
Histone behindern die Transkription. RNA-Polymerasen können nicht binden.
RNA POL
C
Weil Histone auf der DNA hin- und hergleiten können, können bestimmte Gene zeitweilig «offen» sein, d. h. von der RNA-Polymerase gebunden werden.
RNA POL
RNA POL
«OFFENER» PROMOTOR

Wenn das stimmt (und das ist der Fall), dann könnten Sie ähnliche Fragen stellen wie die kleine Tochter meines Freundes: Warum ist eine Muskelzelle immer eine Muskelzelle? Warum zieht sie sich nicht rhythmisch zusammen wie eine Herzgewebszelle? Oder warum verhält sie sich nicht wie eine Nervenzelle? Alle dazu notwendigen Gene wären vorhanden, die Zelle hätte durchaus die Information zu ihrer Verfügung, auch Proteine eines ganz anderen Organs zu produzieren. Was verpflichtet die Zelle jedoch, immer nur genau das zu tun, was ihre Aufgabe ist? Und wie kommt es, daß sogar bei einer Verletzung immer wieder das gleiche Gewebe nachwächst, und nicht plötzlich etwa Lungen- oder Leberzellen?

Selektive Aktivierung

Allmählich kommt man hinter diese Fragen, und mit jeder Teilantwort öffnen sich neue Perspektiven, wobei aber vieles heute noch Sciencefiction ist. Wie sich herausgestellt hat, sind alle Gene, die notwendig sind, eine Muskelzelle auszubilden, in einer Muskelzelle «aktiv». Damit ist gemeint, daß jene Gene der RNA-Polymerase zugänglich sind und diese eine mRNA-Kopie von ihnen herstellen kann, die aus dem Zellkern herausgelangt, damit aus der darin enthaltenen Information Proteine hergestellt werden. Alle anderen Gene – also die, mit denen man etwa Gehirn-, Lungen- oder Bauchspeicheldrüsengewebe machen könnte – sind abgeschaltet oder «inaktiv». Deswegen ist eine Muskelzelle immer eine Muskelzelle. Jede Zelle enthält strikte Informationen, daß immer nur die wirklich benötigten Gene aktiviert werden.

Diese Aktivierung und Inaktivierung von Genen findet in allen Zellen des Körpers statt. Die Spezialisierung unserer Körperzellen entsteht dadurch, daß Gene selektiv aktiviert werden und alle anderen Gene «außer Betrieb» sind. Das bis heute nur ansatzweise gelüftete Geheimnis besteht nun darin, wie eine Zelle die entscheidenden Gene aktiviert und die anderen abschaltet.

Es sind bereits mehrere Wege bekannt, wie Gene aktiviert werden können. Um einen Einblick in diese Kontrollmechanismen zu bekommen, wollen wir uns zunächst einmal drei dieser Möglichkeiten ansehen (Abb. 40).

Doch zu Beginn dieser Diskussion soll es erst einmal um Flugzeuge gehen.

Blockierte Start- und Landebahnen

Von Piloten aus meinem Bekanntenkreis habe ich oft gehört, daß die gefährlichsten Augenblicke eines Fluges der Start und die Landung sind. Als ob die physikalischen Probleme, ein großes Flugzeug auf überfüllten Flughäfen zu manövrieren, nicht schon genug wären, kommen oft auch noch Schwierigkeiten biologischer Art hinzu.

Nehmen wir den Fall einer DC-10, die gerade von dem New Yorker Kennedy-Flughafen abhob. Als sie mit Vollgas die Startbahn entlangraste, tauchte plötzlich wie aus dem Nichts ein Schwarm Seemöwen auf. In Panik trat der Pilot auf die Bremse, was dem Flugzeug aber nicht so gut bekam, denn es verlor das rechte Triebwerk und geriet in Brand. Sobald die Maschine zum Stillstand gekommen war, wurden die 139 Passagiere und die Besatzung evakuiert. Gerade noch rechtzeitig, denn das Flugzeug explodierte, kurz nachdem die Passagiere die Empfangshalle erreicht hatten.

Solche Zwischenfälle mit Tieren kommen auch bei Landemanövern vor. Während eines militärischen Routineflugs hatte der Pilot Sam Carter die Landeerlaubnis für den Jacksonville-Flughafen in Florida erhalten. Carter war auf die widrigsten Landeoperationen vorbereitet, leider jedoch nicht auf eine Rotte Wildschweine, die plötzlich die Landebahn überqueren wollte. Es kam zu einem Zusammenstoß; der Pilot konnte das Flugzeug noch hochreißen und sich mit dem Schleudersitz retten. Er kam mit ein paar blauen Flecken davon, während die Wildschweine, wie seine Freunde spotteten, schon für den nächsten Grillabend bereitlagen.

Promotoren

Was haben abstürzende Flugzeuge mit der Aktivierung von Genen in menschlichen Zellen zu tun? Eine ganze Menge, wie Sie gleich feststellen werden. Der Zusammenhang betrifft die Frage, wie die RNA-Polymerase ein aktiviertes Gen findet.

Auch jedes menschliche Gen hat so etwas wie eine Landebahn. Diese besteht aus einem Stück DNA, die auf dem Chromosom vor dem eigentlichen Beginn des Gens liegt. Diesen DNA-Bereich nennen wir Promotor (oder «Promoter»). Wenn die RNA-Polymerase einem freiliegenden Promotorbereich (in der Nähe eines Genes) begegnet, kann sie genauso reagieren wie ein Flugzeug, dem eine Landeerlaubnis erteilt wurde. Die Polymerase wird sich an den Promotorbereich anlagern und von dort ihren Weg zu dem eigentlichen Gen finden, das sie dann bearbeitet (also in mRNA übersetzt). Das ist eine der Möglichkeiten, ein Gen zu aktivieren.

Diese Promotorsequenz erlaubt es einer Zelle zu kontrollieren, welche Gene aktiviert sind und welche nicht. Die Kontrolle wird dadurch ausgeübt, daß entweder die Promotoren freigehalten werden oder aber die Zelle durch bestimmte Moleküle den Promotor blockiert wie Seemöwen oder Wildschweine eine Landebahn. In diesen Fällen kann sich die RNA-Polymerase nicht anlagern.

Manchmal ist zur Aktivierung eines Gens mehr notwendig als nur ein freier Promotor. Oft braucht die RNA-Polymerase eine Art molekulares Leuchtfeuer, um einen bestimmten Promotor zu finden. Schließlich ist der Zellkern groß, und es gibt Tausende von Genen.

Die Polymerase ist mit einem Mechanismus ausgestattet, der solche molekularen Leuchtfeuer erkennen kann. Es handelt sich dabei um sogenannte Transkriptionsfaktoren. Dies sind Proteine, die sich an die Polymerase binden können und sie bei ihrer Suche nach dem gerade richtigen Promotor leiten. Woher wissen diese Transkriptionsfaktoren, welche «Landebahn» zu benutzen ist? Sie richten sich nach dem molekularen Gegenstück der Leuchtfeuer, die sich in diesem Fall natürlich nicht in der Nähe des Towers, sondern im Chromosom befinden. Sobald die Polymerase zu dem richtigen Genabschnitt gelotst worden ist, kann sie auf dem Promotorbereich landen und das Gen aktivieren.

Lametta mit Popcorn

Die Methode, einen freien Promotor zu finden, ist nur eine von mehreren Möglichkeiten, aber sie ist sehr wirkungsvoll, um genetische Programme zu koordinieren.

Solange Möwen und Wildschweine die Landebahn nicht verlassen haben, findet keine Landung statt. Aber das Räumen der Bahn ist nicht immer einfach. Im Zellkern herrscht drangvolle Enge, und viele Promotoren sind überfüllt mit Proteinen. Um das zu verstehen und noch eine weitere Methode der Genregulation kennenzulernen, werden wir zunächst über Popcorn und Lametta reden.

Als ich ein kleiner Junge war, wurde der Weihnachtsbaum in unserer Familie mit Lametta geschmückt, an dem Popcorn befestigt war. Dabei war zunächst das Popcorn an den Streifen zu befestigen, bevor es an den Baum gehängt wurde.

Ich probierte dazu alles mögliche. Ankleben funktionierte nicht.

Klebstreifen auch nicht – das sah zudem nicht gut aus. Schließlich wikkelte ich das Lametta mehrmals um ein Stück Popcorn herum. Das sah schön aus, und ich entdeckte, daß ich, wenn ich das Lametta nur ein- oder zweimal um das Popcorn herumgewickelt hatte, das Popcornstück auch noch entlang des Streifens hin- und herschieben konnte, wobei das Lametta in allen möglichen Farben schillerte. Bald war ich damit beschäftigt, einen ganzen langen Lamettastreifen voller verschiebbarer Popcornstücke zu basteln, was mich stundenlang in Atem hielt.

Wie Sie sich vorstellen können, bekam den Auftrag zum Basteln des Christbaumschmucks schließlich jemand anderes.

Die Rolle der Histone

Was hat nun also Popcorn mit Genaktivierung zu tun? Ich möchte dieses Bild dazu verwenden, die dreidimensionale Struktur der DNA im Zellkern zu beschreiben. Diese Struktur ist wichtig für die Genaktivierung und ähnelt dem Lametta mit den verschiebbaren Popkornstücken, die ich als Kind gebastelt hatte.

Chromosomen stellen wir uns normalerweise als kleine x-förmige Strukturen vor, die wie Buchstaben in einer Suppe im Zellkern schwimmen. Doch so sehen sie nur während eines kurzen Stadiums ihres Daseins aus, dann nämlich, wenn sich die Zelle gerade daranmacht, sich zu teilen. Die übrige Zeit ist der DNA-Faden, aus dem die Chromosomen bestehen, nicht x-förmig aufgewickelt, sondern liegt im Zellkern herum wie ein abgespulter Garnknäuel. In einem Zellkern mit seinen 46 aufgedröselten Chromosomen sieht es normalerweise also ziemlich unordentlich aus.

Doch davon sollten Sie sich nicht täuschen lassen. Dieses DNA-Fadengewirr ist in Wirklichkeit hoch organisiert. Wenn man Chromosomen sorgfältig anschaut, erkennt man, daß sie nicht nur aus einem molekularen Zwirnfaden bestehen. Vielmehr ist der DNA-Faden in regelmäßigen Abständen um kleine Klümpchen aus Proteinen gewikkelt, ganz so wie Lametta um mein Popcorn. Diese Klümpchen bestehen aus mehreren verschiedenen Proteinen und heißen Histone. Die gesamte menschliche DNA enthält Histone in mehr oder weniger regelmäßigen Abständen, welche die räumliche Anordnung des Erbgutfadens kontrollieren.

Und wie beeinflussen die Histone die Genaktivierung? Das hängt mit der Art und Weise zusammen, wie die DNA um die Histone herumgewickelt ist, nämlich genau zweimal. Das hat zur Folge, daß das Histon ebenso wie mein Popcornstück auf der DNA hin- und hergleiten kann. Damit kann es zu einem bestimmten Zeitpunkt einen DNA-Bereich abdecken und durch einfaches Verschieben auch wieder freigeben.

Warum verwende ich im Zusammenhang mit der DNA die Begriffe «bedecken» und «freigeben»? Sie erinnern sich, daß zur Genaktivierung der Promotorbereich freiliegen muß und nicht durch Hindernisse blockiert sein darf. Und ein solches Hindernis stellen Histone dar. Damit gilt: Histone im Promotorbereich machen ein Gen inaktiv.

Somit haben wir eine weitere Methode der Genaktivierung entschlüsselt. Blockiere einen Promotor, und du blockierst ein Gen. – Räume die Hindernisse aus dem Weg, und das Gen wird aktiviert. Zellen machen ausgiebig Gebrauch von diesem Mechanismus. Und deshalb ist die dreidimensionale Struktur von DNA so wichtig für das, was aus einer Zelle wird.

Halt – ein stacheliges Gen!

Schließlich möchte ich noch einen dritten Weg vorstellen, wie ein Gen aktiviert werden kann. Dieser Weg macht mir immer wieder klar, welche Macht winzigste Moleküle auch über große Lebewesen haben können. Wir haben ja bereits gesehen, daß sich die RNA-Polymerase an einen Promotor binden kann, wenn dieser nicht blockiert ist. Dieser Mechanismus beruht auf dem Prinzip, etwas zu aktivieren, indem man es öffnet, also zur Verfügung stellt. Es gibt allerdings noch einen Mechanismus, durch den sogar ein «geöffnetes» Gen inaktiviert werden kann. Dieser Mechanismus heißt Methylierung. Wir wollen kurz besprechen, was dabei vor sich geht.

Im Chemiebaukasten der Natur gibt es einen kleinen Baustein, der «Methylgruppe» heißt. Es handelt sich dabei um ein Kohlenstoffatom, von dem drei Wasserstoffatome nach drei Seiten abstehen wie die Stacheln eines Igels. Mit der vierten, noch freien Seite ist die Gruppe an einem anderen Molekül befestigt. Wenn eine solche Methylgruppe an einem größeren Molekül befestigt ist, kann sie die gleiche Wirkung ausüben wie die Stacheln des Igels: Sie kann andere Moleküle daran hindern, sich zu nähern. Und dieser Effekt existiert nicht einfach so zum Spaß. Vielmehr wird er in der merkwürdigen Welt der molekularen Biologie als ein wichtiger Mechanismus zur Kontrolle der Genaktivierung verwendet.

Diese molekularen «Stacheln» haben nämlich auch allerhand mit DNA zu tun. Denn auch DNA-Moleküle tragen dann und wann an bestimmten Stellen Methylgruppen. Das macht der DNA zunächst einmal gar nichts aus. Dennoch bleibt dieser «Stachelschmuck» nicht ohne Folgen. Wenn ein Genabschnitt viele Methylgruppen trägt, führt dies oft zu seiner Inaktivierung. Es wird also von diesem Gen keine mRNA hergestellt. In Regionen eines Chromosoms, die viele inaktivierte Gene enthalten, befinden sich auch oft zahlreiche Methylgruppen.

Um ganz ehrlich zu sein, der genaue Nachweis der Rolle von Methylgruppen für die Genaktivierung ist noch nicht erbracht. Aber der Zusammenhang zwischen dem Vorhandensein dieser kleinen molekularen Stacheln und inaktiven Genen ist augenfällig. Auf jeden Fall zeigt die Tatsache, daß Methylierung bei der DNA auftritt, ein weiteres Mal, wie kreativ die Evolution bei der Entwicklung von Genkontrollmechanismen in Zellen war.

Zusammenfassung

Alles in allem wird allmählich klar, daß die Welt der Molekularbiologie zu einem großen Teil aus einer sehr komplexen, faszinierenden Wechselwirkung vieler verschiedener Moleküle besteht. Den im Zellkern gefangenen Genen muß es irgendwie gelingen, die auf ihnen gespeicherte Information in das Zytoplasma zu bringen, weil nur dort Proteine hergestellt werden können. Dabei hilft die uns inzwischen bekannte RNA-Polymerase, die aus den genetischen Informationen im Zellkern eine transportable Kopie anfertigt. Diese Kopie, die mRNA, kann den Zellkern verlassen und ins Zytoplasma gelangen.

Die Herstellung von mRNA steht, wie wir gesehen haben, unter strenger Kontrolle. Der Grund hierfür ist, daß in jedem Zellkern viel mehr Information vorhanden ist, als eine einzelne Zelle benötigt, nämlich die vollständige Erbinformation für den gesamten Organismus. Die Lösung für das Problem, unterschiedliche Zellen zu erhalten, besteht darin, daß es zahlreiche Regulationsebenen gibt, mit deren Hilfe für jeden Zelltyp unterschiedliche Gene aktiviert werden. Einer der Regulationsmechanismen besteht darin, daß Promotorbereiche vor den Genen zugänglich gemacht oder blockiert werden. Dies kann dadurch geschehen, daß die dreidimensionale Struktur der DNA verändert wird, oder dadurch, daß die RNA-Polymerase zum Binden an den Promotor bestimmte molekulare Signale benötigt, die erwähnten Transkriptionsfaktoren. Die DNA selbst kann kontrolliert werden, indem sie zum Beispiel mit Methylgruppen versehen wird.

Was hat dies alles mit dem Altern zu tun? Wie bereits früher einmal festgestellt, läuft die Frage nach dem Altern schließlich darauf hinaus, warum Zellen irgendwann ihre Funktion einstellen. Um dies zu erklären, sind zwei Theorien entwickelt worden, die hier diskutiert werden sollen, die Fehleranhäufungstheorie und die Genetische Programmierungstheorie. Dieses Kapitel hat uns mit den notwendigen Informationen versorgt, um diese beiden Theorien im Hinblick auf das Ein- und Ausschalten von Genen zu betrachten. Wir müssen uns fragen, ob das Altern von Zellen durch eine allmähliche Deaktivierung einiger wichtiger Gene, durch die plötzliche Aktivierung eines «Todesprogramms» oder womöglich durch beides zusammen erfolgt.

13
Die Fehleranhäufungstheorie

Oscar Wilde starb an den Folgen einer Gefängnisstrafe. Sein trauriges Ende steht im krassen Gegensatz zu seinem Leben als begabter, wortgewaltiger, schon in jungen Jahren erfolgreicher Schriftsteller. Sein blitzgescheiter Esprit erstrahlte über dem Londoner Literaturhimmel, wo er für seine Gedichte und Theaterstücke von einem großen, enthusiastischen Publikum begeistert gefeiert wurde. Wilde war der Urtyp des «Dandys», trug ausgefallene Krawatten, Spitzenhemden und bunte Jacketts, die im Rampenlicht leuchteten.

Zum Verhängnis wurde ihm schließlich seine sexuelle Orientierung. Mit 32 Jahren war er verheiratet, Vater und unglücklich. Er begann ein Verhältnis mit einem jungen Mann namens Robert Ross. Dies war die erste einer Reihe von damals gesellschaftlich nicht akzeptierten Liebesbeziehungen zwischen Männern, zu denen schließlich auch Lord Alfred Douglas gehörte, der Sproß einer sehr prominenten englischen Familie. Alfreds Vater, der Marquis von Queensberry, kam hinter die Beziehung der beiden und schrieb Wilde deswegen einen Brief. Wilde erstattete daraufhin Anzeige gegen den Marquis, ein Fehler, der ihn das Leben kosten sollte. Denn der Marquis war es gewohnt zu kämpfen (unter anderem hatte er ein Regelwerk für den Boxkampf verfaßt), und er beschuldigte im Gegenzug Wilde wegen dessen Beziehungen mit jungen Männern. Der Schriftsteller wurde verhaftet und, 1895, vor Gericht gestellt – ein Skandal, der damals um die Welt ging.

Während der Verhandlung schien für Wilde zunächst alles gut zu laufen. Selbst im Kreuzverhör versprühte er seinen Witz mit der ihm eigenen Brillanz. Der brechend volle Gerichtssaal wurde zur Bühne, auf der Wilde der entzückten Londoner Intelligenzia eine Vorstellung gab. Doch obwohl der Autor den Ernst der Lage erkannte, konnte er die gegen ihn vorgebrachten Beweise nicht entkräften. Strichjungen sagten gegen ihn aus. Belastende Liebesbriefe Wildes an verschiedene Männer wurden als Beweisstücke präsentiert. Dagegen kam sogar *er* nicht an. Die Jury beriet nicht einmal drei Stunden und präsentierte dann ihren Schuldspruch: Wilde wurde zu zwei Jahren Zuchthaus verurteilt. Die Strafe war praktisch sein Todesurteil.

Sein Ansehen und seine Karriere waren ruiniert. Doch selbst die zwei Jahre im Gefängnis waren nur ein Vorgeschmack auf die Leiden, die nach seiner Entlassung auf ihn zukommen sollten. Eines Tages rutschte er beim Lesen in seiner Zelle aus und schlug mit dem Kopf auf den Steinfußboden auf. Dabei verletzte er sich sein Ohr. Die Wunde entzündete sich, und diese Infektion sollte später viel zu seinem frühen Ende beitragen.

Er überlebte seine Entlassung nur um zwei Jahre. Beruflich und finanziell ruiniert, wurde er eine Art umherziehender Bettler. Er begann zu trinken, reiste auf dem Kontinent umher, wurde von Freunden unterstützt und mußte die Verachtung der Öffentlichkeit ertragen, die ihm noch wenige Jahre zuvor an den Lippen gehangen hatte.

Seine Ohrentzündung wurde immer schlimmer, und im Oktober 1900 ließ er sich operieren. Wir wissen nicht genau, worin der Eingriff bestand, jedenfalls besserte sich sein Zustand nicht. Es wurde spekuliert, daß die Operation zu einer Verschleppung der Infektion auf die Hirnhaut geführt hat. Außerdem gibt es Hinweise, daß er bereits früher mit Syphilis in Berührung gekommen war, was seinen gesundheitlichen Niedergang noch beschleunigt haben dürfte. Oscar Wilde verfiel zusehends.

Ende November 1900 litt er an Wahnvorstellungen und war nur noch zeitweise bei klarem Bewußtsein. Sein Zimmer, das er in Paris gemietet hatte, war wohl nicht sehr wohnlich, und zum Schluß soll er noch so etwas gemurmelt haben wie: «Diese Tapete bringt mich um. Einer von uns beiden muß weg.» – Die Tapete blieb.

Über dieses Kapitel

Oskar Wilde starb an einer schmerzhaften Entzündung. Wie damals noch nicht bekannt war, ist es für ein gut funktionierendes Immunsystem wichtig, daß ein Mensch sowohl psychisch wie physisch in guter Verfassung ist. Bei Wilde war beides nicht der Fall, und mit seinem Körper ging es langsam bergab. Daß er sich seine Erkrankung erst im späteren Erwachsenenalter zuzog, zu einer Zeit, als sich ohnehin bereits die ersten Alterserscheinungen einstellten, machte die Sache auch nicht besser.

In diesem Kapitel soll es um die Vorstellung gehen, daß sich biologische Schädigungen im Laufe des Lebens anhäufen. Einige Forscher sind der Meinung, daß durch eine solche Fehleranhäufung im Körper das Altern ausgelöst wird. So wunderbar die Biologie des Menschen ist, verhalten sich doch die Strukturproteine, Enzyme und Gewebe nicht immer so, wie sie sollten. Ebenso wie die Menschen, die aus ihnen bestehen, machen auch sie manchmal Fehler. Diese Fehler können zu negativen Auswirkungen auf den Organismus führen. Und manche Forscher nehmen eben an, daß durch diese Fehler Alterserscheinungen ausgelöst werden.

In diesem Kapitel werden wir die Argumente für diese Theorie diskutieren. Zunächst werden wir eine Reihe von sehr aggressiven Molekülen kennenlernen, die sogenannten freien Radikale. Dann wird es um Gene gehen, die sehr viel mit den Reaktionen von Zellen auf Streßsituationen zu tun haben, die sogenannten Hitzeschockgene. Danach wird es um die Rolle anderer Molekülgruppen gehen, von Zukkern über Proteine bis hin zur DNA, die ebenfalls ihren Platz in der Fehleranhäufungstheorie haben. Schließlich wollen wir noch die Bedeutung einschätzen, die diese Theorie in der aktuellen Wissenschaftsdiskussion einnimmt.

Durch die Untersuchung all dieser Vorgänge werden wir die eindrucksvolle Kraft kennenlernen, die dem biologischen Überfluß innewohnt. Ein Überfluß von Abfallstoffen kann normale Prozesse beeinflussen, die sonst *niemals* altern würden. Ein paar Fehler mehr auf der Ebene der Gene können ganze Körpergewebe zerstören und damit zu tragischen Konsequenzen führen. Da alles in unserem Körper mit allem zusammenhängt, kann eine relativ kleine Störung in nur wenigen Zellen den gesamten Organismus durcheinanderbringen. «Nichts ist erfolgreicher als der Exzeß», schieb Oscar Wilde auf dem Höhepunkt seiner Karriere. Der Autor war ein Prophet der Leiden des Sterbens, ebenso wie er ein guter Berichterstatter der Freuden des Lebens war.

Die Kraft der Elektronen

Mit dem folgenden Abschnitt soll unsere Reise in die molekulare Welt des Alterns beginnen. In den vorangegangenen Kapiteln haben wir die natürlichen Veränderungen besprochen, die sich in Körpergeweben, insbesondere Organen, abspielen. Im letzten Kapitel ging es in Grundzügen um die Mechanismen der Genaktivierung auf zellulärer Ebene. Jetzt wollen wir die Alterserscheinungen einer einzelnen Zelle betrachten. Zu Beginn müssen wir noch etwas über Sauerstoff lernen. Um zu sehen, was das mit dem Altern zu tun hat, möchte ich wieder einmal von einem Experiment aus meinen Kindertagen berichten.

Jim, einer meiner Sandkastenfreunde, lernte eines Tages eine bemerkenswerte naturwissenschaftliche Lektion. Die Geschichte spielte sich an einem Sommernachmittag ab, als eine Nachbarin ihren kleinen Sohn zu Besuch mitgebracht hatte. Dieser langweilte sich und nutzte einen unbeobachteten Moment dazu, den Inhalt der auf dem Tisch stehenden Zuckerdose mit dem des Salzstreuers auszutauschen.

Die Mütter kehrten zurück, nahmen sich Kaffee und bemerkten bald, daß etwas nicht stimmte. Bei ihrem Anblick brach der kleine Jim in schallendes Gelächter aus. Blitzschnell verständigten sich die beiden Damen, stürzten sich auf den Jungen und verpaßten ihm eine Lektion, so daß er längere Zeit Schwierigkeiten beim Sitzen hatte. Aber er hatte gelernt, daß sowohl Zucker als auch Salz auf wundersame Weise in einer Tasse mit frisch gebrühtem Kaffee verschwinden können.

Radikalbildung

Die Fähigkeit von Kaffee, zu verbergen, daß er Salz enthält, kann auch für uns lehrreich sein. Molekulare Strukturen können sich in Flüssigkeiten «auflösen», wie das Salz in Mutters Kaffee. Ob Sie es glauben oder nicht, auch Gase wie zum Beispiel Sauerstoff können sich in Flüssigkeiten auflösen. Wir können Sauerstoff deswegen zum Atmen verwenden, weil er sich in unserem Blut löst, so in alle Körpergewebe transportiert werden kann und dort seine Aufgaben erfüllt.

Doch welche Aufgaben hat der Sauerstoff überhaupt? Nun, die Antwort hat etwas mit Müllbeseitigung zu tun. Erinnern Sie sich an die Rolle der Mitochondrien in der Zelle. Diese Organellen funktionieren wie kleine Kraftwerke und produzieren die Energie für alle chemischen Reaktionen der Zellen. Sie besitzen sogar ein kleines Stück genetischer Information, die auf einem ringförmigen Stück DNA im Inneren der Mitochondrien gespeichert ist.

Wie meistens, wenn etwas hergestellt wird, fällt auch bei der Energieerzeugung in der Zelle giftiger («toxischer») Abfall an. Der Abfall besteht jedoch in diesem Fall nicht aus irgendwelchen Abgasen oder einem komischen organischen Molekül, sondern einfach aus überschüssigen Elektronen, diesen winzigen Elementarteilchen, die normalerweise jeden Atomkern umkreisen. Sind Elektronen im Überschuß vorhanden, muß etwas mit ihnen geschehen, sonst schwirren sie überall herum und können eine Menge Schaden in einer Zelle anrichten.

Die Zelle hat tatsächlich einen Weg gefunden, wie sie diese überschüssigen Elektronen wieder los wird. Sie verwendet dazu Sauerstoff (mit dem chemischen Symbol «O») in seiner molekularen Form, so wie

ENTSTEHUNG FREIER RADIKALE

Freie Radikale sind schädliche Stoffwechselnebenprodukte, die etwas mit dem Altern zu tun haben könnten.

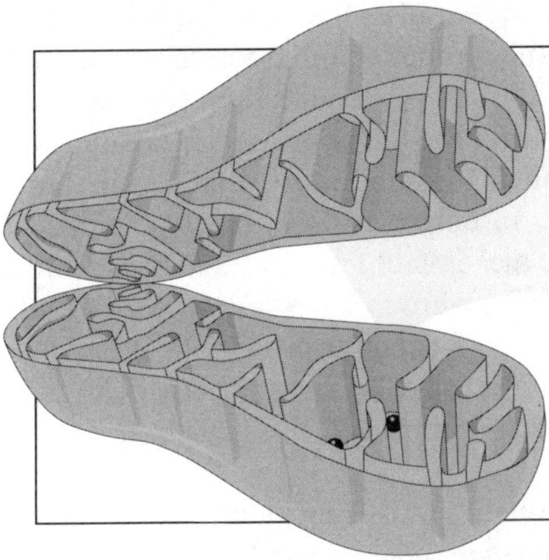

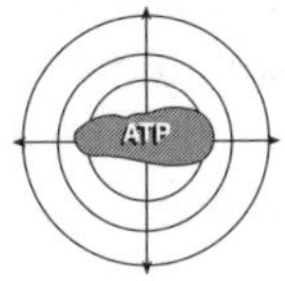

1 Freie Radikale entstehen in den Mitochondrien (Modell links). Diese Organellen funktionieren wie winzige Kraftwerke. Die Energie entsteht in Form des Moleküls ATP.

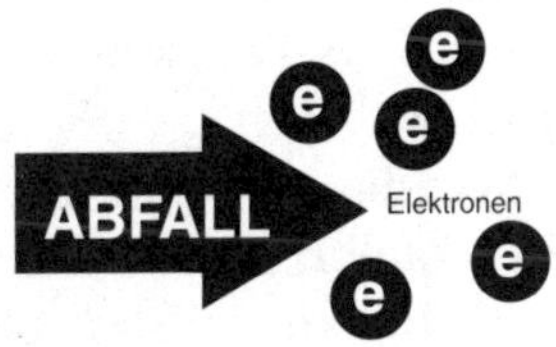

2 Bei der Energieerzeugung entstehen überschüssige Elektronen als «Abfall».

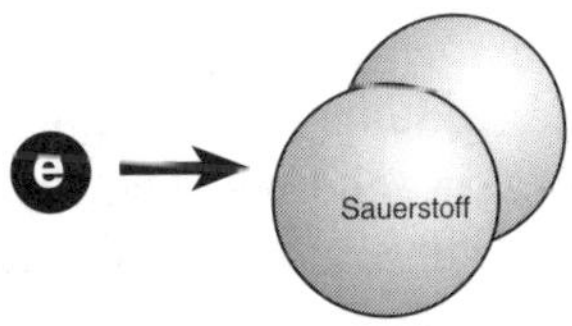

3 Wir atmen, um diesen «Abfall» loszuwerden. Sauerstoff absorbiert die überschüssigen Elektronen wie ein Schwamm. Dabei entsteht Wasser.

MANCHMAL GEHT ETWAS SCHIEF...

Manchmal binden die sich Elektronen statt an Sauerstoff an andere Moleküle in der Zelle. Dabei entstehen die sogenannten Freien Radikale.

Diese sind sehr aggressiv und können große Schäden in der Zelle anrichten. Sauerstoffhaltige Freie Radikale heißen auch ROS-Moleküle.

ABB. 41

er normalerweise in der Luft vorkommt. Ein Sauerstoffmolekül besteht aus zwei Sauerstoffatomen, die innig miteinander verbunden sind, und wird deswegen chemisch als O_2 bezeichnet. Die Abfallbeseitigung findet nun dadurch statt, daß jeweils zwei der Elektronen mit einem solchen Sauerstoffpaar zusammenstoßen und es dadurch spalten. Das dabei entstehende instabile Zwischenprodukt verbindet sich rasch mit anderen Atomen, die sich immer in der Nähe aufhalten (um genau zu sein, mit Wasserstoffionen, auch Protonen genannt), und dabei entstehen zwei neue Moleküle – nämlich Wasser. Die toxischen Abfallprodukte, die Elektronen, sind also in eine harmlose, ja sogar nützliche Substanz umgewandelt worden, die einfach ausgeschieden oder aber für andere Zwecke weiterverwendet werden kann. Diese Art der Abfallentsorgung, an der Sauerstoff maßgeblich beteiligt ist, ist außerordentlich wichtig. Würde sie gestört, kämen wir in ernsthafte Schwierigkeiten. Das Problem ist, daß solche Störungen tatsächlich ab und zu auftreten.

Manchmal stoßen die Elektronen nämlich nicht mit einem Sauerstoffmolekül zusammen, wobei Wasser entsteht, sondern sie treffen andere Moleküle. Eine solche Kollision führt dazu, daß diese anderen Moleküle plötzlich ein freies Elektron irgendwo in ihrer Struktur aufweisen. Und in diesem Zustand werden Moleküle aggressiv. Sie werden nun als «freie Radikale» bezeichnet und sind hoch reaktionsfähig. Dadurch können sie überall in der Zelle erheblichen Schaden anrichten. Weil es mehrere Arten dieser freien Radikale gibt und auch Sauerstoffradikale in verschiedenen Formen existieren können, werden alle diese Verbindungen zusammen mit dem Begriff «Reaktive Sauerstoffspezies» bezeichnet. Der englische Begriff lautet «Reactive Oxygen Species», daher die Abkürzung ROS, die auch wir im folgenden verwenden wollen.

Winzige Giftmüllhalden

Die Probleme mit den toxischen ROS-Molekülen sind die gleichen wie mit jeder Art von Giftmüll. Wenn ROS-Moleküle in der Zelle verbleiben, können sie gefährlich werden. Wie so mancher industrielle Abfall können sie praktisch jede Art von chemischer Verbindung schädigen, die mit ihnen in Berührung kommt – Proteine, Fette, RNA, sogar DNA (Abb. 42). Auch mehrfache Schädigungen ein und desselben Moleküls sind möglich, wenn zu viele ROS-Moleküle vorhanden sind (man spricht dann von einer «kumulativen Wirkung»). Es wird ge-

SCHÄDEN DURCH FREIE RADIKALE

ROS-Moleküle können große Schäden anrichten – deshalb besitzen Zellen Mechanismen, um mit diesen Molekülen fertig zu werden.

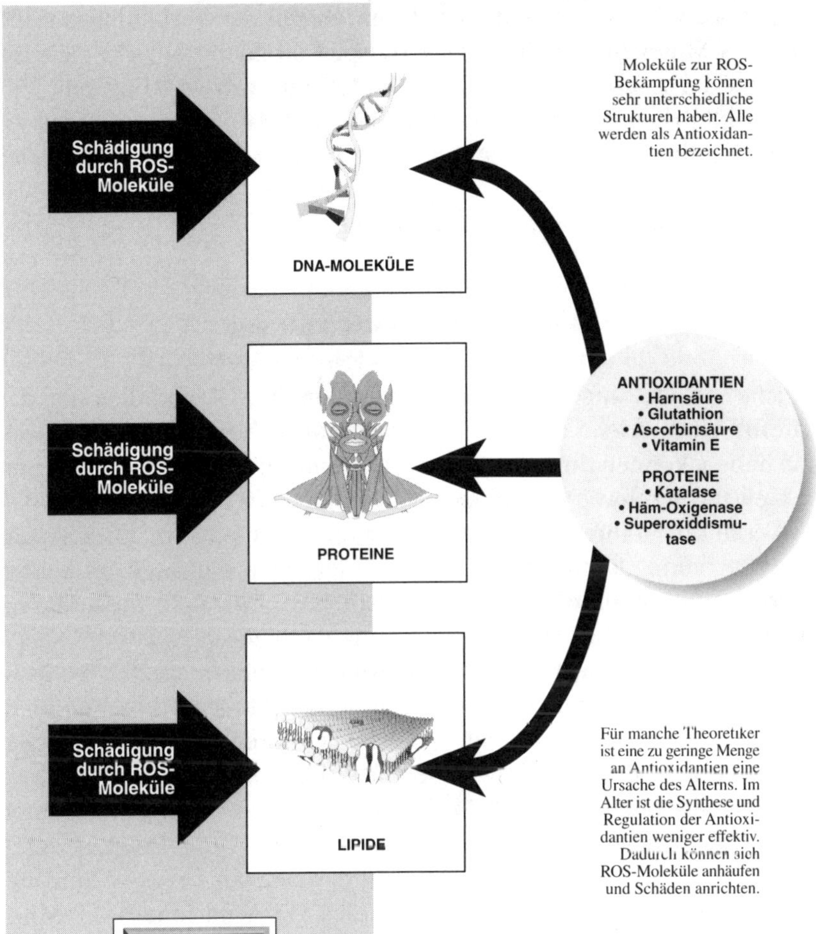

Moleküle zur ROS-Bekämpfung können sehr unterschiedliche Strukturen haben. Alle werden als Antioxidantien bezeichnet.

Für manche Theoretiker ist eine zu geringe Menge an Antioxidantien eine Ursache des Alterns. Im Alter ist die Synthese und Regulation der Antioxidantien weniger effektiv. Dadurch können sich ROS-Moleküle anhäufen und Schäden anrichten.

ABB. 42

schätzt, daß 1–4 % des gesamten, von den Mitochondrien aufgenommenen Sauerstoffs in ROS-Moleküle umgewandelt werden.

Es überrascht damit auch nicht, daß die Zelle auf diese existentielle Bedrohung mit der Entwicklung gleich mehrerer «Feuerlöschsysteme» reagiert hat. Dabei handelt es sich um chemische Verbindungen, die die ROS-Moleküle zerstören, zum Beispiel die hier vielleicht nicht erwartete Harnsäure oder das altbekannte und vertraut klingende Vitamin E. Substanzen, die freie Radikale zerstören, werden generell als Antioxidantien bezeichnet. Auch einige Proteine, die in jeder unserer Zellen vorkommen, bauen freie Radikale ab. Sie haben exotische Namen wie Katalase und Superoxid-Dismutase.

Bedeutung für diesen Abschnitt

Welche Auswirkungen hat die Bildung von ROS-Molekülen auf das Altern? Und welche auf die Fehleranhäufungstheorie? Wie wir gesehen haben, können durch die Zerstörung einzelner Zellfunktionen ganze Gewebe geschwächt werden. Und wir haben ja bereits erwähnt, daß im Verlauf der Jahre Zellen in bestimmten Geweben allmählich absterben oder zumindest funktionelle Veränderungen eintreten. In beiden Fällen verlieren sie die Fähigkeit, bestimmte Aufgaben auszuführen. Die große Frage war also bisher: Warum geschieht das?

Um zu verstehen, wie ROS-Moleküle Gewebe angreifen können, müssen wir zurückgehen zu den bereits erwähnten Mitochondrien. Eine Möglichkeit, eine lebende Zelle zu zerstören oder stark zu schädigen, besteht darin, ihr die Energiezufuhr abzuschneiden. Schaltet man die Mitochondrien ab, überlebt eine Zelle nicht lange. Wodurch kann ein Mitochondrium abgeschaltet werden? Zum Beispiel durch eine Beschädigung seines Erbmaterials, das, wie wir bereits gehört haben, auf einem kleinen ringförmigen Stück DNA im Innern der Mitochondrien gespeichert ist. Wenn diese genetische Information unbrauchbar geworden ist, steht der Zelle nicht mehr genügend Energie für alle ihre Aufgaben zur Verfügung.

Und genau dies geschieht beim Altern. Je älter Zellen werden, desto mehr Veränderungen (Mutationen) oder sogar Ausfälle ganzer Teilbereiche (Deletionen) der mitochondrialen DNA kommen vor. Für eine Hautzelle bedeutet dies, daß sie nicht mehr ausreichend Kollagen und Elastin produzieren kann, um die Epidermis jung und glatt zu erhalten. Eine Dünndarmzelle hingegen kann nicht mehr so viele Nährstoffe aufnehmen.

Der Schuldige

Was hat diese Art der Beschädigung mit ROS-Molekülen zu tun? Möglicherweise ist ein Zusammenbruch des zellulären Sicherheitssystems für die Schädigung der mitochondrialen DNA im Alter verantwortlich. Vermutlich sind ROS-Moleküle, die vor allem in den Mitochondrien entstehen, schuld daran. Es gibt Hinweise darauf, daß diese freien Radikale sich in den kleinen Kraftwerken (und auch woanders) ansammeln. Und es ist bekannt, daß ROS-Moleküle eine Schwäche für mitochondriale DNA haben. Wenn sie sich also lange genug in der Nähe dieser DNA aufhalten, kann es ihnen gelingen, Gensequenzen zu beschädigen oder einzelne Gene sogar ganz zu zerstören.

Während sich dieser Mechanismus als Erklärung anbietet, aber noch nicht endgültig bewiesen ist, gibt es direkte Hinweise darauf, daß die ROS-Bildung das Altern beeinflußt. Kürzlich züchteten Molekularbiologen im Labor einen besonderen Stamm von Taufliegen (*Drosophila*) heran, die besonders viele der oben bereits erwähnten «Feuerwehrgene» trugen, die dafür sorgen, daß ROS-Moleküle zerstört werden. Sie stellten sich folgende Frage: «Beeinflußt ein Überschuß an Genen, die ROS-Moleküle abbauen können, in irgendeiner Weise das Altern?» Im Körper der Taufliegen entstehen viele ROS-Moleküle, und normalerweise ist ihr ROS-Abbausystem nicht sehr wirkungsvoll. Die Forscher brachten also einige zusätzliche Gene in die Fliegen ein und beobachteten die Lebenserwartung der Tiere.

Das Resultat war aufsehenerregend: Die Tiere lebten mehr als ein Drittel länger als üblich. Ihre Alterserscheinungen waren deutlich verzögert, und sie hatten weniger beschädigte Proteine, Verbindungen, die normalerweise stark von ROS-Molekülen betroffen sind.

Dieses Ergebnis bestätigte eindrucksvoll die Theorie der Beteiligung von freien Radikalen am Alterungsprozeß. Auch über mögliche ähnliche Folgen in unserem eigenen Körpern durfte nun spekuliert werden. Falls man die bei der Taufliege gewonnenen Daten auf den Menschen übertragen könnte, hätte dies eine große Bedeutung.

Doch dann würden sich auch gleich allerhand weitere Fragen stellen: Warum häufen sich ROS-Moleküle im Alter an, und wie kann man damit umgehen? Eine Vermutung geht dahin, daß die «Feuerwehrgene», die normalerweise den ROS-Pegel niedrig halten, aus irgendeinem Grund abgeschaltet werden. Falls dies so ist, könnte man sich theoretisch eine «Behandlungsmöglichkeit» gegen das Altern vorstellen. Was würde geschehen, wenn man Menschen zusätzliche «Feuerwehrgene» verpassen könnte? Käme dann ein Teil des Alterungsprozesses zum Stillstand?

Auch wenn es sich hier um eine interessante Idee handelt, muß sie vorerst ein reines Gedankenspiel bleiben. Nichts im Bereich der Biologie hat simple Lösungen. Auch hier handelt es sich um einen Vorgang, an dem noch sehr viel mehr Faktoren beteiligt sein dürften. Aber allein die Tatsache, daß sich ROS-Moleküle nur im Alter ansammeln – nicht während unserer Jugend –, zeigt ja bereits, daß ein Regulationsmechanismus nicht mehr richtig funktioniert. Weiß man bereits mehr darüber? Kennen wir die Lebensspanne einiger dieser Feuerwehrmoleküle? Tatsächlich gibt es bereits erste Antworten; im nächsten Abschnitt werden wir mehr darüber erfahren.

Ein hitzegeschockter Rechtsanwalt

Um nun zu einem der «Feuerwehrproteine» gegen ROS-Moleküle zu kommen, möchte ich Ihre Aufmerksamkeit zunächst weg vom Zellinneren und hin zu einem vollständigen Lebewesen lenken, nämlich zu einem Rechtsanwalt namens N. Graves Thomas.

Thomas war ein bekannter und umstrittener Strafverteidiger aus Louisiana. Eines Tages fuhr er zusammen mit einer jungen Frau und drei weiteren Freunden zum Wasserskifahren an den Lake Bisteneau. In den vergangenen Tagen hatten überall in der Gegend heftige Gewitter getobt, und auch an diesem Tag sah es eigentlich nicht gut aus. Der Anwalt stand auf dem Deck seines Motorbootes und winkte der Frau zu, die in einiger Entfernung schwamm. In diesem Moment zuckte aus einer dicken Wolke ein Blitz und erschlug ihn. Jede Hilfe kam zu spät.

Ironischerweise war Thomas zu dieser Zeit gerade mit der Verteidigung von Ronald Ritchie befaßt, der bei einem leichtsinnigen Bootsunfall auf ebendiesem See einige Monate zuvor drei Menschen umgebracht hatte.

Ein hitzegeschocktes Gen

Daß jemand vom Blitz getroffen wird, ist nicht gerade ein neues Phänomen. Die dabei entstehende Hitze löst schwere Verbrennungen aus. Ein Blitzschlag, oder auch jede andere Form von Wärmeenergie, stellt eine heftige Form von «Hitzeschock» dar. Unser Körper hat in begrenztem

DIE HITZESCHOCK-ANTWORT

Dies ist die Reaktion einer Zelle auf **STRESS**

Zellen unterliegen oft äußeren Streßfaktoren wie Hitze, Umweltgiften (etwa Schwermetallen), Anhäufung von Abfallstoffen aus dem Stoffwechsel oder Strahlung. Selbst psychischer Streß kann physiologische Auswirkungen haben.

Zellen haben Mechanismen entwickelt, damit umzugehen. Streß löst die dramatische Expression einer ganzen Reihe von Genen aus, wodurch zahlreiche Proteine neu gebildet werden. (Der Effekt wurde zunächst bei Hitzestreß entdeckt; daher der Name.)

Im Alter ist die Hitzeschockantwort stark abgeschwächt. Dies kann ein Grund für die geringere Anpassungsfähigkeit an Umweltstreß im Alter sein.

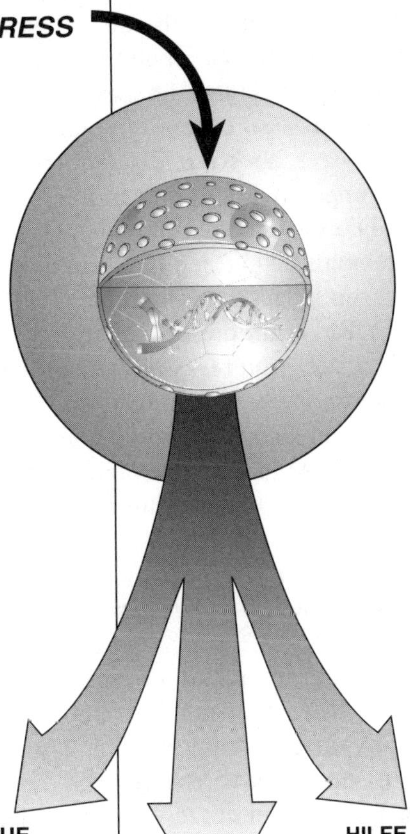

ABB. 43

Maße Schutzmechanismen gegen solche plötzlichen Hitzeeinwirkungen entwickelt.

Auf Wärmereize reagiert der Körper auf viele verschiedene Arten. Es gibt «systemische» Reaktionen, also Reaktionen des Körpers als Ganzes, sowie unterschiedliche Reaktionen von Organen, Geweben und sogar einzelnen Zellen. Diese Reaktionen sind genetisch vorprogrammiert. Sie laufen überhaupt in jeder Zelle ab, die man bisher untersucht hat, egal ob in der Qualle oder im Elefanten. Wenn eine Zelle einen Hitzeschock erleidet, finden bei bestimmten Genen dramatische Änderungen bei der Umwandlung genetischer Information in Proteine statt. Diese Gene enthalten den Bauplan für eine Reihe von Proteinen, die gemeinsam auf den Hitzestreß oder -schock reagieren, und die man deswegen Hitzeschockproteine (HSP) nennt.

Die Reaktion dieser Zellen hat einen bestimmten Zweck: Sie soll ein Überleben unter Streßbedingungen ermöglichen, die anderenfalls zu starken Zellschädigungen und schließlich zum Zelltod führen würden. Die Hitzeschockproteine sind sozusagen der Katastrophenschutz der Zelle (Abb. 43). Sie spielen eine entscheidende Rolle bei Produktion und Verteilung bestimmter biochemischer Verbindungen. Sie helfen sogar dabei, daß sich komplizierte Moleküle richtig zusammenfalten. Ihre Unterstützung beim Transport der unterschiedlichsten Moleküle zu verschiedenen Zellbereichen ist praktisch überall nachweisbar.

Eines der interessantesten Forschungsprobleme im Zusammenhang mit der Hitzeschockantwort betrifft deren Spezifität. Hitzeschockgene werden selektiv aktiviert, abhängig von der Art des auslösenden Streßfaktors und dem Körpergewebe, das diesem ausgesetzt ist. So gibt es zum Beispiel ein Hitzeschockgen, das auf die Anwesenheit von meist giftigen Schwermetallen reagiert. Es gibt außerdem eines, das auf psychologischen Streß reagiert, dies jedoch interessanterweise nur in einigen Geweben. Was ist damit gemeint? Wenn zum Beispiel ein Tier eingesperrt ist, bedeutet dies eine Streßsituation, und Hitzeschockgene werden aktiviert – jedoch ausschließlich in bestimmten Bereichen der Nebenniere und in den Blutgefäßen. Woanders nicht. Diese Eigenschaft gibt uns bisher noch Rätsel auf. Es gibt auch Hitzeschockgene, die auf *keines* der uns bekannten Streßsignale reagieren. Wir wissen nur, daß es diese Gene gibt. Das legt die Vermutung nahe, daß es Streßsignale auf zellulärer Ebene gibt, von denen wir noch keine Ahnung haben.

Hitzeschockgene und Altern

Die Bedeutung der Hitzeschockgene für das Altern ergibt sich aus einer Tatsache, die jedem geläufig ist, der für den Arzneimittelvorrat in einer Notfallstation zuständig ist: Eine angemessene Reaktion auf Notfälle hängt von einer guten Ausstattung mit Medikamenten und medizinischer Technik ab. In einer Zelle ist das nicht anders. Die Hitzeschockantwort ist eine Notfallreaktion auf äußere Veränderungen. Eine der großen Umweltveränderungen, mit denen eine Zelle fertig werden muß, ist das Altern des Organismus, in dem sie sich befindet. Könnte eine mangelnde Versorgung mit Hitzeschockproteinen in einer unter Streß stehenden Zelle zu den gleichen Folgen führen, die man in Zellen eines alternden Organismus beobachten kann? Gibt es Hitzeschockproteine, die direkt etwas mit dem Altern zu tun haben?

Es sieht so aus, als ob dies wirklich der Fall ist, obwohl es bisher nur indirekte experimentelle Hinweise darauf gibt. Viele der bisher gefundenen Ergebnisse stammen von Forschungsarbeiten an einem Hitzeschockprotein mit der Bezeichnung HSP70. Es wurde in alternden Versuchstieren und alternden Zellkulturen untersucht. In beiden Fällen wurde mit zunehmendem Alter der Zellen ein dramatischer Rückgang der HSP70-Menge gemessen. Im frühen Erwachsenenstadium entsteht dieses Protein unter Streßbedingungen in großen Mengen. Ältere Zellen zeigen unter den gleichen Versuchsbedingungen eine stark verringerte HSP70-Produktion. Dies bedeutet, daß ältere Organismen auf Streßfaktoren in ihrer Umgebung nicht mehr so gut reagieren können. Zumindest sind ihre Zellen dazu nicht mehr in der Lage.

Ist dies für unsere Diskussion über die Fehleranhäufungstheorie irgendwie von Belang? Schon möglich. Mit das Schlimmste, was eine Zelle durchmachen kann, ist «oxidativer Streß». Mit diesem seltsamen Begriff bezeichnen Wissenschaftler das, was wir gerade besprochen haben, den Angriff freier Radikale. Die lästigen ROS-Moleküle zerstören wichtige Zellmoleküle und -strukturen. Hitzeschockgene reagieren normalerweise auf diese Streßfaktoren und entsenden ihre «Feuerwehrproteine», um wieder Ordnung herzustellen.

Doch was geschieht, wenn die Uhr des Lebens die Hitzeschockgene abstellt? Kann das Gen nicht mehr in mRNA umgeschrieben werden? Oder wird die mRNA zerstört, bevor Proteine daraus gemacht werden? In beiden Fällen stünden die Hitzeschockproteine der Zelle nicht mehr zur Verfügung.

Im Fall von HSP70 scheint sich genau dies abzuspielen. Das Gen für das HSP70-Protein wird in vielen Zellen abgeschaltet. Dadurch werden die Zellen so geschwächt, daß sie schließlich ihre Funktion verlieren. Die veränderte Expression von Hitzeschockgenen kann also durchaus einen der molekularen Mechanismen des Alterns darstellen.

Fairerweise wollen wir die mangelnde Reaktion auf oxidativen Streß nicht alleine den Hitzeschockproteinen in die Schuhe schieben. Wenn die Menge an freien Radikalen zu groß wird, werden auch noch andere Gene aktiviert, die sogar in der Lage sind, beschädigtes Gewebe zu reparieren. Deren Genprodukte (Proteine) heißen etwa Glutathion-Peroxidase, Katalase, Häm-Oxigenase und so weiter.

Aber am Beispiel der Hitzeschockproteine wird ein wichtiger Mechanismus deutlich, der bei älteren Erwachsenen einsetzt: *Die genetische Reaktion auf Umweltschädigungen verändert sich mit zunehmendem Alter.* Es stehen einfach nicht mehr so viele Rettungsteams zur Verfügung, um die alltäglichen Umweltbelastungen auszugleichen. Dies ist eine Folge veränderter Genexpression. Und dadurch altern wir.

Fehleranhäufung

Die nächste Molekülgruppe, um die es jetzt gehen soll, hat absolut nichts zu tun mit vom Blitz getroffenen Rechtsanwälten oder Erste-Hilfe-Teams. Vielmehr wollen wir uns über Zucker unterhalten, und zwar nicht um den, der unseren Morgenkaffee süßt, sondern um bestimmte Moleküle, die in allen unseren Zellen vorkommen.

Für unseren Körper ist es ein ganz alltäglicher Vorgang, an bestimmte biochemische Verbindungen Zuckermoleküle anzuhängen. Es gibt zum Beispiel Proteine, die nichts anderes tun, als Traubenzuckermoleküle mit anderen Proteinen zu verbinden. Die Zucker werden in ganz bestimmten Bereichen des Proteins angehängt, und man sagt dann, das Protein ist «glykosyliert». Der Vorgang an sich heißt Glykosylierung.

Dieser Prozeß ist normalerweise stark reguliert. Bestimmte Moleküle werden mit ganz speziellen Zuckern versehen. Wenn Moleküle, die normalerweise kein Zuckeranhängsel tragen, glykosyliert werden, können sie dadurch außer Funktion gesetzt werden. Das gleiche kann normalerweise glykosylierten Proteinen passieren, wenn sie ihren Zukker verlieren. Nun weiß niemand, warum, aber im Alter erfolgt dieses Anhängen von Zuckermolekülen nicht mehr so zuverlässig wie in jungen Jahren. Außerdem werden immer häufiger Moleküle glykosyliert, die dafür gar nicht vorgesehen sind. Oder die Moleküle, die normalerweise glykosyliert werden, verhalten sich auf einmal merkwürdig anders. Bei älteren Erwachsenen werden Zucker an Proteine und an DNA in einer Weise gebunden, daß sehr komplexe, unerwünschte Strukturen entstehen. Diese werden als AGE-Produkte (engl. *advanced glycosylation end products* – stark glykosylierte Stoffwechselendprodukte) bezeichnet. In älteren Zellen sammeln sich erhebliche Mengen von AGE-Produkten an.

Welche Auswirkungen hat das auf die betroffenen Gewebe? Das weiß niemand genau. Es gibt Hinweise darauf, daß eine Anhäufung von AGE-Produkten mit bestimmten altersbedingten Degenerationserscheinungen einhergeht. So sind sie zum Beispiel für gewisse Komplikationen bei Diabetes verantwortlich. Wenn die AGE-Produkte entfernt werden (was man bei Nagetieren mit Diabetes experimentell erreichen konnte), zeigen die Tiere wesentlich geringere zusätzliche Komplikationen.

Außerdem deuten Versuchsergebnisse darauf hin, daß die AGE-Produkte langlebige extrazelluläre Proteine miteinander quervernetzen. Was bedeutet das? Erinnern Sie sich an unsere Diskussion über das Altern von Organen. Bei ihnen treten große Schwierigkeiten auf, die Integrität und Elastizität von Geweben aufrechtzuerhalten. Dafür haben wir insbesondere die Moleküle Kollagen und Elastin verantwortlich gemacht. Wenn sich diese Moleküle zu eng miteinander verbinden oder «quervernetzen», dann geht viel von der Spannkraft der Haut verloren. Könnten AGE-Produkte ein Grund für diese Entwicklung sein? Es scheint sehr gut möglich, daß die Anhäufung von zuckerbeladenen Molekülen zu einem großen Teil zu diesen Proteinveränderungen in menschlichen Geweben beiträgt.

Die Anhäufung von unbrauchbaren, potentiell sogar gefährlichen Stoffen in einer Zelle bildet das Hauptargument der Fehleranhäufungstheorie des Alterns. AGE-Produkte können durch andere «Feuerwehrmechanismen» aus der Zelle entfernt werden. So können sich Bestandteile des Immunsystems an AGE-Produkte binden und Alarmsignale aussenden. Dies macht die Frage, warum sich die AGE-Produkte im Alter ansammeln, nur noch rätselhafter. Es scheint tatsächlich einiges dafür zu sprechen, daß Alterserscheinungen teilweise durch genetische Störungen verursacht werden. Die zellulären Schutzsysteme können ihre Aufgabe nicht mehr ausreichend erfüllen, was dazu führen kann, daß eine Zelle zugrunde geht. Unsere Körpergewebe werden älter und älter, bis sie schließlich nicht mehr funktionieren.

Die Sprache der Gene

Zu den folgenschwersten Fehlern gehören Mißverständnisse. Manchmal genügt die Veränderung eines einzigen Buchstabens, um den Sinn einer Botschaft zu verändern. Stellen Sie sich zum Beispiel vor, welchen Unterschied es macht, ob im Testament Ihrer Erbtante steht: «Meiner Nichte vermache ich *m*ein Haus» oder «*k*ein Haus.»

Auch im molekularen Bereich können bereits winzige Veränderungen wie der Austausch eines «Buchstabens» im genetischen Code unabsehbare Folgen haben. Veränderungen der genetischen Information werden als Mutationen bezeichnet; manche haben möglicherweise keinerlei Auswirkungen, andere können sogar tödlich sein.

Die Sprache der Gene ist der genetische Code, und in dieser Sprache ist auch die genetische Information abgefaßt, die in den Chromosomen enthalten ist. Wie wir bereits gesehen haben, werden durch den Alterungsprozeß zahlreiche unterschiedliche Moleküle betroffen. Gilt dies gleichermaßen für die DNA? Und häufen sich solche Fehler ebenfalls im Laufe der Jahre an, wodurch zunehmend auch die Zellfunktion beeinträchtigt würde? Die Antworten auf diese Fragen hängen davon ab, wen Sie fragen.

Um die Vorgänge besser verstehen zu können, betrachten wir kurz einmal, was in der Zelle normalerweise vor sich geht. Wenn von fehlerhafter DNA die Rede ist, meinen wir dabei im wesentlichen zwei Aspekte: Reparaturmechanismen und Replikation (Verdoppelung der Information bei einer Zellteilung). Wenn ein Chromosom beschädigt wird, dann gibt es Mechanismen, welche die fehlerhafte DNA wieder reparieren können. Normalerweise werden die beschädigten Nukleotidbausteine (die «Buchstaben» der Erbinformation) ausgeschnitten und durch neue ersetzt. Diese Reparaturmechanismen sind mit viel Eifer bei der Sache. Um ein einziges fehlerhaftes Nukleotid auszuschneiden, werden oft zahlreiche korrekte Bausteine mit ausgeschnitten und ersetzt. Deshalb wird dieser Vorgang wissenschaftlich auch «Ausschneide-Reparatur» (engl. «excision repair») genannt.

Fehler können auch auftreten, wenn sich die DNA teilt. Wie Sie sich vielleicht noch aus einem der vorangegangenen Kapitel erinnern, gehört die Zellteilung zum normalen Lebenszyklus einer Zelle. Um aus einer Zelle zwei identische zu machen, muß zunächst die Erbinformation verdoppelt werden. Dies erfolgt durch einen als «DNA-Replikation» bezeichneten Vorgang. Jede der beiden Zellen, die aus der Zellteilung hervorgehen, erhält dann einen vollständigen Satz an Erbinformationen.

WIE ALTERT DNA?

Wenn wir älter werden, funktionieren die genetischen Reparaturmechanismen nicht mehr so gut. Was passiert dabei mit der DNA?

Auch Chromosomen sind Umwelteinflüssen unterworfen. Normalerweise können viele DNA-Schädigungen wieder repariert werden.

Dennoch sammeln sich durch ungenaue Reparatur oder Kopierfehler im Laufe der Jahre Fehlinformationen an. Drei wichtige Fehlertypen sind hier dargestellt:

1) Deletionen. Größere DNA-Abschnitte gehen verloren und werden nicht ersetzt.

2) Translokationen. DNA-Abschnitte werden ausgeschnitten und woanders wieder eingesetzt.

3) Punktmutationen. Einzelne Nukleotide werden verändert. Da die Nukleotidreihenfolge entscheidend für die Herstellung von Proteinen ist, können bestimmte Nukleotidaustausche gravierende Folgen für die Zelle haben.

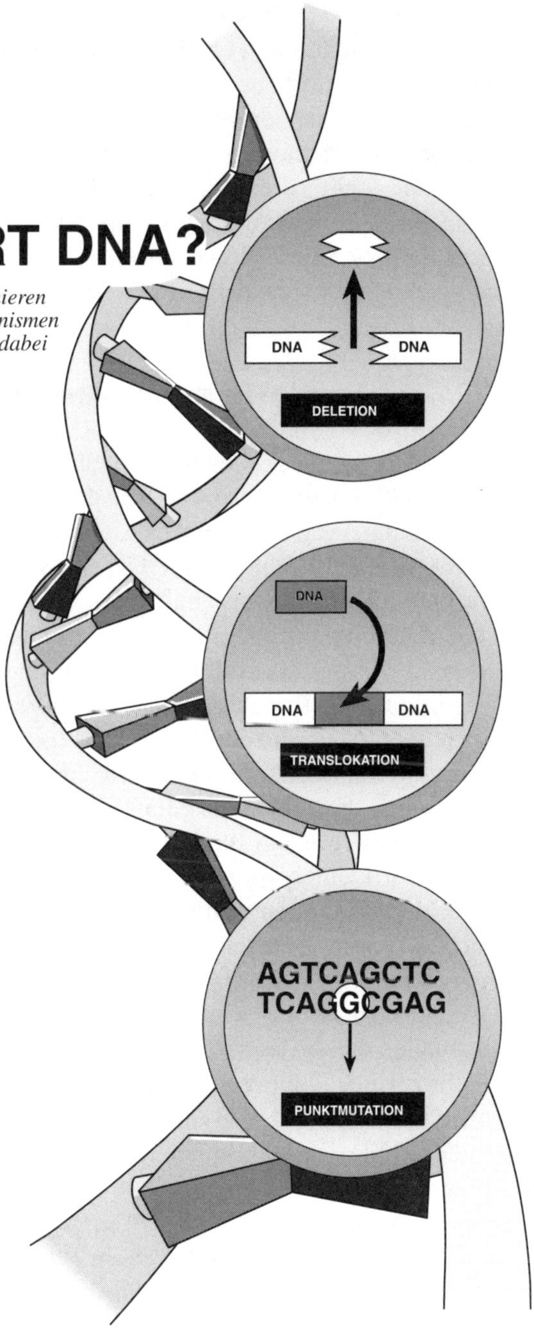

ABB. 44

Fehler treten bei diesen Prozessen an folgenden Stellen auf und können sich anhäufen: (1) Wenn der Reparaturmechanismus nicht mehr so gut funktioniert, werden Beschädigungen der DNA, die sich normalerweise immer ergeben, nicht mehr repariert. (2) Läßt der Replikationsmechanismus nach, wird die DNA nicht mehr korrekt verdoppelt. Die Zelle, die das fehlerhafte DNA-Stück erhält, kann dadurch in ihrer Funktion geschwächt sein. Diese Fehler können sogar zu einer tödlichen Bedrohung für die Zelle werden; sie kann daran zugrunde gehen oder sich auch in eine Krebszelle verwandeln (Abb. 44).

Aber was ist mit altersbedingten Fehlern?

Wie bereits erwähnt, gibt es Kontroversen über die Frage, ob die Zahl der fehlerhaften Chromosomen mit dem Alter zunimmt. Es gibt Forscher, die beim Vergleich der DNA von jungen und alten Mäusen eine Zunahme der Zahl fehlerhafter Chromosomen bis auf das Fünffache beobachtet haben. Andere haben menschliche Blutzellen untersucht und ebenfalls eine erhöhte Fehlerrate gefunden. In einer Sorte Blutzellen, den Lymphozyten, traten bei 60jährigen sechsmal so viele Fehler auf wie bei jungen Erwachsenen.

Auch die Zahl einzelner Nukleotidveränderungen in der DNA, Punktmutationen genannt, nimmt mit dem Alter zu. Eine Studie wies bei 60jährigen die zehnfache Menge an Punktmutationen im Vergleich zu Neugeborenen nach. Andere Wissenschaftler wiederum haben den Zustand sehr kleiner, spezifischer DNA-Regionen im Verlauf der Zeit untersucht. Mutationen sammeln sich dort wie Staubkörner an und ermöglichen so eine Beurteilung der allgemeinen Fehlerquote des genetischen Codes.

Doch biologische Forschung ist meist nicht so einfach. All diesen Untersuchungen stehen andere Forschungsergebnisse gegenüber, die nur eine sehr geringe Fehlerzunahme nachgewiesen haben. Einige Untersuchungen haben gezeigt, daß es bei höheren Organismen so gut wie keine anomalen DNA-Umlagerungen gibt. Wiederum andere Forscher haben nach signifikanten Unterschieden bei fehlenden Sequenzen (engl. «gaps» – Lücken) und Mutationen gesucht und keine gefunden. Wenn man die große individuelle Vielfalt zwischen einzelnen Organismen berücksichtigt, wird es auf dem Gebiet der Punktmutationen noch einigen Forschungsbedarf geben. Diese tatsächlich sehr widersprüchlichen Forschungsergebnisse sollen deutlich machen, daß die Rolle der DNA-Stabilität im Alter noch nicht abschließend beurteilt werden kann.

Aber allzu groß sind die Kontroversen nicht mehr. Übereinstimmung besteht darin, *daß* Reparatur- und Replikationssysteme im Alter nicht mehr so gut funktionieren. Auf den Chromosomen sammeln sich allmählich Fehler an, und dadurch, daß sie bei der Replikation kopiert werden, verbreiten sie die Fehler in andere Zellen. Und weil die Reparaturmechanismen (selbst Genprodukte und damit fehlerbehaftet) nicht mehr so effektiv arbeiten, nimmt die Zahl der Fehler im Laufe der Jahre immer weiter zu. *Wie viele* Fehler auftreten und welche Auswirkungen diese auf unsere Lebenserwartung haben, ist dagegen noch offen.

Und noch ein letztes Häppchen Biochemie

Kommunikationsstörungen in einer Körperzelle können mannigfache Fehler zur Folge haben. Mit der Betrachtung der ROS-Moleküle, der Hitzeschockproteine, der fehlerhaften Glykosylierungen und DNA-Reparaturen haben wir einen Eindruck davon erhalten, welchen Einfluß Störungen dieser Art auf das Altern ausüben können. Und obwohl all das bereits genug ist, um jedermann graue Haare wachsen zu lassen, war das noch längst nicht alles. Es wurden verschiedene andere Prozesse beschrieben, welche die Fehleranhäufungstheorie zumindest in Einzelbereichen ebenfalls zu unterstützen scheinen. Einer dieser Vorgänge hat mit dem Abbau von Proteinen zu tun und soll hier noch kurz beschrieben werden.

Die molekulare Welt des Zytoplasmas ist ein rauhes Pflaster. Viele biochemische Verbindungen, darunter auch Proteine, werden ständig auf ihre Funktionsfähigkeit hin kontrolliert. Sobald ein Protein beschädigt ist oder nicht mehr benötigt wird, wird es gewöhnlich sogleich zerstört. Durch diesen Proteinabbau wird die Zelle gesund erhalten, und unnütze Moleküle werden entsorgt.

Wenn wir älter werden, verliert diese praktische Funktion an Effizienz (Abb. 45). Beschädigte oder überflüssig gewordene Proteine können in der Zelle liegenbleiben. Obwohl die Ursachen dafür noch nicht klar sind, scheint es, daß gewisse «molekulare Scheren», die normalerweise die unbrauchbaren Moleküle zerkleinern, nicht mehr richtig funktionieren, oder sie werden selbst zerstört. Außerdem hat jede Zelle eine Art von «Müllverbrennungsanlage», in die normalerweise die Proteine gelangen. Es gibt Hinweise darauf, daß auch diese im Alter allmählich nur noch eingeschränkt funktionieren. Eine Ansammlung von unbrauchbar gewordenen Molekülen konnte bisher im Herzmuskel, in Skelettmuskeln sowie in Leber und Gehirn beobachtet werden.

AUCH PROTEINE ALTERN

Im Laufe der Jahre verändern sich Zusammensetzung und Menge der Proteine in einer Zelle.

Eine Zelle enthält mit zunehmendem Alter im Zytoplasma immer mehr Proteine. Herz, Skelettmuskeln, Leber und Gehirn häufen besonders viel Protein an. Zu hohe Proteinmengen können die Lebensdauer einer Zelle verkürzen.

In jüngeren Zellen sorgen verschiedene Mechanismen für einen konstanten Proteingehalt.

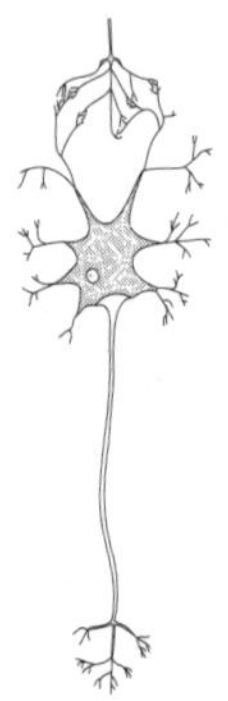

Auch in manchen Nervenzellen häufen sich Proteine an.

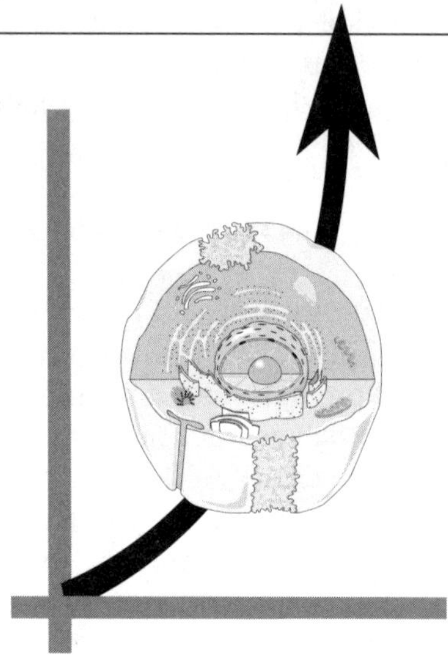

Im Zytoplasma mancher Zellen steigt der Proteingehalt dramatisch an. Darunter befinden sich immer mehr anomale und nicht funktionsfähige Proteine.

WARUM HÄUFEN SICH PROTEINE AN?

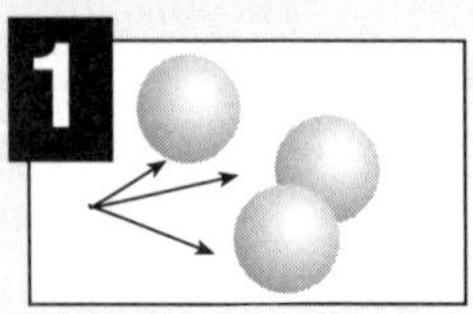

Proteine werden im Zytoplasma gebildet und dorthin transportiert, wo sie gebraucht werden.

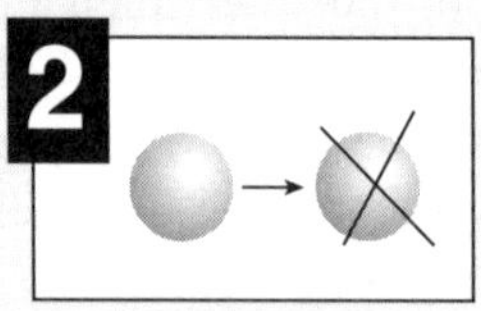

Überflüssige oder beschädigte Proteine werden zerstört und abgebaut.

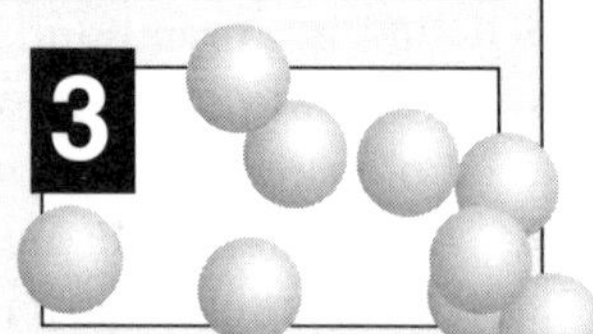

Im Alter arbeiten die Abbaumechanismen nicht mehr so gut. Fehlerhafte Proteine sammeln sich an.

ABB. 45

Damit betreffen die Alterungsprozesse Gene, Proteine, die Sauerstoffverwertung, Zucker und Abfallbeseitigungssysteme. Es hat den Anschein, daß jedes Gewebe und jedes Molekül unseres Körpers mit zunehmendem Alter Fehler anhäufen kann. Wie können wir da noch durchblicken? Eine Zusammenfassung würde helfen; tatsächlich wurden in der Fachliteratur bereits mehrere Übersichtsartikel veröffentlicht. Einige Wissenschaftler haben mittlerweile Kategorien für die einzelnen Alterserscheinungen entwickelt, um die Auswirkungen der Fehleranhäufungstheorie genauer zu definieren.

Schlußbemerkungen

Die Fehleranhäufungstheorie beschreibt eine Art Selbstmord durch Vernachlässigung. Irgendwie funktionieren wichtige Reaktionen der Zelle wie DNA-Reparatur, Glykosylierung oder Abfallbeseitigung nicht mehr einwandfrei, weil ein Genprodukt, ein Protein, nicht mehr seine normalen Aufgaben erfüllen kann. Dies kann darauf zurückzuführen sein, daß das Gen selbst nicht mehr aktiv ist.

Womit wir wieder einmal bei der altbekannten Frage angelangt wären: Was löst diesen Prozeß aus? Im letzten Kapitel haben wir darüber gesprochen, wie Gene ein- und ausgeschaltet werden. Wir untersuchten die Rollen von Promotoren, Polymerasen und Transkriptionsfaktoren. In der Alterungsforschung besteht die nächste Herausforderung für die Wissenschaft nun darin, warum diese Prozesse bei wichtigen Vorgängen wie Streßantwort und Replikation versagen. Und damit beginnen die Grenzen zwischen der Fehleranhäufungstheorie und der Genetischen Programmierungstheorie, die wir im nächsten Kapitel kennenlernen werden, zu verschwimmen.

Die Vorsehung von Bühnenautoren

Bereits Oscar Wilde schrieb ein Buch über die Fehleranhäufungstheorie. Es trug den Titel *Das Bildnis des Dorian Gray*. Er beschrieb die Flüchtigkeit der Jugend durch einen Vergleich mit einer Zigarette: «Eine Zigarette ist das perfekte Beispiel für ein perfektes Vergnügen. Sie schmeckt vorzüglich und läßt einen hinterher vollkommen unbefriedigt. Was will man mehr?»

Dem jungen Mann namens Dorian Gray war die Chance gegeben, seine Jugend lange zu erhalten. In Übereinstimmung mit der Fehleranhäufungstheorie sammelten sich auch in seinem Körper die Fehler im Laufe der Zeit an – hier jedoch nicht in seinem Körper selbst, sondern in einem Bild von ihm. Anstelle des Menschen alterte die Person auf dem Bild und wurde immer unansehnlicher. Schließlich wurden beide dennoch vom Altern und dem Tod eingeholt.

Oscar Wilde war kein hellsichtiger Freizeitbiologe. Trotzdem illustriert diese Geschichte auf gelungene Weise die Vorstellung der Fehleranhäufungstheorie. In Übereinstimmung mit dieser Theorie finden wir im Alter zahlreiche Moleküle in ihrer Funktion beeinträchtigt. Diese Fehler haben zahlreiche verschiedene Ursachen, was die multifaktorielle Natur des Alterungsprozesses einmal mehr unterstreicht.

14

Der programmierte Tod

Wenn es jemals ein Beispiel für den bewußt langfristig geplanten Abgang einer historischen Persönlichkeit gegeben hat, dann waren es die Ereignisse im letzten Lebensabschnitt von Napoleon Bonaparte.

Einst war der Kaiser die alles beherrschende Figur in Europa gewesen. Seine Verbannung auf die Insel St. Helena im Alter von 46 Jahren bedeutete für ihn einen Fall ins Bodenlose. In vielerlei Hinsicht illustriert sie die enormen Widersprüche, die mit diesem Mann bis heute verbunden bleiben: seine geringe Körpergröße und seine enorme politische Statur, seinen Leichtsinn und seine sorgfältigen strategischen Planungen, sein Glück und sein Unglück. Im Jahre 1815, dem Jahr der Verbannung, war er bereits mehr Mythos als Mensch; doch seine legendäre Fähigkeit, aus dem Nichts wieder aufzutauchen, schreckte seine Feinde noch immer. Seine Verbannung in den Südatlantik war durchaus auch durch diese Furcht begründet. Aus seinen eigenen Worten sprach damals schon tiefe Enttäuschung: «Können ist von geringem Wert ohne entsprechende Möglichkeiten.»

Auf der Insel angekommen, nahm er sogleich einen geregelten Tagesablauf auf. Er war gesund, hatte noch viele Jahre vor sich (so dachte er jedenfalls), und er hatte einen großen Teil der Insel zu seiner Verfügung. Jeden Morgen stand der Ex-Kaiser um neun Uhr auf, machte seine Morgentoilette und frühstückte eine Stunde später. Obwohl er sich frei bewegen durfte, entfernte er sich nie weit von seinem Haus. Er verbrachte viel Zeit damit, allerhand Artikel, Briefe und sein Vermächtnis für die Nachwelt zu diktieren. Um sieben Uhr gab es Abendessen, und anschließend zog er sich bis zum Schlafengehen um etwa elf Uhr in seine Bibliothek zurück.

Dieses ruhige Rentnerleben tat Napoleon als einem Mann, der es gewohnt war, Weltreiche zu erobern, nicht gut. Schon bald nach seinem Eintreffen auf St. Helena ging es mit seiner Gesundheit bergab.

Es gab hitzige Debatten darüber, wie der geniale Militärstratege wirklich starb. Eine moderne Spurenanalyse von Haarproben des Kaisers wies verschiedene Gifte nach: Arsen, Antimon und sogar Blei. Dies ließ einige Historiker vermuten, daß Napoleons Tod vorsätzlich geplant gewesen sei. Zunehmende Dosen giftiger Substanzen seien in seine Nahrung gemischt worden mit dem Ziel, ihn allmählich zu vergiften.

Diese Hypothese fand jedoch keine uneingeschränkte Zustimmung. Vielleicht starb Napoleon eines vorbestimmten Todes, nicht jedoch durch vergiftetes Essen. Vielmehr könnte er einer Krankheit erlegen sein, die in seinen Genen schlummerte. Bereits im zweiten Jahr seiner Gefangenschaft litt er nämlich an einer genetisch bedingten Form von Krebs.

Napoleon hatte immer gefürchtet, daß er wie sein Vater enden könnte, der im Alter von 38 Jahren an Magenkrebs gestorben war. Auch einige seiner Verwandten waren dieser Krankheit erlegen. Die ersten Symptome unterbrachen seinen gleichförmigen Tagesablauf im Jahre 1817. Der General erbrach eine dunkle, körnige Masse, teilweise verdautes Blut – ein deutliches Zeichen für einen bösartigen Magentumor. Sein Zustand verschlechterte sich, und bis zu seinem Tod im Jahre 1821 blieb er die meiste Zeit ans Bett gefesselt.

Inselärzte versuchten, ihn zu behandeln. Als er mit Magen- und Leberschmerzen darniederlag, verordneten sie ihm Antimon, eine Standardmedizin dieser Zeit, aufgelöst in Fruchtsaft. Dies war ein Abführmittel, das seine Wirkung nicht verfehlte. Die Therapie wurde fortgesetzt, und es wurden, ebenfalls als Abführmittel, weitere toxische Substanzen wie die Quecksilberverbindung Kalomel eingesetzt. Außerdem wurde er häufiger zur Ader gelassen und bekam auch in der Folgezeit immer wieder Abführmittel, wodurch sein Tod nur noch beschleunigt wurde. Auch die bei diesen Therapieversuchen eingesetzten Medikamente konnten in den späteren Gewebsuntersuchungen nachgewiesen werden.

Am 5. Mai 1821 verlor Napoleon das Bewußtsein. Er starb um 17.20 Uhr des gleichen Tages. Die letzte Zeile seines Testaments lautete: «Ich sterbe vor der Zeit, umgebracht von der englischen Oligarchie und ihren gedungenen Mördern.»

Sollte der ehemalige Kaiser damit seine Ärzte gemeint haben, so lag er damit wahrscheinlich nicht ganz falsch.

Über dieses Kapitel

Ob nun die Rede ist von seiner Verbannung, hinterhältigen Giftanschlägen oder abergläubischer medizinischer Behandlung, Napoleons Leben zeigt die eindrucksvolle Kraft von programmierter Lebensverkürzung. Seine strengen Befehle wurden sogar noch nach seinem Tod befolgt – er wurde verbrannt, und als Asche kehrte er in sein geliebtes Frankreich zurück. Wir haben trotzdem Haarproben von ihm, weil er verlangt hatte, daß sein Haar vor der Einäscherung abgeschnitten werden sollte. Er hatte in seinem Testament verfügt, daß einzelne Locken an enge Freunde verschickt werden sollten. Ich möchte die Stichpunkte Diktat, Befehle und gewollter Tod dazu verwenden, die Genetische Programmierungstheorie des Alterns vorzustellen. Die ursprüngliche Formulierung dieser Theorie stand in krassem Gegensatz zur Fehleranhäufungstheorie, die wir bereits kennengelernt haben. Die Genetische Programmierungstheorie geht davon aus, daß es sich beim Altern um eine Form festgelegten «Sich-überflüssig-Machens» der Zellen handelt und in unseren Zellen bestimmte Programme aktiviert werden, die bewirken, daß die Zellen nach Ablauf einer gewissen Zeit altern und schließlich absterben. Dies steht in direktem Gegensatz zu der Fehleranhäufungstheorie.

Die Vertreter der Genetischen Programmierungstheorie haben auf Beispiele verwiesen, wo bereits in frühen Entwicklungsstadien von Organismen gezielt Zellen zerstört und abgebaut werden. Darunter befinden sich Vorgänge wie zum Beispiel der Abbau von Zellen zur Herausbildung von Fingern und Zehen, der Muskelabbau während der Metamorphose von Insekten, die Rückbildung des Schwanzes einer Kaulquappe und so weiter. Auch wir kennen bereits den Vorgang des programmierten Zelltods (Apoptose) während der Embryonalentwicklung eines Menschen.

Die Entwicklung molekularbiologischer Techniken hat bestimmte Aspekte dieser Theorie in ein vollständig neues Licht gerückt. In diesem Abschnitt soll es um einige Teilbereiche der Genetischen Programmierungstheorie gehen. Wir beginnen mit der Beschreibung von Genprodukten, die den Zellzyklus steuern. Dann soll es um biochemische Substanzen gehen, die das Schicksal von lebenden Geweben beeinflussen, und die Frage geklärt werden, warum dadurch auch das Altern ganzer Organismen betroffen ist. Schließlich wollen wir auf die Folgen eingehen, welche die Entdeckung dieser Gene für die bisher existierenden Theorien über das Altern und speziell über den Zelltod haben. In allen bisherigen Kapiteln habe ich versucht, das Altern als einen multifaktoriellen Prozeß darzustellen. Hier werden wir nun versuchen herauszufinden, wo genau in dieses allgemeine Schema das Konzept vom programmierten Tod hineinpaßt.

Noch ein paar genetische Grundlagen

Wissenschaftler haben schon lange eine genetische Grundlage für das Altern vermutet. Es ist oft beobachtet worden, daß Langlebigkeit «in der Familie liegt». Das ist noch nicht unbedingt eine wissenschaftliche Beobachtung. Die Faktoren, die zu einem langen Leben führen, sind natürlich auch umweltbedingt. Aber auch andere Hinweise haben die Vermutung unterstützt, daß Gene etwas mit Langlebigkeit zu tun haben. Und diese Hinweise deuten darauf hin, daß nicht das lange Leben genetisch bedingt ist, sondern dessen frühe Beendigung.

Science-fiction-Schriftsteller und Talkshowgäste sind sehr vertraut mit einem Phänomen, das als «vorzeitiges Altern» bekannt ist. Wie Sie wissen, gibt es so etwas wirklich. Menschen, die darunter leiden, sehen schon in ihrer Jugendzeit aus wie Greise, weil der Alterungsprozeß bei ihnen enorm beschleunigt verläuft. Es gibt zwei Erscheinungsformen dieses vorzeitigen Alterns, die nachfolgend dargestellt sind.

(1) Das Hutchinson-Gilford-Syndrom, bekannt auch als «vorzeitige Vergreisung» oder Progerie. Kinder mit dieser genetischen Störung ähneln äußerlich 60jährigen, obwohl sie vom Lebensalter her gesehen noch nicht einmal die Pubertät erreicht haben.
(2) Das Werner-Syndrom. Diese Krankheit tritt erst nach der Pubertät in Erscheinung, obwohl die Anlage bereits im Kindesalter vorhanden ist. Das erste Anzeichen ist das Ausbleiben des Längenwachstums während der Adoleszenz. Schon bald danach ergraut das Haar und fällt aus, Altersflecken entwickeln sich, die Stimme wird brüchig und höher. Es kommt zu typischen Alterskrankheiten wie Osteoporose und Diabetes, außerdem zu Herzkrankheiten und Krebs. Das Kreislaufsystem ist zuletzt so geschwächt, daß die häufigste Todesursache bei Patienten mit Werner-Syndrom ein Herzanfall ist. Sie sterben durchschnittlich mit 47 Jahren.

Patienten mit diesen Erbkrankheiten weisen nicht alle Symptome auf, die mit normalem Altern verbunden sind. Aber alleine schon die Existenz dieser Syndrome zeigt, daß Gene eine wichtige Rolle beim Altern spielen können. Dies kann sogar auf der Ebene einzelner Zellen beobachtet werden. Wenn Gewebsproben von Patienten mit Werner-Syndrom in Zellkultur gehalten werden, unterliegen sie ebenfalls den beschleunigten Alterungsvorgängen.

Ein weiterer Hinweis, daß bestimmte Symptome von Alter und Zelltod genetische Ursachen haben, findet sich im Zusammenhang mit der Apoptose. Bei diesem gezielten Zelltod kondensiert sich die genetische Information im Zellkern, die Zellmembran verformt sich, und die DNA zerfällt in einzelne Bruchstücke: Die Zelle stirbt. Vielleicht erinnern Sie sich noch, daß dieser Vorgang wichtig ist für das Überleben des Embryos. Sowohl für den Aufbau des Nerven- wie des Immunsystems ist ein gezielter Zelltod in großem Maße unbedingt notwendig.

All diese Phänomene zeigen, daß das Altern vielleicht doch nicht nur durch eine simple Anhäufung von toxischen Stoffwechselprodukten über Jahre hinweg erklärt werden kann. Es muß auch ein genetischer Faktor daran beteiligt sein. Möglicherweise kann eine Klärung des Phänomens Altern dadurch erreicht werden, daß es gelingt, den einzelnen Komponenten wie der programmierten Genaktivierung, der Fehleranhäufung und den Umwelteinflüssen ihren jeweils eigenen Anteil zuzuordnen.

Wenn dies der Fall ist, welche genetischen Mechanismen könnten beteiligt sein? Gäbe es eine Möglichkeit, an die «Gene des Alterns» heranzukommen? Oder an Gene, die Zellen vorzeitig altern lassen oder durch deren Fehlen Zellen unsterblich werden? Die erstaunliche Antwort lautet: Ja. Durch moderne molekularbiologische Techniken ist es uns mittlerweile bereits möglich geworden, einige faszinierende Gensequenzen zu isolieren, die anscheinend unser Altern beeinflussen.

Zelluläres Timing

Die Genexpression und die Herstellung von biochemischen Verbindungen, die etwas mit der Uhr des Lebens zu tun haben, sind eng mit dem Zellzyklus gekoppelt. Um diesen Mechanismus erklären zu können, müssen wir zunächst einen ganz besonderen Bereich eines jeden Chromosoms, nämlich dessen Enden, anschauen und dann über das Altern von Zellen allgemein reden.

Die Spitzen eines Chromosoms haben besondere biochemische Eigenschaften, so daß man für sie einen eigenständigen Begriff geprägt hat: Telomere (Abb. 46). Was ist an ihnen so Besonderes? Telomere haben etwas mit dem Zellzyklus zu tun, der Fähigkeit der Zelle, sich in zwei Tochterzellen zu teilen. Wie Sie sich erinnern, muß die Zelle vor der Teilung zunächst einmal ihre Erbinformation, also alle ihre Chromosomen, verdoppeln. Dies geschieht mit größter Genauigkeit und Präzision, bis die Spitze des Chromosoms erreicht ist, die erwähnte Telomerregion. Aus verschiedenen Gründen, die hier nicht aufgeführt

Möglicherweise enthalten die Spitzen der Chromosomen

DIE MOLEKULARE UHR DES LEBENS

In diesen sogenannten Telomeren läuft möglicherweise der Countdown des Lebens einer Zelle ab.

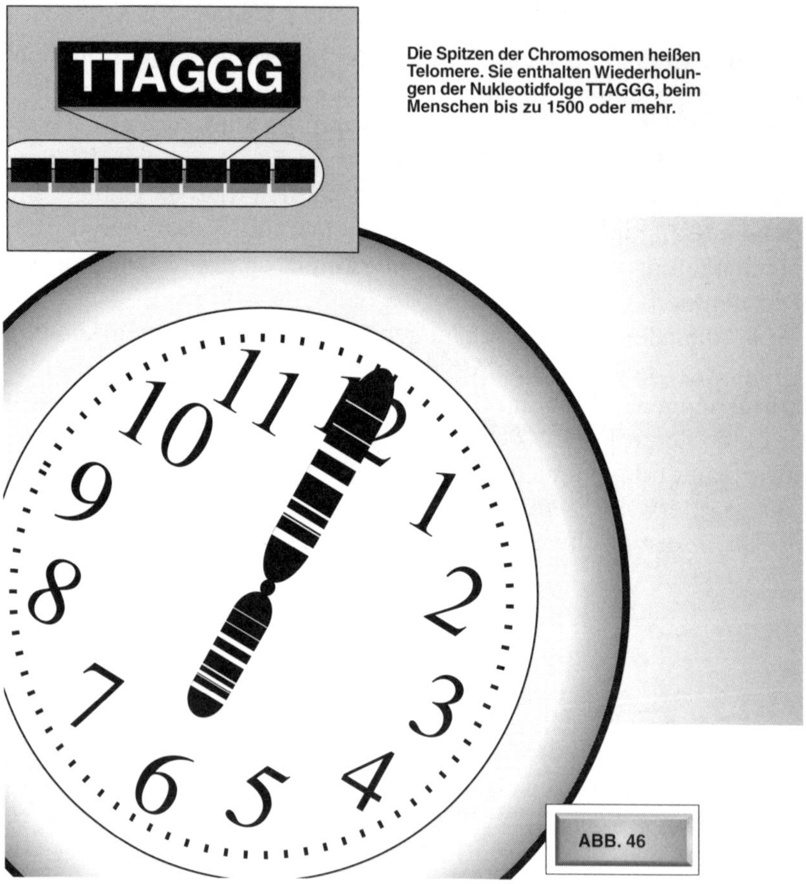

Die Spitzen der Chromosomen heißen Telomere. Sie enthalten Wiederholungen der Nukleotidfolge TTAGGG, beim Menschen bis zu 1500 oder mehr.

ABB. 46

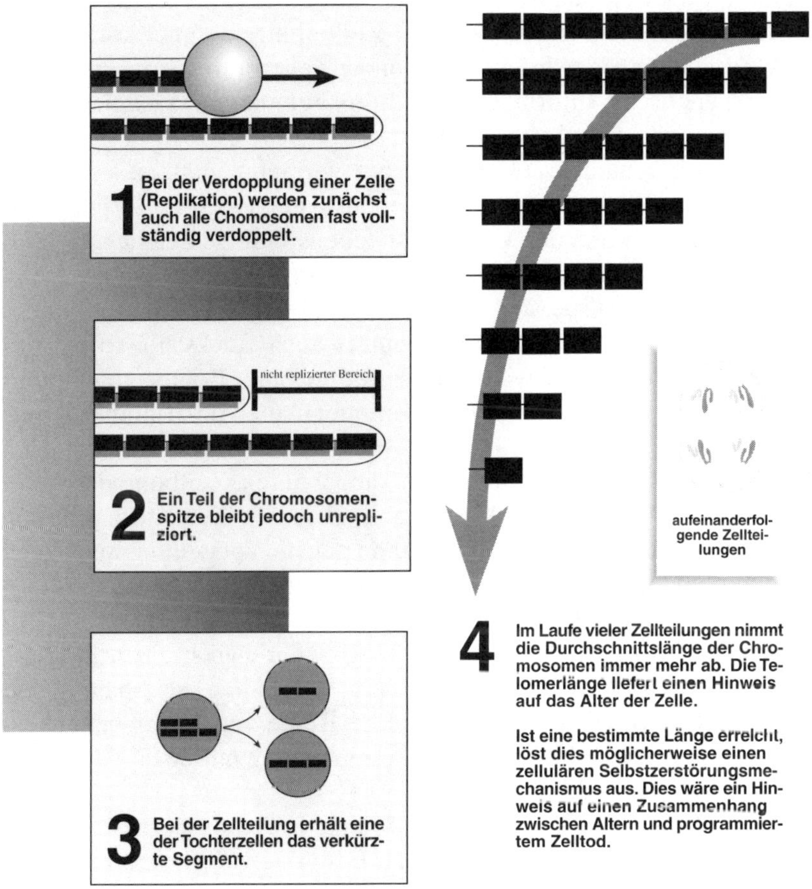
1
Bei der Verdopplung einer Zelle (Replikation) werden zunächst auch alle Chomosomen fast vollständig verdoppelt.
nicht replizierter Bereich
2
Ein Teil der Chromosomenspitze bleibt jedoch unrepliziort.
3
Bei der Zellteilung erhält eine der Tochterzellen das verkürzte Segment.
aufeinanderfolgende Zellteilungen
4
Im Laufe vieler Zellteilungen nimmt die Durchschnittslänge der Chromosomen immer mehr ab. Die Telomerlänge liefert einen Hinweis auf das Alter der Zelle.
Ist eine bestimmte Länge erreicht, löst dies möglicherweise einen zellulären Selbstzerstörungsmechanismus aus. Dies wäre ein Hinweis auf einen Zusammenhang zwischen Altern und programmiertem Zelltod.

werden können, schafft es das zur Verdoppelung notwendige Protein jedoch nicht, dieses letzte Stück auch noch zu duplizieren. Deswegen bleibt die Telomerregion des kopierten Chromosoms kürzer, und die neue Zelle enthält etwas weniger genetische Information als die alte.

Welche Folgen hat dies für die Länge des Chromosoms? Man muß kein zukünftiger Nobelpreisträger sein, um zu erkennen, daß dadurch die Chromosomen im Laufe mehrerer Zellteilungen immer kürzer werden. Und je älter Sie werden, desto mehr Zellen Ihres Körpers haben weniger genetische Information in ihren Telomeren. Vielleicht tickt hier so etwas wie eine Zeitbombe.

Ein Forscher namens Olovnikov hat vermutet, daß dieser DNA-Verlust in der Telomerregion die Lebensdauer einer Zelle begrenzt, weil damit irgendwann der Verlust von lebenswichtigen Genen verbunden sein würde. Natürlich wäre irgendwann überhaupt keine DNA mehr vorhanden, würde sich dieses Spiel ständig wiederholen. Andererseits läßt so die Länge eines Telomers auch Rückschlüsse auf das Alter einer Zelle zu. Und wie wenn die Lunte einer Bombe abgebrannt ist, so stirbt die Zelle, sobald ein bestimmter Anteil des Telomers «aufgebraucht» ist.

Das Modell einer in den Genen eingebauten Zeitbombe scheint eine zwar vielleicht erschreckende, aber dennoch elegante Erklärung für manches Phänomen zu sein. Ist eine solche Vorstellung aber auch experimentell begründbar? Es sieht größtenteils danach aus. Ältere Zellen in Tieren haben tatsächlich um einiges verkürzte Telomere. Immortalisierte, unsterblich gemachte Tumorzellen haben einen Weg gefunden, ihre Telomere immer gleich lang zu erhalten, unabhängig von der Zahl der Zellteilungen. Es gibt eine Reihe von Untersuchungen, die das Fehlen von Telomeren in Zusammenhang mit instabilen Chromosomen und Zelltod bringen.

Wie so oft, ist auch hier noch eine Menge Forschungsarbeit notwendig, um die Zeitbomben-Hypothese zu bestätigen, auch und insbesondere angesichts der Tatsache, daß es Organismen mit perfekt erhaltenen Telomeren gibt, die trotzdem altern. Aber Experimente mit Zellkulturen und an Versuchstieren legen doch immerhin einen gewissen Zusammenhang zwischen Telomerlänge und Altern nahe. Diese Untersuchungen könnten in ferner Zukunft vielleicht auch einmal Menschen zugute kommen, die an Krebs leiden. Indem man den Mechanismus angreift, mit dessen Hilfe Tumorzellen ihre Telomere immer auf der gleichen Länge halten, könnte man versuchen, neue Medikamente gegen Krebs zu entwickeln.

Die Existenz einer molekularen Uhr scheint zunächst die Genetische Programmierungstheorie des Alterns stark zu unterstützen. Zellen werden «anfangs» mit Telomeren einer gewissen Länge ausgestattet. Bei jeder Zellteilung brauchen sie ein Stück davon auf, und wenn «ihre Zeit abgelaufen» ist, gehen sie zugrunde. Dieser Mechanismus scheint also schon von vornherein fest im genetischen Programm verankert zu sein.

Dennoch schließt dieser Mechanismus auch die Fehleranhäufungstheorie nicht völlig aus. Es könnte sich sogar herausstellen, daß es sich bei den beiden Theorien nur um zwei Seiten ein und derselben Medaille handelt. So gibt es zum Beispiel einen Proteinkomplex, der die Telomerspitzen vollständig kopieren kann; dieser Proteinkomplex heißt Telomerase. In Tumorzellen, die Telomere vollständig kopieren können, kommt Telomerase vor. In den meisten gesunden Zellen sind die Gene für die Telomerase abgeschaltet. Diese Zellen altern und sterben. Ist nun das Abschalten der Gene ein Fehler im Sinne der Fehleranhäufungstheorie? Oder schon der Beginn eines genetischen Programms im Sinne der Genetischen Programmierungstheorie? Die Vorstellung, daß es sich um beides zugleich handeln könnte, zeigt uns, daß auch hier die Unterschiede zwischen den beiden Theorien zusehends verblassen – und wir gleichzeitig noch etwas mehr Einblick in die Geheimnisse des Alterns bekommen haben.

Genprogramme und dumme Diebe

Gleich soll es um einen weiteren Aspekt der genetischen Programmierung gehen. Doch zunächst möchte ich das Prinzip des Zellzyklus erklären, und zwar nicht mit Hilfe chemischer Formeln, sondern am Beispiel einer Geschichte eines Autodiebstahls, bei der die Diebe nicht besonders klug zu Werke gingen.

Im Jahre 1990 beschlossen im kalifornischen Chula Vista zwölf Männer, einige Wagen zu stehlen. Schwer bewaffnet fuhren sie zu einem Auslieferungslager, überwältigten die Wachen, schnappten sich neun Fahrzeuge und machten sich davon. Es hätte ein perfektes Verbrechen sein können.

Doch so weit kam es nicht, weil *sie* nicht weit kamen. Fatalerweise hatten sie nicht bedacht, daß keines der Autos vollgetankt war, und so blieb auf der Flucht ein Wagen nach dem anderen mit leerem Tank liegen; einer hatte sogar eine Reifenpanne. So wurden die Diebe rasch gefaßt und sämtliche Fahrzeuge sichergestellt.

Der Alterungsprozeß

Mit dieser Geschichte möchte ich folgende Tatsache verdeutlichen: Zum einwandfreien Funktionieren selbst eines so einfachen Apparats wie eines Autos müssen unglaublich viele Bedingungen erfüllt sein. Ist nur eine dieser Voraussetzungen nicht erfüllt, und seien es Kleinigkeiten wie ein leerer Benzintank oder ein defekter Reifen, kann der Wagen liegenbleiben.

Das gleiche gilt auch für Zellen, selbst wenn sie mit etwas so Alltäglichem beschäftigt sind, wie zu wachsen und sich zu teilen. Manchmal hat man den Eindruck, auch Zellen sei «das Benzin ausgegangen», und wie wir bei den Telomeren gesehen haben, gibt es dafür möglicherweise bereits Erklärungen auf molekularer Ebene.

Gibt es noch andere Gene, die am Alterungsprozeß beteiligt sind? Eines der großen Rätsel der Forschung über das Altern besteht darin, warum Zellen aufhören, sich zu replizieren und beginnen abzusterben. Gibt es viele Möglichkeiten, eine Zelle am Weiterwachsen zu hindern, so wie es viele Möglichkeiten gibt, einen Wagen zum Stillstand zu bringen? In diesem Abschnitt wollen wir einige Vorstellungen zur Zellzyklusregulation näher betrachten. Und wie so oft, hat auch hier die Krebsforschung, die sich mit Zellen beschäftigt, die sich zu oft teilen, zum Verständnis dafür beigetragen, warum Zellen sterben.

Das erste Gen – *fos*

Viele Faktoren können eine Zelle dazu veranlassen, sich zu teilen. Aus diesem Grund gibt es ebenfalls viele Faktoren, die diesen Prozeß zum Stillstand bringen können. Um bei unserem Beispiel zu bleiben: Es ist wie beim Anlassen eines Wagens. Ein erster und offensichtlicher Schritt ist das Einstecken des Schlüssels in das Zündschloß. Aber viele andere Voraussetzungen müssen ebenfalls erfüllt sein, sonst springt das Auto nicht an. Die Elektrik, die das Zündschloß mit dem Motor verbindet, muß in Ordnung sein. Pumpen, Ventile, Schläuche und Dichtungen müssen in gutem Zustand sein, um Benzin in den Kolben zu bringen. Es gibt endlos viele solcher Faktoren, und die Komplexität dieses Vorgangs steht in deutlichem Kontrast zu dem einfachen Vorgang des Herumdrehens des Zündschlüssels.

In ähnlicher Weise kann es relativ leicht sein, eine Zelle zur Teilung zu veranlassen. Wenn sich die Zelle in einer Petrischale befindet, reicht es aus, einige Wachstumsfaktoren zuzugeben, und die Zellteilung beginnt. Aber auch die anderen Mechanismen, die nach dem auslösenden Impuls zum Tragen kommen, müssen funktionieren. Es gibt eine ganze Maschinerie von Molekülen, und diese müssen im richtigen Verhältnis vorhanden und alle funktionsfähig sein, damit ein Signal von der Außenwelt der Zelle zum Zellkern transportiert wird. Im Zellkern müssen sich Strukturen befinden, die die Gene veranlassen, den Reproduktionsvorgang aufzunehmen, der am Beginn der Zellteilung steht. An der Zellteilung sind sehr viel mehr Faktoren beteiligt als beim Anlassen eines Wagens, und der ganze Vorgang ist viel komplizierter, als lediglich Wachstumsfaktoren hinzuzugeben.

Wenn alle Faktoren, wie es jetzt scheint, gleich wichtig für das Zellwachstum sind, dann könnte man meinen, daß das Fehlen einer einzigen Komponente die Zelle zum Absterben bringen kann. Ähnlich wie der schönste Wagen nicht ohne Anlasser fährt. Sie könnten daraus schließen, daß es eine lohnenswerte Forschungsaufgabe wäre, die Unterschiede der Anlassersysteme zwischen gesunden jungen Zellen und sterbenden alten herauszufinden.

Und Sie haben recht. Es gibt tatsächlich Genprodukte in jungen Zellen, die notwendig sind, damit eine Zelle wächst, und die in älteren Zellen nicht mehr vorhanden sind. Eines dieser Genprodukte heißt Fos, das Protein des *fos*-Gens. (In einer einheitlichen Schreibweise werden Gene immer in Kursivschrift und mit kleinen Anfangsbuchstaben geschrieben, also etwa das *fos*-Gen, und die Genprodukte, die Proteine, die aus diesen Genen entstehen, in normaler Schrift und mit großem Anfangsbuchstaben, hier also das Fos-Protein.) Wenn eine junge Zelle Wachstumsfaktoren erhält, wird das Fos-Protein produziert. Fos ist ein Transkriptionsfaktor, er kann sich also an andere Kernproteine binden und andere Gene aktivieren, die für das Zellwachstum notwendig sind.

In alternden Zellen entsteht kein Fos-Protein. Somit werden im Kern auch die anderen Gene nicht aktiviert, die zum Zellwachstum benötigt werden. Das Ergebnis ist, daß es nicht zur Zellteilung kommt. Selbst wenn alle anderen Komponenten vorhanden und voll funktionsfähig sind, wächst die Zelle dennoch nicht weiter. Es ist genauso, wie wenn man versucht, ein Auto mit leerem Tank zu fahren.

Es gibt noch weitere Gene, die ähnliche Funktionen zu haben scheinen wie das *fos*-Gen. Sie wurden in verschiedene Klassen eingeordnet; ihre Auswirkungen sind so stark, daß junge Zellen, in die diese Gene künstlich eingebracht werden, sich nicht mehr weiter teilen und absterben. In vielerlei Hinsicht ist das Phänomen Seneszenz also dominant. Dies sollte uns zu einer kleinen Denkpause anregen.

Menschen und Laster

Das Fos-Protein ist nur eines aus einer ganzen Reihe von Molekülen, die den Zellzyklus kontrollieren. Es wurden bereits mehrere Gene isoliert, die mehr bewirken, als lediglich einen Wachstumsstopp der Zellen auszulösen. Ihre mittelbaren Auswirkungen sind so weitreichend, daß sie die Lebensspanne von Organismen verkürzen oder verlängern können.

Zellen haben mehr als nur eine Kontrollmöglichkeit, und um diese zu diskutieren, möchte ich zunächst wieder einmal über einen Zwischenfall mit komplizierten Maschinen berichten. Es geht diesmal nicht um gestohlene Wagen, sondern um die verwirrenden Kontrollhebel eines Kohlelasters.

Im Jahre 1984 parkte in Pittsburgh im US-Bundesstaat Pennsylvania ein Mann seinen Wagen an einem steilen Abhang direkt hinter einem Kohlelaster. Kurz danach wurde sein Wagen von hinten eingeparkt.

Als der Mann zurückkehrte, konnte er nicht mehr ausparken. Pfiffig wie er war, setzte er sich in die Fahrerkabine des LKW und wollte die Handbremse lösen, damit der Kohlelaster einige Schritte vorrollen sollte. Leider fand er sich in dem Hebelgewirr nicht zurecht und betätigte statt der Handbremse – Sie ahnen es – den Schalter für die Kippvorrichtung der Laderampe. Im Nu war sein eigener Wagen unter einem Haufen Kohlen versunken.

Andere Gene

Den falschen Schalter zu betätigen kann also manchmal böse Folgen haben. Und so mußte jener Mann schließlich noch jede Menge eigener Kohle lockermachen, um seinen Wagen wieder flottzubekommen.

Diese tragikomische Geschichte soll eine wichtige Entdeckung im Zusammenhang mit einer Reihe bemerkenswerter, erst in letzter Zeit entdeckter Gene illustrieren. Die Proteine, die von diesen Genen codiert werden, haben eine ähnliche Funktion wie die Hebel des Kohlelasters. Ihre Aktivierung kann erdrutschartige Folgen in Form von zahlreichen altersbedingten Stoffwechselveränderungen auslösen. Diese sind so bedeutsam, daß sogar die Lebensspanne ganzer Organismen davon betroffen sein kann.

Das erste dieser Proteine heißt Apo-1. Apo-1 wird als Rezeptor bezeichnet und steckt in der Zelloberfläche wie ein Hebel im Armaturenbrett eines Kohlelasters. Das bedeutet, es muß eine molekulare

«Hand» geben, um diesen Protein-Schalter zu bedienen, ebenso wie bei unserem Lastauto. Diese molekularen «Hände» werden als Liganden bezeichnet. Und wenn der Apo-1-«Schalter» von einem Liganden «umgelegt» wird, dann passiert etwas ganz und gar Ungeheuerliches: Die Zelle, in dessen Oberfläche das Apo-1-Molekül steckt, begeht Selbstmord!

Sie haben richtig gelesen. Sobald ein Ligand an Apo-1 gebunden ist, läuft das zelluläre Selbstmordprogramm ab, das, wie wir bereits wissen, Apoptose heißt. Die Chromosomen im Zellkern kondensieren sich, die Membran verformt sich, die Zelle schrumpft und stirbt schließlich. Die DNA-Sequenz, aus der das Apo-1–Protein gemacht wird, ist ein Todesgen. Apo-1 kann sich in jeder Zelle, auch in einer jungen, befinden, und die Zelle ist zum Untergang verurteilt, sobald der entsprechende Ligand, die «molekulare Hand», die den Schalter umlegt, vorhanden ist.

Mittlerweile sind noch mehr solcher Todesgene bekannt. Eines zum Beispiel wird als *ice*-Gen bezeichnet. Wenn dieses Gen in tierische Zellen, die sich in einer Petrischale befinden, eingebracht wird, bedeutet dies das nahe Ende für die Zellen. Das Gen kann aber auch verändert werden, ein Vorgang, den wir Mutation nennen. Eine solche Veränderung kann dazu führen, daß das Genprodukt, ein Protein, nicht mehr richtig funktioniert. Wenn nun ein solches mutiertes Gen in besagte Zellkultur gebracht wird, sterben die Zellen nicht.

Nach und nach werden immer weitere Selbstmordgene (und ihre Genprodukte) isoliert. Ein weiteres Protein dieser Art ist zum Beispiel das BAX-Protein. Wenn sich eine bestimmte Menge BAX-Protein in einer Zelle angesammelt hat, stirbt die Zelle. Solange nur wenig davon vorhanden ist, überlebt sie. Es geht also nicht nur um die Frage, ob tödliche Moleküle vorhanden sind, sondern auch darum, in welcher Menge.

Die Existenz solcher molekularer Todesengel macht deutlich, daß eine Zelle bewußt zum Sterben programmiert werden kann. Diese Entdeckung bedeutet nichts anderes, als daß die Lebensspanne einer Zelle nicht nur von einer unkontrollierten Anhäufung von toxischen Substanzen abhängt, sondern daß der Zelltod teilweise auch gesteuerten Entscheidungen unterliegt. Das kann sehr wichtig dafür sein, wie wir die Seneszenz von Zellen und Organismen einordnen.

Obwohl die Isolierung von genetischen Todessequenzen eine wichtige wissenschaftliche Leistung darstellt, ist die *Vorstellung* der Existenz eines programmierten Todes keine wirkliche Überraschung. Apoptose ist ja (wie wir bereits in Kapitel 1 erfahren haben) schon lange bekannt.

Allerdings ergibt sich aus der Existenz von Todesgenen noch eine weitere Frage: Wenn es Todesgene gibt, existieren dann auch «Lebensgene»? Wenn eine Zelle aufgrund der Existenz von so etwas wie Apo-1 dem Untergang geweiht ist, gibt es dann auch molekulare Mechanismen, die die Vernichtung aufhalten können? Sind bereits welche isoliert worden? Die Antwort lautet wieder einmal: Ja. Und niemand war überrascht, daß diese Entdeckung im Rahmen der Krebsforschung gemacht wurde.

Das *bcl-2*-Gen

Tumorforscher haben mit so großem Fleiß neue Todesgene isoliert, daß fast jeden Monat neue Sequenzen veröffentlicht werden. Aber mittlerweile sind auch Gensequenzen zu einiger Bekanntheit gelangt, die den entgegengesetzten Effekt haben. Tatsächlich wurden diese Gene zunächst aufgrund ihrer Eigenschaft isoliert, daß sie Zellen retten können, die sonst dem Untergang geweiht wären.

Eines dieser Überlebensgene heißt *bcl-2*. Bei seiner Entdeckung wurde es zunächst noch verkannt. Es wurde deshalb gefunden, weil es durch eine Mutation in ein bösartiges Gen verwandelt wird, das an der Entwicklung von Krebs beteiligt ist. Die stärkste Wirkung zeigt es jedoch, wenn es intakt ist: Es kann Zellen vor der Apoptose retten. Wenn das Gen in eine Zelle gebracht wird, die normalerweise auch eine «Todessequenz» trägt, kann diese dadurch gerettet werden und bleibt von der Apoptose verschont. Statt dessen entwickelt sie sich weiter und erreicht ihr normales Alter.

Wie funktioniert das Protein, das aus dem Gen *bcl-2* entsteht? Es beeinflußt die molekularen Vorgänge auf verschiedenen Ebenen, je nachdem, welchen Zelltyp man betrachtet. Für Nervenzellen zum Beispiel hat der Mechanismus sowohl bei Vertretern der Fehleranhäufungstheorie wie bei den Anhängern der Genetischen Programmierungstheorie Entzücken ausgelöst, vereinigt er doch Elemente beider Theorien in sich.

Sie erinnern sich an unsere Diskussion im vorigen Kapitel, nämlich daß freie Sauerstoffradikale in einer Zelle erheblichen Schaden anrichten können. Diese Substanzen sammeln sich als Stoffwechselnebenprodukte («Abfallstoffe») in Form vieler unterschiedlicher Moleküle, die als ROS-Moleküle (reaktive Sauerstoffspezies) bezeichnet werden, in der Zelle an. Das Bcl-2-Protein wirkt direkt auf die Entstehung solcher freier Radikale ein, indem es deren Bildung verringert. Keine ROS-

Moleküle, keine Zellschädigungen. Keine Zellschädigungen, keine Alterserscheinungen und infolgedessen auch kein dadurch herbeigeführter Tod. Auf diese Weise vereinigt dieses Protein Elemente beider Theorien über das Altern in sich. Wir stellen fest, daß das Altern von Zellen ein genauso komplexer Vorgang ist wie das ganzer Organismen.

Neben *bcl-2* gibt es noch weitere Überlebensgene. Und der Funktionsmechanismus ist wahrscheinlich noch komplizierter. So wurde zum Beispiel gezeigt, daß sich die lebenserhaltenden Bcl-2-Proteine an die den Zelltod vermittelnden BAX-Proteine binden können. Durch diese Bindung wird der Effekt beider Proteine neutralisiert, so wie durch ein entsprechendes Medikament ein übersäuerter Magen neutralisiert werden kann. Das Zellschicksal hängt also in diesem Fall von den Mengen dieser beiden Proteine ab. Wenn mehr BAX-Protein vorhanden ist, wird es alles Bcl-2-Protein binden und damit neutralisieren. Durch das übriggebliebene BAX geht die Zelle zugrunde. Ist dagegen mehr Bcl-2 vorhanden, wird die Zelle gerettet. Die Entscheidung hängt also von dem Verhältnis der beiden Proteine ab (Abb. 47).

Um die Sache noch weiter zu komplizieren: *bcl-2* ist nicht das einzige Überlebensgen. Für ein Experiment wurde ein Mäuseembryo so genmanipuliert, daß alle *bcl-2*-Gene zerstört waren. Wie man erwarten konnte, kam es zu einem ausgedehnten Zelltod. Nicht jedoch in Nervenzellen. Und der Zelltod war auch nicht so stark, daß dadurch die Entwicklung einer ansonsten gesunden Maus aufgehalten worden wäre. Viele Gewebe entwickelten sich normal, so daß es den Anschein hatte, daß es noch weitere Überlebensgene gibt, die nur bisher noch nicht entdeckt worden sind und die nun natürlich ebenfalls gesucht werden.

Alles in allem handelt es sich bei dem Zusammenwirken von Überlebens- und Todesgenen um sehr komplizierte Vorgänge. Ich habe hier nur einige wenige erwähnt. Jede Woche werden neue Faktoren entdeckt, so daß ich Ihnen auch gar keine aktuellen, vollständigen Angaben machen könnte. Andere Arbeiten in verschiedenen Labors auf der ganzen Welt haben darüber hinaus nicht nur einzelne Genprodukte untersucht, sondern auch die vielfältigen Wechselwirkungen zwischen unterschiedlichen Genen, die darüber entscheiden, ob eine Zelle überlebt oder zugrunde geht. Von diesen Ergebnissen möchte ich hier einige aufführen:

(1) Senstatin-Proteine. Diese Genprodukte können den Alterungsprozeß in Hautzellen, Gehirnnerven und bestimmten Blutgefäßzellen umkehren. Gentechnikfirmen wollen diese Produkte in Mitteln ge-

Überlebens- und Todesgene

Es wurden Gensequenzen gefunden, die die Lebensspanne von Zellen und sogar von Organismen kontrollieren können. Hier einige Beispiele.

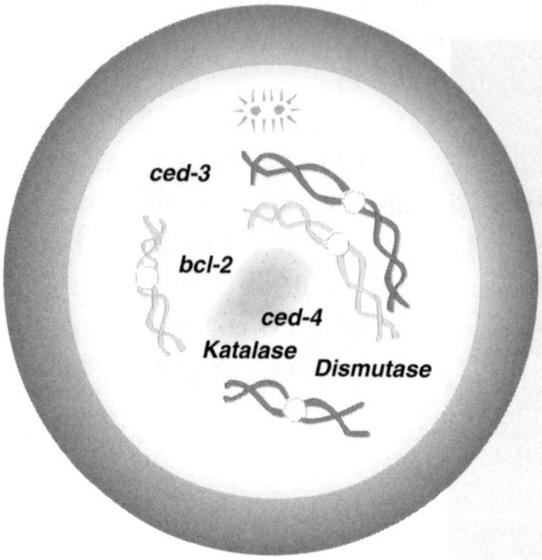

Der programmierte Zelltod (Apoptose) wird durch Gene kontrolliert. Einige Gene lösen den Prozeß aus. Diese Gene können in Zellen eingebracht werden, die normalerweise überleben würden. Sobald die Gene exprimiert werden, sterben die Zellen ab.

Andere Gene retten Zellen vor dem programmierten Tod. Man kann sie künstlich in Zellen einbringen, die Todesgene enthalten. Die Zellen überleben.

Überlebens- und Todesgene wurden in vielen Organismen gefunden. Im Experiment rechts wurden Gene des Menschen und des Fadenwurms verwendet.

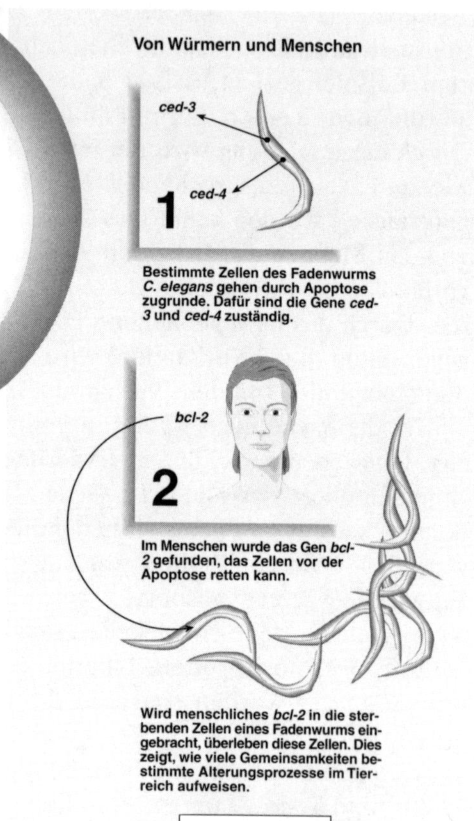

ABB. 47

«Neutralisierung» von Genprodukten

In einigen menschlichen Zellen kann sich das «Überlebens-Protein» Bcl-2 an das Genprodukt eines anderen Todesgens, das Protein BAX, binden. Dadurch «neutralisieren« sich beide Proteine in ihren Wirkungen. Ist mehr Bcl-2 als BAX vorhanden, überlebt die Zelle, andernfalls geht sie zugrunde.

1 Bcl-2 und BAX binden sich aneinander. **2 Überschüssiges freies Bcl-2 bedeutet Überleben.** **3 Überschüssiges freies BAX bedeutet Zelltod.**

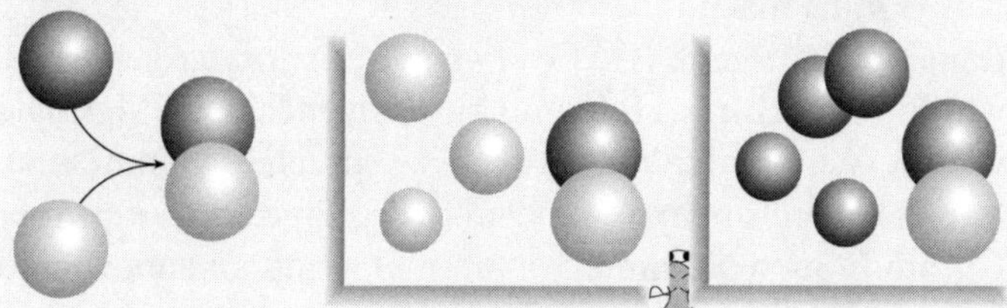

ANTIOXIDANTIEN UND ALTERN

Katalase und Superoxid-Dismutase sind zwei Enzyme, die ROS-Moleküle zerstören. Sie könnten beim Altern eine Rolle spielen.

Auch in Taufliegen entstehen ROS-Moleküle, doch die Tiere besitzen die beiden Enzyme nicht. Setzt man die Enzym-Gene künstlich in Taufliegen-Embryos ein, werden die Fliegen im Schnitt 33 % älter als üblich.

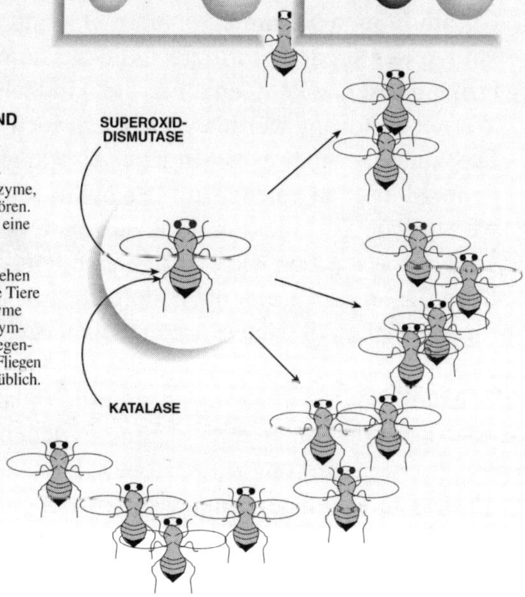

gen die Alterung der Haut und bei der Arteriosklerosebehandlung vermarkten.

(2) Die Todesgenprogramme M1 und M2 (M für engl. *mortality* – Sterblichkeit). Als hierarchische Anordnung von Genprodukten arbeiten diese beiden Programme tandemartig miteinander. Sie wurden in menschlichen Zellen entdeckt und enthalten solche krebsauslösenden Gene wie das Retinablastomgen und ein Protein, das als p53 bezeichnet wird. M1 leitet den Alterungsprozeß langsam ein und aktiviert dann M2, das den Zellen dann rasch den Garaus macht.

(3) Langlebigkeitsgene (LAG – *longevity assurance genes*). Diese Gene wurden zunächst in Hefe und kürzlich auch beim Menschen nachgewiesen. Wir werden noch auf sie zu sprechen kommen.

(4) Verschiedene andere Gene und Proteine. Auf den menschlichen Chromosomen Nummer 1, Nummer 4 und an einigen anderen Stellen wurden Gene identifiziert, die zusammen mit anderen das Altern auslösen. Die Gene für die kindliche Vergreisung und das Werner-Syndrom werden sicherlich auch bald gefunden werden. Die Tatsache, daß es zahlreiche Alterungsgene gibt (Schätzungen beim Menschen reichen bis zu mehreren tausend), ist nicht verwunderlich. In einem komplizierten Organismus wie dem Menschen gibt es eben viele Möglichkeiten, den Alterungsprozeß zu beeinflussen. Es sieht nicht danach aus, als sei ein einziges Gen für sämtliche Alterungsvorgänge gleichzeitig verantwortlich.

Diese unvollständige Liste macht deutlich, daß wir gerade erst beginnen, die Zusammenhänge zwischen toxischen Stoffwechselprodukten und Zellprogrammierung zu verstehen. Und zum allergrößten Teil wurden diese Entdeckungen zunächst bei Zellen in Gewebekulturen gemacht.

Wenn Entdeckungen so neu (und anscheinend so spektakulär) sind wie diese, müssen sie mit besonderer Vorsicht betrachtet werden. Zwischen dem Leben von Zellen in Kulturgefäßen und in richtigen Organismen besteht ein riesiger Unterschied. Sind die Gene, von denen wir gerade gesprochen haben, für das Leben von vollständigen Organismen überhaupt von irgendeiner Bedeutung? Können wir solche Proteine auch in Versuchstieren manipulieren und erhalten dann immer noch so aufsehenerregende Ergebnisse? Über solche Fragen werden wir uns im nächsten Abschnitt unterhalten. Dann werden wir noch deutlicher sehen, was ein wirklich spannendes Forschungsfeld ist.

Die Diskussion soll eröffnet werden mit den Reaktionen auf einen sehr menschlichen Tod. In diesem Fall den eines grausamen Diktators und der Reaktion seiner Frau darauf.

Tod auf den Philippinen

Imelda Marcos ist die Witwe des früheren philippinischen Diktators Ferdinand Marcos. Sie hatte große Mühe, mit den zwei großen Verlusten ihres Lebens, dem ihres Mannes und dem des Lebens als Präsidentengattin, zurechtzukommen. Als ihr Mann auf Hawaii starb, bekam sie keine Erlaubnis, den Leichnam zur Beisetzung nach Hause zu bringen. Um weiterhin ihre Liebe für ihren geliebten Marcos zu bezeugen, wechselte sie der Leiche zweimal pro Woche das Hemd. An seinem Geburtstag im Jahre 1990 gab sie ihm eine verschwenderische Party, an der er selber (oder vielmehr seine Leiche), aufgebahrt in einem gekühlten Sarg, anwesend war. Der Abend erreichte seinen Höhepunkt, als Imelda ihrem Verblichenen ein herzzerreißendes Geburtstagsständchen brachte.

Schließlich schien sie den Tod ihres Mannes doch zu überwinden. Das Jahr 1992 war voller Naturkatastrophen wie dem Hurrikan Andrew, mehreren Taifunen, Vulkanausbrüchen und Stürmen. Imelda spürte, daß diese Katastrophen wohl von dem ruhelosen Geist ihres Gatten verursacht sein mußten, der nicht zur Ruhe kommen konnte, bevor er nicht auf den Philippinen beerdigt worden sein würde. Sie sagte: «Schaut nur diese Taifune, die Vulkanausbrüche und all das, was in Amerika vorgeht, an. Um der Republik der Philippinen und um ihrer Bewohner willen müssen wir die Überreste des Präsidenten beisetzen, damit diese negativen Schwingungen ein Ende haben.»

Das Thema Altern

Imelda hatte anscheinend ihre Schwierigkeiten, die Begrenztheit des Lebens anzuerkennen. Daß diese in der Natur des Menschen liegt und daß eines Tages sogar sie selber sterben würde, lag ihr wahrscheinlich sogar noch ferner. Vererbung und Lebensspanne sind nicht nur zentrale Begriffe für das Verständnis der menschlichen Trauer, sondern auch für die biochemische Forschung über das Altern. In diesem Abschnitt möchte ich die Vorstellung eines unsterblichen Leichnams dazu nutzen, um unser Wissen über die Gene des Alterns mit der Lebensspanne zu verknüpfen. Wir schauen uns die Ergebnisse von Experimenten an, die nicht mit pazifischen Diktatoren gemacht worden sind, sondern mit Taufliegen, Hefen und einer bestimmten Sorte kleiner Würmer.

Bereits mit Hilfe der klassischen Genetik kann gezeigt werden, daß die Lebensspanne eine starke genetische Komponente hat. Das bedeutet, daß Ihre maximale Lebenszeit etwas damit zu tun hat, wie alt Ihre Eltern geworden sind. Diese Behauptung konnte durch Laborexperimente mit Fruchtfliegen untermauert werden. Die normale Lebensspanne dieser Insekten beträgt 40 Tage. Doch wenn man nur die Tiere miteinander kreuzt, die sowieso schon am ältesten werden, kann man die Lebensspanne im Verlauf von erstaunlich wenigen Generationen auf 80 Tage verdoppeln. Einzelne der Insekten aus diesen Versuchsreihen lebten sogar fast sechs Monate lang. Wenn man diese Experimente auf die Lebensdauer von Menschen umrechnet, hätte es 1500 Jahre gedauert, bis man zu diesen Ergebnissen gekommen wäre. Die Kinder, die aus diesen Experimenten hervorgegangen wären, wären allerdings auch 400 bis 700 Jahre alt geworden.

Wie ich bereits im vorigen Abschnitt angemerkt hatte, hat dieser Zusammenhang zwischen Genen und Lebenserwartung noch weitere überraschende Perspektiven aufgezeigt. Zur Freude vieler Forscher scheinen die Gene, die für das Altern in Zellkulturen sorgen, auch in ganzen Organismen zu funktionieren. Das gilt zum Beispiel für die LAG-Gene der Hefe, die wir bereits erwähnt haben. Sie können die Lebensspanne einer Hefezelle um mehr als 30 % verlängern. Solche Gene wurden ebenfalls beim Menschen gefunden. Andere Gensequenzen, die beim Menschen mit Krebsentstehung in Zusammenhang gebracht werden, wurden auch in Hefe nachgewiesen. Wenn die krebserzeugenden Formen dieser Gene aus menschlichem Gewebe in Hefezellen eingebracht werden, verdoppelt sich die Lebensspanne dieser kleinen Lebewesen. Beobachtungen aus Zellen können also durchaus auch einmal auf ganze Lebewesen übertragen werden, wenn auch hier auf sehr kleine. Und sicher ist, daß genetische Sequenzen die Uhr des Lebens beeinflussen.

Würmer und Menschen

Ein großer Teil der Versuchsdaten wurde nicht durch Versuche mit Insekten oder Zellkulturen gewonnen, sondern durch Experimente mit einem außergewöhnlichen Wurm. Er ist etwa so groß wie ein Komma, aber sein Name ist so lang, daß er schon fast wie ein wissenschaftliches Kompliment klingt: *Caeborhabditis elegans* (glücklicherweise meist abgekürzt als *C. elegans* oder noch kürzer «Fadenwurm»). Dieser Nematode hat einige außergewöhnliche Eigenschaften. Alle 45 Sekunden gibt er seine Ausscheidungen ab, und er versucht, sich mit allem, was er sieht, zu paaren (sogar mit seinem eigenen Hinterteil). Aufgrund seiner vergleichsweise einfachen Anatomie und Biochemie konnten auch die Alterungsprozesse mit soliden wissenschaftlichen Methoden untersucht werden. Dabei ergaben sich erstaunliche Ergebnisse.

Wie beim Menschen beinhaltet auch die Entwicklung eines Fadenwurms Zelleben und Zelltod. Zwei Gene wurden gefunden, die für den Zelltod verantwortlich sind; sie wurden mit *ced-3* und *ced-4* bezeichnet. Wenn diese Gene abgeschaltet sind, stirbt eine Zelle nicht. Und wie beim Menschen gibt es auch hier ein Gen, das den Zelltod blockiert. Dieses Gen heißt *ced-9*. Wenn dieses Gen inaktiviert ist, sterben die Zellen. Ist es vorhanden, tritt der Zelltod nicht ein. Als die Struktur des Ced-9-Proteins bestimmt wurde, gab es eine riesige Überraschung: Es sah fast aus wie das Bcl-2-Protein, dem lebenserhaltenden Gen in menschlichen Zellen. *Und wenn das menschliche* bcl-2-*Gen in – dem Untergang geweihte – Wurmzellen eingebracht wurde, wurden diese Zellen gerettet, so als wären sie menschliche Zellen!*

Das war nun wirklich eine dramatische Entdeckung. Obwohl es einen riesigen Abstand in der evolutiven Entwicklung zwischen Fadenwurm und Mensch gibt, existieren gemeinsame Alterungsmechanismen. Oder besser gesagt, Menschen und Fadenwürmer besitzen ähnliche Proteine mit gleichen Funktionen. Daß das gerade erwähnte Experiment funktioniert, ist ein starker Hinweis darauf, daß Todesvorgänge im gesamten Tierreich ähnlich verlaufen. Und es stärkt auch die Glaubwürdigkeit, wenn wir Versuchsreihen zum Menschen zuerst mit Tierversuchen zu begründen versuchen.

Untersuchungen dieses kleinen Fadenwurms haben die Sicht der Forscher auf die multifaktoriellen Prozesse des Alterns verändert. So gibt es im Fadenwurm ein Gen namens *daf-2*. Wenn dieses eine Gen mutagenisiert (das heißt experimentell außer Funktion gesetzt) wird, dann verdoppelt sich die Lebensspanne von *C. elegans*. Das *daf-2*-Gen kann also damit als das «Schlüsselgen» (engl. «master gene») des Alterns im Fadenwurm bezeichnet werden, weil das Protein, dessen Bauplan dieses Gen trägt, die Aktivität zahlreicher anderer Gene kontrolliert. Wie wir bereits zahlreiche Male beobachten konnten, ist das Altern die Folge einer Vielzahl genetischer Prozesse. Und zumindest beim Fadenwurm haben wir herausgefunden, daß eine Menge dieser Vorgänge unter der Kontrolle eines einzigen molekularen «Hauptschalters» stehen kann.

Ein menschliches Programm

In mancherlei Hinsicht erinnern mich diese molekularen Schalter nicht nur an biochemische Vorgänge, sondern auch an historische Ereignisse, insbesondere an den zu Anfang des Kapitels erwähnten französischen General. Die Vorgänge, die zu seinem Tod führten, wurden schließlich durch eine einzige Entscheidung eingeleitet, so ähnlich wie die Aktivierung eines einzigen Fadenwurmgens. Ich werde das gleich erklären.

Im Jahre 1812 hatte Napoleon einen verheerenden militärischen Fehlschlag zu verdauen. Er war gerade mit nur noch 10 000 Soldaten von seinem Rußlandfeldzug zurückgekehrt, in den er mit einer halben Million Männern gezogen war. Ganz Europa begann sich gegen den angeschlagenen Kaiser von Frankreich aufzulehnen, und auch die Franzosen ließen sich davon anstecken. Napoleon wurde festgenommen, seine Regierung abgesetzt und er selber ins Exil nach Elba verbannt. Die Einzelentscheidung, die zu Napoleons Tod führen sollte, fiel kurz danach. Die Macht des Generals war so groß, daß er nach seiner Flucht von Elba und seiner Rückkehr nach Frankreich dem Volk seine Brust entblößen konnte und rief: «Erschießt mich oder folgt mir!» Worauf das Volk natürlich beschloß, ihm wieder zu folgen. Was ähnliche Auswirkungen hatte, wie ein Todesgen zu aktivieren.

Im Jahre 1815 führte Napoleon seine Soldaten in die tragische Schlacht von Waterloo. Über 42 000 Menschen verloren ihr Leben in der größten Schlacht, die Europa bis dahin erlebt hatte. Dies war auch das Ende des Kaisers. Er wurde auf die bereits bekannte einsame Insel im Südatlantik verbannt, wo er sechs Jahre später eine fatale Begegnung mit einem Krebsgen haben sollte.

Schlußbemerkungen

In ähnlicher Weise wie eine einzige fatale Entscheidung einen ruhmsüchtigen General reaktivieren kann, können auch Gene Zellen und sogar ganze Organismen dazu veranlassen, zu altern und zu sterben. Es ist noch gar nicht so lange her, da hätte man sich mit der Behauptung, daß solche Gene existieren, lächerlich gemacht. Der menschliche

Körper wurde mit einer Klippe am Meer verglichen, die kontinuierlich durch die rätselhafte «Macht der Zeit» immer weiter abgetragen wird. Die Fehleranhäufungstheorie entstand großenteils aus diesem Denken heraus, und in unseren Köpfen formte sich allmählich die Vorstellung einer festgelegten, unabänderlichen Lebensspanne.

Durch die Entwicklungen der Molekularbiologie wurden diese Vorstellungen allmählich in Frage gestellt. Die Vorstellung eines programmierten Todes, ausgelöst durch die geplante Auslösung von Todesgenen, wurde modern. Um ehrlich zu sein, die Fehleranhäufungstheorie als *alleinige* Ursache für das Altern war immer eine irrige Vorstellung. Es war schon seit vielen Jahrzehnten bekannt, daß Zelltod in vielen embryonalen Geweben eine Grundvoraussetzung für die Entwicklung vieler lebensnotwendiger Organe ist. Aber Prozesse, die mit der Entstehung des Lebens zu tun haben, mit denen zu verknüpfen, die an seinem Ende stehen, das schien doch zunächst etwas zu weit hergeholt. Erst als entsprechende Gensequenzen isoliert werden konnten, kamen solche Ideen in den Bereich des Denkbaren. Und im Laufe der Zeit wurde es dann möglich, auch die entsprechenden biochemischen Vorgänge in eine solide entwicklungsbiologische Theorie einzubauen.

Je mehr Ergebnisse veröffentlicht wurden, desto klarer wurde, daß beide Mechanismen ihren Einfluß haben. Die Alterungsforschung stellte sich nun Fragen wie: «Warum schaltet sich ein bestimmtes Gen zu einem gegebenen Zeitpunkt ab? Wodurch wird die Menge eines bestimmten Proteins in der Zelle geregelt? Und wie beeinflussen diese Veränderungen die Lebensspanne eines Organismus?» Das sind die Fragen, die heute auf dem Programm stehen. Ihre Beantwortung erfordert zugleich beide Theorien und keine der beiden Theorien. Toxische Substanzen häufen sich an, weil Gene abgeschaltet worden sind. Gene werden abgeschaltet, weil sich toxische Substanzen angehäuft haben. Die Forschung wird noch zu klären haben, was zuerst kommt und welche Zelle sich wie verhält.

Hinter der Aussage, daß Altern zumindest teilweise auch genetisch bedingt ist, steckt jedoch ebenfalls viel Sprengstoff. Wenn eine Veränderung von Genen in niederen Organismen deren Lebensspanne verändern kann *und* wenn diese Prozesse vom Fadenwurm bis zum Menschen konserviert sind – heißt das dann, daß wir vielleicht eines Tages auch in der Lage sind, unser eigenes Leben und das unserer Kinder zu verlängern?

Die Antwort auf diese unglaubliche Frage lautet: «Vielleicht.» Es genügt, die Wörter «eines Tages» durch «bald» zu ersetzen. Oder durch «jetzt schon». Das hängt davon ab, wen Sie fragen. Dieser Gedanke soll das Thema unseres letzten Kapitels sein.

15

Die Uhr zurückdrehen

Wie kaum einem anderen Menschen ist es Alfred Nobel gelungen, sich der Unsterblichkeit zu nähern.

Der 1833 in Stockholm geborene Chemiker und Stifter des bedeutendsten Wissenschaftspreises der Welt war an vielen Dingen interessiert. Er war gleichzeitig Wissenschaftler, Erfinder und ein hervorragender Industrieller, der bis zu seinem Tod ein Vermögen von damals neun Millionen Dollar anhäufen konnte. Den Löwenanteil stiftete er später für seinen Preis.

Sein Hauptinteresse galt jedoch Sprengstoffen und Munition. Auf diesem Feld hat er einige bedeutende Beiträge geleistet, darunter die Erfindung des Dynamits. Im übrigen interessierte er sich für jede chemische Substanz, die in der Lage war zu explodieren. Eines dieser Interessen führte zu einer großen Tragödie in seinem Leben. Vielleicht hat er seinen Preis auch deswegen gestiftet.

Nobel war damit beschäftigt, die Wirkungen des Nitroglyzerins zu erforschen, eines flüchtigen Explosivstoffs mit großer Sprengkraft. Obwohl er die Substanz nicht selber erfunden hatte (diese Ehre gebührte einem italienischen Chemiker), entwickelte er doch die Lösung eines sehr gefährlichen Problems. Wie Sie vielleicht bereits wissen, ist Nitroglyzerin so explosiv, daß die geringste Erschütterung eine Explosion auslösen kann. Viele Experimentatoren waren bei Versuchen mit dieser Chemikalie schon zu Schaden gekommen. Noch größer war der Verdruß darüber, daß man mit dieser Verbindung zwar über einen hochwirksamen Sprengstoff verfügte, den man aber ohne größte Gefahren nirgendwohin transportieren konnte. Eineinhalb Jahrzehnte verstaubte Nitroglyzerin daher als Kuriosität in den Laboratorien.

Dann wurde Nobel darauf aufmerksam. 1860 entwickelte er eine Methode, mit der man das flüssige Nitroglyzerin sicher transportieren konnte. Das war ein großer Fortschritt. Nun war Nobel in der Lage, die erste Nitroglyzerinfabrik der Welt aufzubauen.

Eines Tages explodierte diese Fabrik. Dabei kamen fünf Menschen ums Leben, darunter Nobels jüngerer Bruder Emil. Alfred Nobel entschied, daß die nächste Fabrik in einer menschenleeren Gegend stehen sollte. Hierzu benutzte er ein Boot, das groß genug für eine kleine chemische Fabrik war, und verankerte es in der Mitte eines einsamen Sees.

Die Auswirkungen dieser Tragödie verbitterten Nobel, als er älter war, ebenso wie die Verwendung seiner Erfindung zu Kriegszwecken, und er stiftete aus seinem Vermögen einen Preis. Sein Vermögen sollte folgendermaßen verwendet werden:

> *«Das Kapital soll investiert werden … Die Zinsen sollen alljährlich in Form von Preisen ausgeschüttet werden an diejenigen, die im Verlauf des vergangenen Jahres der Menschheit zum größten Nutzen verholfen haben … unabhängig von der Nationalität des Kandidaten.»*

Testamentarisch waren zunächst fünf Preise vorgesehen: für den Weltfrieden, für Medizin, Physiologie, Physik, Chemie und Literatur. 1968 stiftete die Schwedische Reichsbank einen weiteren, den Nobelpreis für Wirtschaft. Der Nobelpreis ist mittlerweile zum begehrtesten Wissenschaftspreis der Welt geworden. Zuerst vergeben im Jahre 1901, wird er wohl noch viele Generationen lang Bestand haben. Durch die Preisstiftung ist Nobels Vermögen unsterblich geworden, und auch er selbst hat ein wenig von dieser Unsterblichkeit abbekommen.

Eine Einführung in den folgenden Abschnitt

In diesem Abschnitt soll es um die Lebensverlängerung komplexer Lebewesen gehen. Im letzten Kapitel sprachen wir über molekulare Zeituhren, Todesgene und lebensverlängernde Proteine. Wir haben gesehen, wie diese ungeheuer komplexen Moleküle zusammenwirken, um Embryos aufzubauen und Erwachsene umzubringen. Durch Veränderungen einiger dieser Gene ist es bereits gelungen, die Lebensspanne von Zellen oder ganzen Organismen zu verlängern oder zu verkürzen. Übrig bleiben noch folgende Fragen: Kann man so etwas auch bei Menschen machen? Können wir unsere Lebensspanne beeinflussen? Und wenn ja, brauchen wir dafür komplizierte Chemikalien, oder kann es uns mehr nutzen, unseren Lebensstil umzustellen?

Dieser letzten Frage wollen wir uns zuerst zuwenden und die Auswirkungen von Ernährung und Sport auf die menschliche Lebenserwartung untersuchen. Dann soll es um verschiedene Möglichkeiten gehen, wie vielleicht eines Tages die Lebensspanne des Menschen durch Hormongaben dramatisch beeinflußt werden kann. Schließlich wollen wir die Rolle verschiedener Gene beim Alterungsprozeß diskutieren, indem wir das, was wir bereits über einfachere Organismen erfahren haben, jetzt auch auf unsere eigene Lebenserwartung ausdehnen.

Doch zu Beginn möchte ich einige Bemerkungen über das Datenmaterial machen, das in diesem Abschnitt vorgestellt wird. Unser Wunsch nach Unsterblichkeit entsteht in jeder Generation neu aus dem Willen zu überleben. Dieses starke Verlangen hat zu einem Dschungel an phantasievollen Mythologien geführt, wodurch unser Leben verlängert werden kann und wodurch nicht. Um einen klareren Durchblick zu bekommen, müssen wir diesen Dschungel mit der scharfen Machete der wissenschaftlichen Literatur durchdringen und uns auch von manchen Vorstellungen verabschieden, die teilweise bereits seit der Antike verbreitet sind. Selbst im 20. Jahrhundert geistern immer noch so viele irrige Meinungen darüber herum, wie man das Leben verlängern könnte, daß man damit ganze Enzyklopädien füllen könnte. In vielerlei Hinsicht verstellen diese falschen Vorstellungen den Blick auf so manchen wirklich eindrucksvollen Fortschritt; die moderne Wissenschaft hat durchaus einiges zur menschlichen Lebenserwartung zu sagen, was enorme Folgen haben kann. Und diese Perspektiven sind um so aufregender, als sie nicht nur auf unseren Wünschen begründet sind, sondern eine konkrete wissenschaftliche Basis haben. Als erstes wollen wir auf die Möglichkeiten eingehen, die uns unser Lebensstil bietet.

Körperliche Aktivität und Lebenserwartung

Wir werden uns nun die verschiedenen Gewebe und Organsysteme im Hinblick darauf ansehen, wie körperliche Aktivität einige der Effekte des Älterwerdens zu verlangsamen vermag. Es muß aber schon zu Beginn klar sein, daß Sport kein Allheilmittel ist, das die Uhr des Lebens völlig zum Stillstand bringen kann. Im Gegenteil, manche Gewebe können durch Überanstrengung sogar ernsthaft geschädigt werden. Vielmehr ist regelmäßiger Sport gut für die Gesundheit und verbessert die Lebensqualität im Alter erheblich. Dagegen ist Sport keine Garantie dafür, lange zu leben.

Haut

Der Alterungsprozeß, den wir im zweiten Teil dieses Buches besprochen haben, betrifft alle drei Schichten der Haut. Zellen der Epidermis werden schneller abgebaut als ersetzt. Proteine der Dermis vernetzen sich miteinander, wodurch diese Schicht weniger elastisch wird. Sogar das Unterhautfettgewebe ist betroffen und schrumpft, und das Fett verteilt sich ungleichmäßig. Wenn zu diesen Entwicklungen noch eine schleichende Abnahme der Produktion der Talgdrüsen und der Fähigkeit zu schwitzen kommt, sieht das Ganze gar nicht mehr gut aus. Die Haut wird empfindlicher für Verletzungen, es bilden sich Falten und Runzeln; außerdem ist sie viel trockener.

Kann Sport etwas dagegen ausrichten? Ja und nein. Bewegung hat einen direkten Einfluß auf die Verteilung von Fett im ganzen Körper, einschließlich dem Unterhautfettgewebe. Ohne regelmäßigen Sport nimmt der Bauchumfang bei Männern durchschnittlich um 6–16 % und bei Frauen um 25–35 % zu. Dies hat etwas mit den natürlichen Veränderungen der Fettverteilung im Körper zu tun.

Glücklicherweise können Figurveränderungen, die durch Fettablagerungen verursacht werden, wieder vollständig rückgängig gemacht werden. Dies zeigten Untersuchungen mit älteren Erwachsenen, die vorher keinerlei Sport getrieben hatten und die mit regelmäßigem Training begonnen hatten. Solange das Training fortgesetzt wurde, behielten sogar ältere Erwachsene eine gute Figur. Fett wurde durch fettarmes Gewebe unter der Haut ersetzt, und insgesamt sank der Anteil der Fettgewebe im Körper.

Doch was ist mit den anderen Aspekten der Hautalterung? Können Falten, Runzeln und Hauttrockenheit ebenfalls durch Sport beeinflußt werden? Die Antwort hierauf ist weniger eindeutig. Sport kann die Durchblutung verbessern. Gewebe, die gut durchblutet sind, ausreichend Nährstoffe erhalten und deren Stoffwechselprodukte vollständig beseitigt werden, altern nicht so schnell. Das gilt bis zu einem gewissen Grad auch für unsere Haut.

Leider gibt es keinerlei Sportart, die die Faltenbildung vollständig aufhalten kann. Die Uhr des Lebens befiehlt, daß sich die Hautzellen im Alter nicht mehr so schnell regenerieren und die Haut natürlicherweise schwächer wird. Auch der Verlust von Talgdrüsen und die damit verbundene Hauttrockenheit sind unvermeidbar. Umwelteinflüsse wie Sonnenlicht, Hitze, Kälte, Luftfeuchtigkeit usw. tragen ebenfalls ihren Anteil zur Hautalterung bei. Diese Schädigungen können durch Sport nicht aufgehalten werden, sondern nur durch einen Schutz der Haut vor diesen Einflüssen.

Angesichts dieser unvermeidbaren Entwicklungen werden zahlreiche Kosmetika verkauft, die einige Effekte der Hautalterung künstlich umkehren sollen. Die meisten Produkte für «reife Haut» enthalten die Substanz AHA (engl. für α-Hydroxysäure). Diese Verbindung beschleunigt die Regeneration der Hautzellen, wodurch sich die normalen Abnutzungsvorgänge etwas verlangsamen. Möglicherweise ist jedoch die Wirksamkeit dieser Produkte durch einen weiteren Umstand begrenzt: Wie wir bereits bei unserer Diskussion über Telomere gesehen haben, haben auch Zellen keine unbegrenzte Lebensspanne. Sie können sich vielmehr nur begrenzt oft teilen, bevor sie zugrunde gehen oder genetische Schädigungen auftreten. AHA kann daher nur so lange wirkungsvoll sein, wie die Zellen auf einen solchen Reiz reagieren und sich noch weiter teilen können.

Alles in allem kann sportliche Betätigung nur einzelne Aspekte unserer Hautalterung beeinflussen. Fettablagerungen können noch am ehesten durch regelmäßigen Sport wieder rückgängig gemacht werden. Aber bei den Vorgängen, wo Genregulation im Spiel ist, etwa bei der Erneuerung von Nervenzellen oder den begrenzten Fähigkeiten der Zelle zur Zellteilung, sind solche klaren Aussagen nicht möglich. Es kann sogar sein, daß diese Vorgänge durch Sport überhaupt nicht beeinflußt werden. Um hier etwas auszurichten, ist es notwendig, die Umwelteinflüsse zurückzudrängen oder chemisch zu intervenieren.

Skelettmuskeln

Die Literatur über die Auswirkungen von Sport auf die Skelettmuskeln ist voller guter Neuigkeiten. Tatsächlich sind die Skelettmuskeln von allen Körpergeweben am leichtesten von außen zu beeinflussen.

Wie wir bereits erfahren haben, nimmt die Muskelmasse bei älteren Erwachsenen ab. Dies kann teilweise durch einen Verlust an Nervenzellen verursacht sein, die dem Muskel die Befehle geben, sich zu bewegen. Ein weiterer Grund dafür kann eine schlechtere Durchblutung sein, wodurch die Muskeln nicht mehr so gut mit Sauerstoff versorgt und die Abfallprodukte nicht mehr so gut abtransportiert werden können. Diese Einschränkungen führen zu muskulärer Inaktivität, und die molekularen Geier, die sich normalerweise auf inaktive Muskelfasern stürzen, haben freie Bahn, die Proteine alternder Muskeln aufzufressen.

Es gibt deutliche Hinweise darauf, daß der Muskelabbau verlangsamt werden kann. Wenn der Muskel aktiv bleibt, wird er nicht so schnell schrumpfen. Das Muskelgewebe kann seine Stärke in jedem Alter erhalten oder sogar noch steigern. Tatsächlich können ältere Erwachsene durch körperliches Training vergleichbare Leistungssteigerungen erzielen wie jüngere Menschen.

Eine Untersuchung von Menschen zwischen 69 und 74 Jahren erbrachte einen Muskelkraftzuwachs von bis zu 22 % (im Vergleich mit den Fähigkeiten zu Beginn der Studie) sogar bei denjenigen Personen, die vorher keinen Sport getrieben hatten. Als Nebeneffekt normalisierte sich auch die Durchblutung wieder. Die Uhr des Lebens erweist sich also als recht gnädig zu unseren Muskeln, wenn wir älter werden.

Und was ist mit den Muskelnerven? Wenn man bedenkt, daß sich ein beschädigter Nerv kaum wieder regeneriert, ist dann mit einem solchen Nervenverlust nicht auch gleichzeitig die Aktivität des Muskels betroffen? Das ist leider nicht ganz auszuschließen. Die Tatsache, daß auch bei Personen, die ihr ganzes Leben lang Sport getrieben haben, die Muskelkraft und die Ausdauer allmählich nachlassen, deutet darauf hin, daß es auch irreversible Veränderungen gibt. Und solche Veränderungen können sicher zum Teil auf Veränderungen des Nervengewebes zurückzuführen sein.

Aber trotz alledem zeigen unsere Muskeln wirklich ein erstaunliches Regenerationsvermögen. Wir haben nun einmal *sehr* viele Nervenzellen in unserem Körper, und es gibt Hinweise darauf, daß die Kommunikation zwischen Nerven und Muskeln auch im hohen Alter noch ausgebaut werden kann. Eine Studie verglich den Kraftzuwachs des Ellenbogenbeugemuskels bei jüngeren und älteren Männern. Durch ein konsequentes Training konnten beide Gruppen einen Leistungszuwachs verbuchen. Bei den jüngeren Männern erhöhte sich vor allem die Muskelmasse, dies war bei den älteren nicht der Fall. Wie in der Studie berichtet wird, war der Kraftzuwachs bei diesen durch – leider nicht näher beschriebene – «neurale Faktoren» verursacht. Es scheint möglich, daß ein Muskel auch dann noch über alternative Nervenbahnen mit dem Gehirn in Kontakt bleiben kann, wenn die ursprünglich dafür zuständigen Nervenzellen bereits abgestorben sind. Hierbei handelt es sich allerdings noch um eine Hypothese, die noch durch weitere Forschungen erhärtet werden müßte.

Knochen

Die Muskeln können sich also regelmäßiger Belastung auch im Alter noch gut anpassen. Wie sieht es nun mit den Knochen aus? Sie erinnern sich, daß die Knochenalterung vor allem mit einem Mineralverlust einhergeht. Das Knochengewebe wird nicht nur schwächer, sondern auch brüchiger. Und weil die Reparaturmechanismen im Alter nicht mehr so aktiv sind, verheilen Knochenbrüche schlechter.

Kann die altersbedingte Demineralisierung gestoppt werden? Es wurde oft vermutet, daß die verminderte Knochenstärke etwas damit zu tun hat, daß sich die älteren Menschen nicht mehr so viel bewegen. Umgekehrt würde das dann auch bedeuten, daß mehr Bewegung nicht nur zu einer Zunahme der Knochenmasse, sondern auch der Knochenfestigkeit führt.

Die Fachliteratur ist sich in dieser Frage jedoch uneins. Während die einen Studien zu dem Ergebnis kommen, daß leichte bis mäßige körperliche Betätigung zu einem höheren Knochenmineralgehalt führt, halten andere Untersuchungen solche Schlüsse für abwegig, weil die Demineralisierung der Knochen ein viel zu komplizierter Vorgang sei, als daß er einfach durch geringere Beanspruchung erklärt werden könnte. Die Wahrheit liegt vermutlich irgendwo zwischen diesen beiden Positionen. Die Speicherung von Mineralien in den Knochen ist eine komplizierte Sache; sie hängt von einer wirkungsvollen Aufnahme der Mineralstoffe der Nahrung im Dünndarm ebenso ab wie von dem Zustand der Zellen, die den Einbau in die Knochen bewerkstelligen. Der Einfluß körperlicher Aktivität auf diese Prozesse ist jedoch noch nicht ausreichend untersucht. Ein endgültiges Urteil über den Einfluß von Sport auf die Knochenstärke steht also noch aus.

Gelenke

Wenn Muskeln viel und Knochen möglicherweise gar nicht von Sport profitieren, wie sieht es dann mit den Gelenken aus? Gelenke altern ja durch komplexe Strukturveränderungen von Knorpel, Sehnen und Gelenkflüssigkeit. Kollagen- und Elastinmoleküle werden abgebaut, und damit läßt die gesamte Stabilität nach. Die Zusammensetzung des Knorpels ändert sich möglicherweise aufgrund von genetischen Ursachen. Und die Gelenkflüssigkeit wird dünnflüssiger, wodurch mehr Reibung entsteht. Unsere Gelenke werden steif, und wir können uns nicht mehr so gut bewegen.

Können wir diese Erosion irgendwie aufhalten? Hier lautet die Antwort leider: nein. Kein Trainingsprogramm der Welt kann die Schäden wieder beheben, die sich im Laufe von Jahren und Jahrzehnten ansammeln. Am ehesten können wir unseren Gelenken noch etwas Gutes tun, indem wir unsere Muskeln stärken, denn starke Muskeln können einiges von dem Druck abfangen, der sonst auf Sehnen und Gelenken lastet. Und weil körperliche Aktivität auch die Durchblutung der trainierten Regionen verbessert, können die noch aktiven Reparaturmechanismen besser an belastete Bereiche herankommen. Keinesfalls jedoch läßt sich der Abbau völlig zum Stillstand bringen. Übermäßige körperliche Anstrengung führt lediglich zu einem höheren Verletzungsrisiko.

Blut, Herz und Lungen

Die vielleicht wichtigsten Alterserscheinungen betreffen Herz, Lunge und die Blutgefäße. Diese Gewebe sind außerordentlich regenerationsfähig und können teilweise auch noch im Alter gestärkt werden.

Während der altersbedingte Gelenkverschleiß derjenige Vorgang ist, den wir von außen am wenigsten beeinflussen können, verhält es sich beim Herz-Kreislauf-System gerade umgekehrt. Hier können wir altersbedingten Schäden *am besten* vorbeugen. Besonders aufgrund des großen Interesses aus dem Bereich des Leistungssports ist über dieses Gebiet in den letzten beiden Jahrzehnten außerordentlich viel geforscht worden. Natürlich gab es dabei auch den einen oder anderen unseriösen Ansatz, was vielleicht durch das große Interesse der Medien noch gefördert wurde. Dennoch gibt es genügend wissenschaftlich fundierte Untersuchungen, um einige klare Aussagen treffen zu können. Die Ergebnisse klingen sehr ermutigend für alle, die allmählich in die Jahre kommen.

Viele Einzelergebnisse können in einem Satz zusammengefaßt werden: Wer sich sein Leben lang regelmäßig körperlich betätigt hat, bei dem sind die Alterserscheinungen des Herz-Kreislauf-Systems sehr viel weniger ausgeprägt. Selbst wenn das Training erst im fortgeschrittenen Alter aufgenommen wurde, sind dennoch äußerst positive Effekte zu beobachten. Hier zusammengefaßt einige der Ergebnisse aus der Fachliteratur:

(1) Maximale Sauerstoffaufnahme. Die altersbedingte Abnahme erfolgt weniger rasch, wenn ein moderates Bewegungstraining begonnen wurde. Menschen, die ihr ganzes Leben lang Sport getrieben haben, weisen die höchsten Werte in ihrer Altersgruppe auf. Doch auch bei den Fittesten nehmen die Werte mit zunehmendem Alter ab.
(2) Schlagvolumen. Trainierte Versuchspersonen hatten sowohl in Ruhe wie bei maximaler Anstrengung einen niedrigeren Puls als untrainierte. Der Herzschlag beschleunigt sich beim Einsetzen der Aktivität schneller und kann länger erhöht bleiben. Die wohl deutlichste Veränderung betrifft jedoch die linke Herzkammer. Diese kann – so-

lange das Training beibehalten wird – bei trainierten Personen eine kräftigere Kontraktion ausführen als bei untrainierten. Dadurch wird das größtmögliche Schlagvolumen und eine hohe Herzleistung selbst bei großer Anstrengung gewährleistet.
(3) Durchblutung. Bei älteren Menschen, die weiter Sport treiben, ist der Energiestoffwechsel in den Skelettmuskeln effektiver. Was bedeutet das? Diese Gewebe können einfach mehr Sauerstoff aus dem Blut entnehmen, das durch sie hindurchfließt. Damit können auch toxische Stoffwechselprodukte besser beseitigt werden, was wiederum eine geringere Gewebsschädigung zur Folge hat. Dies ist einer der Gründe, warum unsere Skelettmuskeln kaum schwinden, solange wir Sport treiben.
(4) Veränderte Blutzusammensetzung. Bei älteren Erwachsenen, die Sport treiben, ist der Fettstoffwechsel aktiver. Dies hat vor allem etwas mit dem Riesenmolekül HDL (*high density lipoprotein* – Lipoprotein hoher Dichte) zu tun, das wie eine Arche Noah in unseren Adern schwimmt. Diese Riesenmoleküle transportieren normalerweise Lipide zwischen Leber und Fettgewebe hin und her. Bei Menschen, die Sport treiben, ist die Zahl der HDL-Moleküle im Blut erhöht, das bedeutet, es schwimmen weniger freie Fettmoleküle in unserem Blutstrom. Diese lagern sich gerne an Stellen an, wo sie eigentlich nichts zu suchen haben, zum Beispiel an den Innenwänden unserer Blutgefäße. Während Cholesterin, Triglyceride (das sind «normale Fettmoleküle») und ähnliche Substanzen mit dem Alter im Blut normalerweise zunehmen, kann ihr Anteil im Blut durch regelmäßigen Sport wieder gesenkt werden.
(5) Allgemeine positive Auswirkungen auf andere Organe. Die verbesserte Durchblutung und günstigere Blutzusammensetzung hat positive Auswirkungen auf den ganzen Körper, auf die Haut, Verdauung, Ausscheidungsorgane, sogar auf die Geschlechtsorgane – falls wir im Alter körperlich aktiv bleiben.
(6) Auswirkungen auf die Lungen. Nach all diesen guten Nachrichten glauben Sie jetzt sicher auch, daß Sport gut für die Lungen sein muß. Schließlich sorgt eine verstärkte Atmung auch für mehr Sauerstoff im Blut, oder?

Das ist leider falsch. Vielmehr gibt es in der Literatur unterschiedliche Angaben über die Auswirkungen von körperlicher Aktivität auf Vitalkapazität und Sauerstoffversorgung. Das Problem besteht darin, daß Lungengewebe kein Muskelgewebe ist, das trainiert werden könnte. Es besteht vielmehr aus zarten, hautartigen Zellen, die nicht mehr «gesundtrainiert» werden können, wenn sie einmal beschädigt sind. Die einzigen Muskeln, die am Atemvorgang beteiligt sind, sind die Atemmuskeln, und diese können natürlich durch ein gezieltes Training gestärkt werden. Dennoch kann dadurch nur die Lungenkapazität vergrößert werden. Es macht einen Unterschied, ob man den Vorgang des Einatmens von Luft in die Lunge betrachtet oder den Übergang von Sauerstoff in den Körper. Deshalb ist es umstritten, ob Sport tatsächlich positive Auswirkungen auf das Lungengewebe hat.

Aber ganz unabhängig von den Auswirkungen auf die Lunge hat eine gesteigerte körperliche Aktivität auch für ältere Erwachsene etwas Positives. Gehen Sie nach draußen und bewegen Sie sich an der frischen Luft – das kann Ihre Lebensqualität erhöhen, auch wenn Sie schon älter sind.

Trotz allem ist hier noch eine Bemerkung notwendig, die vielleicht wie ein Widerspruch erscheinen mag. Mehrere Jahrzehnte Forschung haben *nicht* zeigen können, daß mit den wohltuenden Effekten körperlicher Betätigung auch eine Verlängerung der Lebens*spanne* verbunden ist. Es gibt keinerlei Hinweis darauf, daß die maximale Lebensspanne von 120 und noch ein paar Jahren durch was auch immer verlängert werden könnte. Lassen Sie mich das erklären.

Die Grenzlinie zwischen dem Altern und seinem Zusammenhang mit körperlicher Betätigung kann am besten durch einige Testfragen deutlich gemacht werden. Kann eine Stärkung der linken Herzkammer bei einem älteren Menschen den Haarausfall stoppen? Sicherlich nicht. Kann eine verbesserte Durchblutung dazu führen, daß niemals die Menopause eintritt? Auch nicht. Und ganz klar ist auch, daß ein alter Mensch, selbst wenn er sein ganzes Leben hindurch Sport getrieben hat, nicht mehr so stark ist wie ein – sogar untrainierter – junger Mensch, und daß der ältere eine geringere Lungenkapazität hat.

Dagegen ist Sport sicher dazu geeignet, die Lebensqualität im Alter deutlich zu erhöhen. Wenn wir uns regelmäßig bewegen, werden wir für einige Nebeneffekte des Alterns weniger anfällig. Wir bekommen auch nicht so leicht einen Herzanfall, Bluthochdruck und verschiedene andere Krankheiten, die mit Bewegungsmangel verbunden sind. Dafür sterben wir dann an etwas anderem. Bedenken Sie, daß der Alterungsprozeß sich sowohl aus genetischen als auch aus Umweltbedingungen zusammensetzt. Es sieht jedoch nicht danach aus, daß Sport die Uhr des Lebens völlig aufhalten könnte.

Die Rolle der Ernährung

Während also körperliche Betätigung unsere Lebensqualität im Alter deutlich verbessern kann, gibt es auch noch andere Faktoren, die unsere Lebenserwartung beeinflussen können. Es hat sich herausgestellt, daß wir um so kürzer leben, je mehr Kalorien wir zu uns nehmen. (Diese Aussage sollte allerdings sehr allgemein verstanden werden; ein streng wissenschaftlicher Nachweis beim Menschen konnte bisher nur in wenigen Fällen erbracht werden.) Die Laborergebnisse sind ziemlich eindeutig: Altern hat viel mit der Ernährung zu tun. *Die Uhr des Lebens scheint durch das beeinflußbar zu sein, was wir essen.*

Der Einfluß der Ernährung auf den Alterungsprozeß wurde zuerst bei Laborratten und -mäusen festgestellt. Wird die tägliche Nahrungszufuhr um 40 oder sogar 50 % eingeschränkt, treten eine Reihe von altersbedingten, lebensverkürzenden Erscheinungen nicht auf. So sind allgemein weniger Krankheiten zu beobachten, darunter auch Krebs. Die normalerweise im Alter auftretende Schwächung des Immunsystems unterbleibt; vielleicht ist dies der Grund für die größere Widerstandskraft gegen Krankheiten. Am überraschendsten war jedoch die Auswirkung auf die Lebenserwartung: Wurde eine Ratte so wenig gefüttert, daß sie gerade nicht verhungerte, wurde sie fast eineinhalbmal so alt wie die normal gefütterten Tiere. Dieses unerwartete Resultat deutete darauf hin, daß es noch weitere Einflüsse auf die Lebenserwartung gibt als körperliche Aktivität.

Selbstverständlich wurde auch die Zusammensetzung der Nahrung untersucht. Wie man herausfand, waren die lebensverlängernden Auswirkungen unabhängig vom Fettgehalt der Nahrung. Auch der Kohlenhydrat- und sogar der Proteinanteil spielte keine Rolle. *Entscheidend war die Kalorienmenge in der Nahrung.* (Um Mangelernährung bei den Versuchstieren auszuschließen, war der Vitamin- und Spurenelementgehalt der Nahrung bei allen Tieren gleich.)

Diese Hungerdiät blieb jedoch nicht ohne Nebenwirkungen. Die hungernden Tiere wurden längst nicht so groß wie die normal ernährten. Auch setzte die Geschlechtsreife später ein. Bei erwachsenen Tieren stand der Verlust von Körpergeweben hauptsächlich im Zusammenhang mit dem niedrigen Körpergewicht. Weiterhin war die Fortpflanzungsfähigkeit in vielerlei Hinsicht eingeschränkt. Ältere Tiere zeigten eine deutliche Verringerung der Körpertemperatur, einen niedrigeren Blutzuckerspiegel und insgesamt eine niedrigere Stoffwechselrate.

Einer der merkwürdigsten Effekte betraf die Hormonsekretion. Wachstumshormon, LHRH (ein Hormon, daß die Ausschüttung des luteinisierenden Hormons auslöst) und praktisch alle anderen Hypophysenhormone wurden nicht mehr gebildet. Dadurch waren dann auch die Hormone der Zielorgane (wie Schilddrüse, Keimdrüsen, Bauchspeicheldrüse und Nebennierenrinde) betroffen.

Später wurde herausgefunden, daß diese verringerte Hormonausschüttung viel zur Verzögerung des Alterns beiträgt. Wurden den hungernden Versuchstieren die fehlenden Hormone von außen zugeführt, lebten sie nicht mehr so viel länger, und der Schrumpfungsprozeß der inneren Organe wird verringert. Werden bestimmte Hormone verabreicht, kehrt auch die Fortpflanzungsfähigkeit wieder. Und die Zahl der Krebserkrankungen steigt wieder an.

Heißt das nun, daß wir, wenn wir nicht mehr so viel Schokoladenkuchen essen, 150 Jahre alt werden? Das mag zwar eine interessante Idee sein, aber niemand wird Ihnen darauf eine Antwort geben können. Es gibt lediglich einige Erfahrungswerte im Zusammenhang mit bestimmten Drüsenkrankheiten, insbesondere mit Schilddrüsenstörungen. Patienten mit verringerter Schilddrüsenaktivität (Hypothyreoidie) haben eine etwas höhere Lebenserwartung als Menschen mit normaler Schilddrüsenfunktion. Obwohl es für einen Zusammenhang zwischen Drüsenfunktion und Lebenserwartung noch keinen direkten Beweis gibt, sondern lediglich statistische Hinweise, hat es doch den Anschein, daß der bei den Labortieren nachgewiesene Effekt auch für Menschen nicht völlig auszuschließen ist.

Zu genaueren Aussagen sollte sich jedoch niemand hinreißen lassen, denn die Mechanismen, die einen verhungernden komplexen Organismus wie ein Wirbeltier dazu bringen, länger zu leben, sind noch kaum verstanden. Besonders auf zellulärer Ebene wurden verschiedene Erklärungsmöglichkeiten vorgeschlagen. So könnte zum Beispiel ein verringerter Hormonspiegel in bestimmten Zellen zu einer veränderten Genexpression führen. Damit könnte eine verringerte Zellteilung und ein geringerer Abbau von Telomersequenzen verbunden sein. Dadurch wiederum könnte es – wie auch immer – zu einem geringeren Verschleiß von Geweben und Organen kommen, einschließlich einer verringerten DNA-Schädigung. Doch wie sich diese Effekte in eine höhere Lebenserwartung umsetzen, bleibt nach wie vor ein Rätsel.

Eine weitere, sehr populär gewordene Ansicht hat etwas mit der Fehleranhäufungstheorie zu tun. Aus dieser Theorie wurde abgeleitet, daß die Lebenserwartung erhöht werden könnte, wenn man den ROS-Molekülen den Krieg erklärt. Deshalb wollen wir uns noch kurz mit dieser Hypothese befassen.

Die Rolle von Antioxidantien bei der Verlängerung der Lebenserwartung

Sie erinnern sich, daß die Anhäufung von aggressiven ROS-Molekülen in der Zelle zu Schädigungen wichtiger Moleküle führen kann. ROS-Moleküle sind jedoch nicht das Ergebnis verrückt gewordener Gene. Sie können auch durch Umwelteinflüsse entstehen, durch Luftverschmutzung, Pestizide, Strahlung, Chemikalien, Drogen und durch andere Gründe. Daraus ist die Frage entstanden, ob es auch Lebensmittelzusatzstoffe geben könnte, durch die die Zerstörungswut der ROS-Moleküle im Zaum gehalten werden kann; und welche Auswirkungen solche Antioxidantien auf das Altern des Menschen haben könnten.

Die Antwort der Fachliteratur ist einfach: Nichts Genaues weiß man nicht. Es hat Laborversuche gegeben, die Lebenserwartung von Versuchstieren durch Verfütterung von Antioxidantien wie Vitamin E zu verlängern. Ohne Erfolg. Auch andere Antioxidantien zeigten keinerlei Wirkung. Andere Versuchstiere wie Ratten, Meerschweinchen und unser kleiner Freund, der Fadenwurm, lebten ebenfalls nicht länger.

Einzig bei Experimenten, bei denen Gene direkt verändert wurden, konnte in höheren Lebewesen ein Effekt festgestellt werden. Ich spreche hier von dem bereits erwähnten Experiment mit Taufliegen, deren Lebenserwartung durch Einpflanzung von zusätzlichen ROS-Abbau-Genen um das Doppelte verlängert wurde. Eine Verringerung der ROS-Moleküle kann also dramatische Auswirkungen haben. Möglicherweise ist es nur noch nicht gelungen, Antioxidantien in einer Form zu verabreichen, daß sie wirklich mit den ROS-Molekülen in Berührung kommen.

Wie diese Experimente zeigen, sollten wir die Fehleranhäufungstheorie in unseren Betrachtungen nicht völlig außer acht lassen. Die verschiedenen Theorien und Hypothesen über das Altern haben es ermöglicht, gewisse Leitfragen zu formulieren und damit Forschungsrichtungen festzulegen. Eine interessante Entdeckung aus der Neurobiologie betrifft den Zusammenhang von ROS-Molekülen und Zelltod in bestimmten Regionen des Gehirns. Um darüber mehr zu erfahren, werden wir uns jetzt noch kurz mit einem Bereich des Gehirns beschäftigen, den wir bereits im zweiten Teil des Buches kennengelernt haben: dem Hippocampus. Vielleicht erinnern Sie sich noch, daß er etwas mit der Informationsverarbeitung zu tun hat und sein Name wörtlich übersetzt «Seepferdchen» bedeutet.

Geistige Fähigkeiten

Bereits mehrmals wurde erwähnt, daß das Absterben von bestimmten Gehirnzellen zu den unvermeidlichen Alterserscheinungen gehört. Dieser Verlust findet jedoch nicht in allen Bereichen des Gehirns statt, und es ist schwierig, irgendwelche Verhaltensveränderungen damit in Verbindung zu bringen. Wir erwähnten ebenfalls, daß bestimmte Neurotransmitter in verschiedenen Gehirnregionen in unterschiedlicher Menge vorkommen. Schließlich sprachen wir über ein Phänomen, das jedem über 30 bekannt vorkommt, nämlich daß unser Erinnerungsvermögen nachläßt. Untersuchungen haben ergeben, daß von allen Alterserscheinungen den Menschen die Angst vor Gedächtnisstörungen am meisten zu schaffen macht.

Kann man daran etwas ändern? Es gibt Hinweise, daß der Hippocampus an diesen Vorgängen beteiligt ist. Wenn wir älter werden, produziert der Hippocampus geringere Mengen eines Neurotransmitters namens Acetylcholin (ACh). Diese Abnahme ist sowohl bei Tieren als auch bei Menschen nachweisbar. In verschiedenen Versuchsreihen wurden älteren Ratten, Affen und Menschen Substanzen verabreicht, die die Wirkung des ACh simulieren oder dessen körpereigene Produktion anregen. Danach wurden die Gedächtnisleistungen gemessen.

Das Resultat? Die meisten Substanzen zeigten keinerlei Wirkung. Bis auf eine Ausnahme: Die Verbindung Physostigmin sollte nicht die Produktion von ACh anregen, sondern den Abbau von bereits vorhandenen ACh-Molekülen bremsen. Und das funktionierte. Bei allen Versuchstieren und bei den menschlichen Probanden verbesserte sich die Gedächtnisleistung. Zwar weist diese Droge noch einige, möglicherweise gravierende Nebenwirkungen auf, jedoch allein die Tatsache, daß eine chemische Verbindung mit bekannter Molekülstruktur wirklich etwas anscheinend so Ungreifbares wie «Gedächtnis» beeinflussen kann, eröffnet sehr interessante Forschungsperspektiven für die Zukunft.

Die Rolle von Hormonen bei der Verlängerung der Lebenserwartung

Wie wir nun schon wissen, gehört Hormonverlust zum Altern dazu. Auch Hormone, die für die Funktion der Geschlechtsorgane zuständig sind, sind betroffen. Hormone gehören zu den stärksten Instrumenten der Uhr des Lebens, weil sie so weitreichende Wirkungen haben. Fehlen Hormone, so unterbleiben auch ihre Auswirkungen. Hier deswegen nun einige Daten über den Zusammenhang zwischen Hormonen und Altern, gefolgt von einem sehr interessanten Experiment.

Die stärksten Veränderungen können im Hypothalamus erfolgen, dieser daumennagelgroßen Struktur, die ich einmal als kleinsten Diplomaten der Welt bezeichnet habe (siehe Teil 2). Der Hypothalamus erzeugt, überwiegend als Reaktion auf äußere Signale, eine ganze Reihe von lebenswichtigen biochemischen Verbindungen. Mit zunehmendem Alter gelingt es dem Organ nicht mehr, auf einige dieser Reize zu reagieren; damit werden auch die entsprechenden Substanzen nicht mehr hergestellt, mit den bekannten Konsequenzen für unseren Körper. Unsere Geschlechtsorgane funktionieren nicht mehr wie gewohnt. Die Schilddrüsenhormone werden nicht mehr in der üblichen Menge ausgeschüttet, und *dies* führt wiederum zu weiterreichenden Auswirkungen auf den gesamten Organismus. Und, was ebenfalls bedenklich ist, es wird kein Wachstumshormon mehr hergestellt. Was dies für die Aufrechterhaltung der Körperfunktionen bedeutet, beginnen wir gerade erst zu verstehen. Tatsächlich könnte dieses Hormon einen wichtigen Schlüssel für das Altern darstellen.

Hormonverlust führt ebenfalls zu einer eingeschränkten Funktion des Immunsystems. Einige der Hormone des Hypothalamus wirken direkt auf den Thymus, das Organ, in dem einige unserer wichtigsten Immunzellen hergestellt werden, die sogenannten T-Zellen. Wenn der Thymus keine Hormonsignale «von oben» erhält, reifen die bereits angelegten T-Zellen nicht aus. Auch andere Zellen des Immunsystems sind betroffen.

Wie wirkt sich dies auf die Lebenserwartung aus? Ziemlich stark, so wie es aussieht. Es gibt pharmazeutische Substanzen, die bei Labortieren sogar einen alten Hypothalamus, der kaum noch reagiert, wieder reaktivieren können. Der Hypothalamus nimmt dann seine normalen Funktionen wieder auf und sekretiert Hormone, die andere Körpergewebe und den gesamten Organismus stabilisieren. Sogar die üblichen altersbedingten Schwächen treten nicht mehr auf. Die Geschlechtsorgane nehmen ihre Arbeit wieder auf. Die Schilddrüse funktioniert wieder, und der Stoffwechsel gerät wieder ins Lot. Und mit der Wiederherstellung des Immunsystems treten auch weniger Krankheiten, sogar weniger Tumoren, auf. Und, was vielleicht am wichtigsten ist, das Wachstumshormon wird wieder in der normalen Menge hergestellt. Die Lebenserwartung der Versuchstiere in diesen Experimenten stieg um 50 %.

Hat dies irgendeine Bedeutung für den Menschen?

Die Vorstellung, daß das Wachstumshormon eine ganze Menge mit der menschlichen Lebenserwartung zu tun hat, konnte, zumindest was die Funktionsfähigkeit von Körpergeweben und Organen betrifft, bereits nachgewiesen werden. Hierzu möchte ich von einem aufsehenerregenden Experiment berichten.

Die Versuchsreihe beschäftigte sich mit den Wirkungen des menschlichen Wachstumshormons, abgekürzt hGH (engl. für *human growth hormone*). In unserem Körper befindet sich normalerweise immer eine gewisse Menge hGH und vollbringt dort je nach unserem Alter unterschiedliche gute Taten. Es hilft beim Knochenaufbau, stärkt das Immunsystem, beschleunigt die Wundheilung und trägt zum gesunden Zustand von Muskeln und inneren Organen bei.

Ab dem 60. Lebensjahr nimmt die hGH-Menge langsam ab. Dieser Vorgang wird als hGH-Menopause bezeichnet, und er betrifft beide Geschlechter. Möglicherweise ist dies einer der Gründe, warum so viele Körperfunktionen ab dieser Zeit beschleunigt altern. Aus dieser Überlegung heraus entwickelte Dr. Daniel Rudman vom Medical College of Wisconsin eine Versuchsreihe. Es war bereits bekannt, daß zahlreiche Einzelentwicklungen, die insgesamt die Alterserscheinungen ausmachen, wenigstens teilweise durch Hormongaben wieder rückgängig gemacht werden können. Wie würde nun der Alterungsprozeß insgesamt beeinflußt werden, wenn bei älteren Patienten der hGH-Spiegel durch zusätzliche Verabreichung des Hormons wieder auf die Werte ihrer Jugendzeit angehoben würde?

Dr. Rudman fand eine Gruppe von 21 älteren Männern zwischen 60 und 80 Jahren, die sich an dem Experiment beteiligten. Er teilte sie in zwei Gruppen auf. Die erste Gruppe bekam nichts. Die Männer wurden nur gebeten, einmal im Monat bestimmte Laborwerte messen zu lassen; damit sollten Vergleichswerte für das «normale» Altern gewonnen werden. Die andere Gruppe erhielt sechs Monate lang dreimal pro Woche je eine hGH-Injektion. Damit war ihr hGH-Spiegel im Blut so hoch wie der jüngerer Männer. Mehr wurde vorsichtshalber nicht gegeben, denn Überdosen können Bluthochdruck auslösen oder verstärken, das Herz vergrößern oder sogar die Gelenke schädigen.

Die Ergebnisse des Experiments waren gut für Schlagzeilen in aller Welt. Die Männer der Kontrollgruppe zeigten die normalen Alterserscheinungen. Einige von ihnen verloren sogar noch mehr Muskel-, Knochen- und Organmasse als erwartet. Bei den Männern hingegen, die hGH bekommen hatten, kamen nicht nur die Alterserscheinungen teilweise zum Stillstand, sondern *kehrten sich sogar um*. Die Muskelmasse dieser Männer nahm um 10 % zu. Die Haut, die normalerweise dünner und empfindlicher wird, wurde um 9 % dicker! Ganze Organe wie Milz und Leber nahmen an Masse zu. Einige Versuchspersonen verspürten Schmerzen in den Handgelenken, aber nur, weil die Muskeln wieder derart zu wachsen begonnen hatten, daß die Nerven dadurch gereizt wurden. Insgesamt waren bei den Männern Abbauprozesse zum Stillstand gekommen und teilweise sogar umgekehrt worden, die sich über viele Jahre hinweg kumuliert hatten.

Um sicherzustellen, daß die beobachteten Effekte wirklich ausschließlich der hGH-Injektion zu verdanken waren, wurde die hGH-Gabe nach sechs Monaten abgesetzt. Leider waren die neuen Anzeichen einer zweiten Jugend bald darauf wieder verschwunden. Ähnliche Experimente haben seitdem diese Beobachtungen bestätigt, und die Idee, daß die Lebensspanne verlängert werden könnte, hat nun, nach den bereits erwähnten Experimenten mit Taufliegen, Hefepilzen und Fadenwürmern, auch für den Menschen neue Nahrung gefunden.

Dieser Ansatz ist sehr verschieden von dem, ein einzelnes Gen und dessen Auswirkungen auf die Lebensspanne zu beobachten. Dennoch geht er von den gleichen Grundvorstellungen aus. Altern ist, genauso wie Sterben, eine Folge von biochemischen Vorgängen. Wenn diese Vorgänge zum Stillstand gebracht werden, wird auch das Altern unterbrochen.

Auch mit einem anderen Hormon wurden bereits erfolgreich Versuche beim Menschen unternommen. Dieses Hormon wird als DHEA (Dehydroepiandrosteron) bezeichnet und in der Nebennierenrinde hergestellt. Die meisten Menschen haben DHEA spätestens ab dem siebten Lebensjahr im Blut. Im Alter von 30 Jahren erreicht es Spitzenwerte; danach wird es rasch weniger. Mit 70 Jahren beträgt die DHEA-Menge nur noch etwa 10 % des Spitzenwertes.

Dr. Etienne-Emile Beaulieu vom Pariser Krankenhaus Le Kremlin-Bicêtre stellte sich die gleiche Frage zu DHEA wie Rudman zu hGH: Kann ein Ausgleich des fehlenden Hormons bei älteren Menschen einige der deutlichsten Alterserscheinungen zum Stillstand bringen? Wie zumindest seine vorläufigen Ergebnisse zeigen, scheint dies auch bei DHEA der Fall zu sein. Wurden täglich geringe Dosen verabreicht, führte dies zu einer besseren Beweglichkeit, geringeren Gelenkschmerzen, einem ruhigeren Schlaf, erhöhtem Wohlbefinden und zahlreichen anderen Anzeichen dafür, daß der Alterungsprozeß umgekehrt zu sein schien.

Fairerweise muß dazu gesagt werden, daß die Versuchsergebnisse aus den Experimenten mit hGH und DHEA nicht unumstritten sind.

Man kann sich vorstellen, daß jede «Pille gegen das Altern» eine Menge Presseecho finden würde und damit, insbesondere angesichts der komplexen Wechselwirkungen von Hormonen im Körper, auch jede Menge ungenauer Berichterstattung. Weder wurden bisher die Nebenwirkungen einer Langzeittherapie mit diesen wirkungsvollen Substanzen beschrieben, noch sind alle positiven Aspekte wirklich statistisch einwandfrei belegt. Forschungen in diese Richtung deuten nur auf die Existenz eines mächtigen Prinzips hin: Wenn das Altern durch einen multifaktoriellen Prozeß verursacht wird, können möglicherweise zu seiner Bekämpfung Hormone eingesetzt werden, die die Alterserscheinungen selbst auslösen.

Zusammenfassung

In diesem Kapitel habe ich versucht, einige der am Alterungsprozeß beteiligten Faktoren zu beschreiben. Wir haben uns darüber unterhalten, inwiefern körperliche Betätigung unsere Lebensqualität erhöhen kann, und vielleicht waren wir überrascht darüber, wie wenig Einfluß wir dadurch auf unsere Lebensspanne nehmen können. Dann haben wir die Ernährung unter die Lupe genommen und waren vielleicht ebenso überrascht über deren große Bedeutung für die Lebenserwartung von Mensch und Tier. Die Veränderungen durch eine unterschiedliche Ernährungsweise erfolgen hauptsächlich auf der hormonellen Ebene. Dies scheint durch unsere Beobachtungen bei neuralen Prozessen und der chemischen Substanzen, die vom Gehirn in den Körper abgegeben werden, bestätigt zu werden. Wir haben sogar gesehen, welche Effekte durch einen Ausgleich der natürlichen Verluste von hGH und DHEA erreicht werden, nämlich daß viele Alterserscheinungen nicht nur gebremst, sondern sogar umgekehrt werden können.

Das Ein- und Ausschalten von Genen als Antwort auf äußere Reize ist ein ausgesprochen wirkungsvoller Regulationsmechanismus. Er bildet auch den Schlüssel, um die Fehleranhäufungstheorie und die Genetische Programmierungstheorie einander näherzubringen. Wir erkennen, daß der Vorgang des Alterns durch die Beobachtung von Millionen von Molekülen innerhalb einer einzigen Zelle ebenso beschrieben werden kann wie durch die Beschreibung von Millionen von Zellen eines einzigen Organismus. Überall entdecken wir Ansammlungen von Fehlern und präzise gesteuerte genetische Programme. Für die Zukunft kann diese Erkenntnis ungeahnte Folgen haben. Es gibt auf diesen Gebieten Forscher, die bereits heute vorhersagen, daß es bald möglich sein wird, die normale Lebensspanne zu verdoppeln oder sogar zu verdreifachen. Darüber wollen wir im letzten Kapitel noch kurz sprechen. Alfred Nobel würde neidisch werden bei dem Gedanken, daß es uns gelingen könnte, leibhaftig zu erreichen, was er nur mit seinem Vermächtnis erreichen konnte – und dann eines Tages einem Forscher für diese Entdeckung seinen Preis zu verleihen.

16
Schlußbemerkungen

Die Legende erzählt, daß Joseph von Arimathäa, der Mann, in dessen Grab der Leichnam Jesu gelegt wurde, dessen Onkel war. Außerdem soll er Zinngruben besessen haben. Oft und gerne besuchte er seine Gruben und nahm sicher auch manchmal seinen berühmten Neffen mit. Aus diesen beiden Gründen ist er bis heute der Schutzheilige der Unternehmer und der Zinngrubenarbeiter geblieben.

Eine weitere Legende, die eine wichtige Rolle in der englischen Sagenwelt spielt, berichtet, daß dieser Joseph nach der Kreuzigung Christi zusammen mit Maria Magdalena in den Norden Galliens, des heutigen Frankreich, reiste. Von dort soll er nach Britannien übergesetzt sein und bei Glastonbury eine Kirche begründet haben. Er hatte den Kelch vom Letzten Abendmahl bei sich, der zum Heiligen Gral der Artuslegende wurde. Seitdem die Barden beschlossen hatten, in ihren Liedern König Artus' Schloß nach Glastonbury zu verlegen, ist die Gründung der Gemeinschaft der Tafelrunde und die Suche nach dem Heiligen Gral auf wundersame Weise mit diesem Ort verbunden. Joseph selber ließ sich in Glastonbury nieder, wo ein Weißdornbusch wuchs, der angeblich 1650 Jahre alt wurde. Der Legende nach blühte er jedes Jahr auf wundersame Weise an Heiligabend. Für die Puritaner war dies blühender katholischer Unsinn. Trotzdem fällten sie den Baum aber vorsichtshalber doch noch, bevor sie nach Amerika auswanderten. In diesen Legenden ist viel von Reinheit und Unsterblichkeit die Rede. Sir Galahad war der einzige Ritter, dessen vorbildlich moralischer Lebenswandel ihn schließlich den Gral finden ließ. Zur Belohnung wurde seine Seele unsterblich und er selber zu einem überirdischen Wesen.

Diese Geschichte erzählt von einem uralten Menschheitstraum – dem Wunsch, das Ticken der Uhr des Lebens für immer abzustellen.

Die Zauberer des 20. Jahrhunderts

Seit den Tagen von König Artus sind neue Zauberer aufgetaucht. Aber sie haben ihre spitzen Hüte gegen Labormäntel ausgetauscht, und sie beginnen, Fragen zu stellen, die bisher im Dunkel der Mythen verborgen lagen. Die Frage, ob man das menschliche Leben dramatisch verlängern kann, ist der Grund dafür, daß sich so viele Forscher dafür interessieren. Es ist leicht, angesichts der im vorigen Kapitel geschilderten Ergebnisse in Aufregung zu verfallen. Die stärksten Hinweise kommen von der Beobachtung, daß die Mechanismen, die uns «jung» und fit erhalten, so viele Jahre lang sehr gut funktionieren. Unsere Zellen werden durch natürlich vorkommende Schadstoffe geschädigt, aber gleichzeitig treten ebenso natürliche Reparaturmechanismen in Aktion. Wenn Alterserscheinungen hauptsächlich ein Reparaturproblem sind, ist die offensichtliche Frage die, ob man dann nicht einfach mit Menschen die gleichen Experimente wie mit Taufliegen anstellen sollte, damit Menschen dann vielleicht über 200 Jahre alt werden könnten.

Das Problem liegt natürlich darin, daß Alterserscheinungen eben nicht nur ein reines Reparaturproblem sind. In jeder Zelle sind lebenserhaltende und todbringende Gene vorhanden. Doch selbst hiermit könnte man ja wissenschaftlich experimentieren. Wir beginnen ja gerade erst zu verstehen, warum Zellen wachsen oder sich selber umbringen. Und mit diesem Wissen haben wir zwei außerordentliche Eigenschaften entdeckt:

(1) Durch das Blockieren von Todesgenen verlängern wir nicht nur das Leben der Zelle, in der das Gen blockiert wurde, sondern das Leben des gesamten Organismus.
(2) Gene, die die Kontrolle über diese Entscheidungen über Leben und Tod ausüben, funktionieren in Menschen genausogut wie im Fadenwurm. Das bedeutet, diese Vorgänge sind im Verlauf der Evolution konserviert, und die Daten, die wir bei Versuchen mit Tieren erhalten, bekommen ein größeres Gewicht, wenn wir daran denken, sie auf unseren eigenen Körper zu übertragen.

Solche Überlegungen werden durchaus von der Forschung aufgegriffen. Es gibt anerkannte Wissenschaftler, die sich manchmal eher wie die Auguren aus einer anderen Zeit anhören. Nur daß ihre Rezepte ohne Schlangenblut und zerstoßene Knochen eines Heiligen auskommen, sondern Reagenzgefäße und schicke Zentrifugen benötigen. Hier sind drei solcher Zitate.

Dr. Michael Rose von der University of California, der viel über das Altern der Taufliegen geforscht hat, äußert sich folgendermaßen:

> «*Ich glaube, daß … wir in 25 Jahren die Herstellung der ersten Substanzen erleben werden, die das menschliche Leben deutlich verlän-*

> *gern können. Dieses wäre dann aber erst der Beginn einer langen technologischen Entwicklung, in deren Verlauf es zu einer ganz außerordentlichen Verlängerung der menschlichen Lebensspanne kommt. Die einzige praktische Grenze der menschlichen Lebensspanne bilden die Grenzen der menschlichen Technologie.»*

Das zweite Zitat stammt von Dr. William Regelson, Medizinprofessor am Medical College of Virginia:

> *«Mit dem Wissen, das wir bereits jetzt über den Einfluß der Ernährung und der neuroendokrinen Aspekte auf das Altern ansammeln, und wenn es uns gelingt, alternde Gewebe mit Hilfe embryonaler Zellen zu reparieren, können wir bereits im nächsten Jahrzehnt das menschliche Leben um 30 gesunde Jahre verlängern. Und wenn wir darüber hinaus lernen, die Gene zu kontrollieren, die am Altern beteiligt sind, erscheinen die Möglichkeiten, das Leben zu verlängern, praktisch unbegrenzt.»*

Und schließlich noch die Meinung von Dr. Michael Jazwinski vom Louisiana State University Medical Center, der viel über Hefe geforscht hat:

> *«Möglicherweise werden wir in 30 Jahren die wichtigsten Gene kennen, die die Lebenserwartung bestimmen, und in der Lage sein, unsere Lebensspanne von jetzt 120 Jahren zu verdoppeln, zu verdrei- oder sogar zu vervierfachen. Es ist möglich, daß einige heute schon lebende Menschen auch noch in 400 Jahren am Leben sein werden.»*

Ich möchte noch einmal daran erinnern, daß diese Aussagen nicht aus einem Märchenbuch stammen, sondern von anerkannten Wissenschaftlern, die über die Zukunft eines Forschungsbereiches sprechen, dem sie ihr eigenes Leben gewidmet haben.

Jetzt aber mal ernsthaft, Leute

Werden diese Ansichten über die Zukunft der Altersforschung von allen Wissenschaftlern geteilt? Natürlich nicht. Um die Einwände zu verstehen, müssen wir uns an einige Eigenschaften des Alterungsprozesses erinnern, über die wir bereits gesprochen haben. Zu Anfang dieses Buches habe ich Ihnen versprochen, die Uhr des Lebens von allen Seiten zu betrachten. Lassen Sie uns kurz einige Höhepunkte dieser Besichtigungstour Revue passieren.

Wir begannen mit der unerwarteten Entdeckung, daß Unsterblichkeit nicht nur im Reich der Mythen vorkommt und daß wir womöglich nicht unsere Beobachtungen, sondern unsere Definitionen auf den Prüfstand stellen müssen. Wir entdeckten, daß es sehr schwierig sein kann, den Tod, erst recht den menschlichen Tod, sowie den Alterungsprozeß, der dazu führt, zu definieren.

Selbst wenn wir eine Definition einführen, die mehr als nur eine reine Arbeitsdefinition ist, wäre unser Problem immer noch nicht gelöst. Wir wissen immer noch nicht einmal, *warum* wir überhaupt altern. Dieser Vorgang ist offensichtlich losgelöst von jeglichem Selektionsdruck, der in einer natürlichen Umgebung existieren könnte. Damit hatten wir zunächst nur mit genetischen Amokläufern zu tun, die ihr Unwesen in der selektionslosen Welt des postreproduktiven Alters treiben. Und *dies* wiederum birgt das Problem der Unvorhersagbarkeit in sich, was die Forschung spannend machen kann, aber immer auch die Gefahr in sich trägt, daß wir genau das entdecken, was wir zu finden wünschen. Wir bleiben alleine mit Phänomenen des Alterns und Sterbens, die für andere Lebewesen optional sind, die wir nicht definieren, geschweige denn etwas dagegen unternehmen können.

Im zweiten Teil des Buches haben wir verschiedene Einzelteile der Uhr des Lebens kennengelernt. Es wurde klar, daß wir, selbst wenn wir den Vorgang des Alterns selber nicht genau definieren können, dennoch überall auf Veränderungen im älteren Erwachsenenalter stoßen. Wir fanden heraus, daß die Gewebe unterschiedlich schnell altern. Einige Körpergewebe scheinen vom Lauf der Zeit ziemlich unbeeinflußt zu bleiben, wohingegen andere so stark betroffen werden, daß es zu lebensbedrohlichen Veränderungen kommen kann. Der Zellzyklus mancher Gewebe beträgt wenige Stunden, der anderer mehrere Jahrzehnte. Wie sollte es uns gelingen, aus so unterschiedlichen Voraussetzungen einmal so etwas wie «Unsterblichkeit» zu erschaffen? Gibt es für die verschiedenen Organe unterschiedliche Wege zur Unsterblichkeit, die alle kooperieren müssen, damit im Endergebnis der Organismus unsterblich wird? Oder ist die Vorstellung, ewiges Leben erschaffen zu wollen, bereits von Anfang an zum Scheitern verurteilt, und das, was wir wirklich meinen, sind «für immer sichere Gewebe»?

Bei der letzten Station unserer Besichtigungstour beschäftigten wir uns damit, wie die einzelnen Komponenten zusammenarbeiten, um die Uhr zum Ticken zu bringen. Wir sahen, daß sich toxische Stoffwechselprodukte in der Zelle anreichern und diese Ansammlung zu irreparablen Schäden für eine lebende Zelle führen kann. Wir entdeckten die Existenz von zellulären «Selbstmord-Programmen». Wir sahen, daß der Beginn des Lebens ebenso mit dem Tod von Zellen verbunden sein kann wie das Ende eines Organismus voller Leben.

Ein tieferer Blick in dieses interessante Phänomen erlaubte uns, machtvolle genetische Sequenzen zu isolieren. Wir sahen Todesgene und Überlebensgene. Und nicht nur eines, sondern viele. Heute gibt es Forscher, die die Zahl dieser Gene auf mehrere tausend schätzen.

Wie macht man Zellen, die doch so viele Arten zu leben und zu sterben haben, auf einen Schlag unsterblich? Viele Forscher verweisen auf den alles in allem recht erfolgreichen Kampf in einer anderen biologischen Schlacht, der Krebsforschung. Doch selbst nach Jahrzehnten intensiver Forschung ist auch dort noch kein durchschlagender Erfolg erreicht worden. Und dabei ist der Mechanismus des Alterns sicherlich unendlich viel komplizierter als die Entstehung von Krebs. Manche Forscher haben sogar zu Protokoll gegeben, daß das Altern «das komplexeste aller biologischen Phänomene» ist. Und wenn wir noch nicht einmal den Krebs besiegt haben, um wieviel weiter sind wir noch von einem Verständnis des Alterns entfernt?

Spötter sagen, daß die Forschung über das Altern sich in einem ähnlichen Stadium befindet wie die blinden Forscher, die gemeinsam versuchen, einen Elefanten zu beschreiben. Verschiedene Leute ertasten unterschiedliche Teile des Tieres, einige die Beine, andere die Stoßzähne, wieder andere den Schwanz. Wenn man sie fragt, wie ein Elefant aussieht, bekommt man entsprechende Antworten: Die erste Gruppe von Leuten sagt, ein Elefant sieht aus wie ein Zylinder, die zweite Gruppe, ein Elefant ist eine harte, halbkreisförmige Struktur, und die dritte Gruppe schließlich sagt, ein Elefant sieht aus wie eine Klobürste. Aufgabe des Fragestellers ist es dann, aufgrund der verschiedenen Aussagen der Wissenschaftler ein möglichst realitätsnahes Bild eines Elefanten zu zeichnen.

Haben alle Forscher recht? Nein. Irren sie sich alle? Auch nicht. Das Problem besteht darin, daß niemand das vollständige Bild kennt. Ihre Beobachtungen sind nicht falsch, aber ihre Schlußfolgerungen daraus sind auch nicht «richtig». Die Einwände derjenigen Forscher, die sich den optimistischen Modellen nicht anschließen, können in einem einzigen Satz zusammengefaßt werden: Wir wissen einfach noch nicht genug. Es ist sicher spannend und aufregend, über die möglichen Resultate zu spekulieren, aber es ist noch zu früh, allzu konkrete Aussagen zu machen.

Wir sind am Ende

Unsere Entdeckungsreise ist zu Ende. Zwei Ziele hatten wir uns für unsere Expedition gesetzt. Zunächst ging es darum zu sehen, wie viele Mechanismen zusammenwirken, damit ein Organismus altert. Ich habe das Altern einen «multifaktoriellen Prozeß» genannt. In allen unseren Zellen, von den Proteinen bis zur DNA, von der Wiege bis zur Bahre, sind unzählige verschiedene Prozesse notwendig, damit ein aus 60 Billionen Zellen bestehender Mensch altert.

Das zweite Ziel bestand darin zu zeigen, daß wir trotz all dieser Prozesse, die in uns ablaufen, immer noch Menschen bleiben. Deswegen begann unsere Reise mit den letzten Worten, die ich meiner Mutter mitgeben konnte. Viele Menschen haben miterlebt, wie ihre Liebsten alt geworden sind und starben. Viele Menschen werden nachdenklich, wenn sie ähnliche Veränderungen in ihrem eigenen Körper beobachten. Sie empfinden einen Verlust, auch wenn sie eigentlich verstanden haben, daß der Wert des Lebens aus so viel mehr besteht als nur der reinen Körperlichkeit.

Deswegen hilft es zu sehen, wie andere mit diesen Vorgängen fertig geworden sind. Ob Sie Dichterin sind oder General, Schriftsteller oder Cowboy, Sie alle haben etwas gemeinsam mit jedem anderen Menschen auf dieser Welt, der jemals in einen Spiegel geblickt und sein Aussehen mit dem seiner Jugend verglichen hat. Meine Mutter beschrieb diese Eigenschaft des Alterungsprozesses oft mit einem Zitat von Amiel:

> *Wissen, wie man alt wird, ist ein Meisterwerk der Weisheit und eines der schwierigsten Kapitel der großen Kunst des Lebens.*

Als Wissenschaftler wundere ich mich oft über die *Macht* der Uhr des Lebens und, obwohl meine Mutter jetzt schon lange tot ist, wie schwierig es immer noch ist, darüber zu schreiben.

Index